Claudia Hauck und Charlotte Uzarewicz (Hrsg.)

**I, Robot – I, Care**

# Bildung – Soziale Arbeit – Gesundheit

Herausgegeben von der
Katholischen Stiftungshochschule München

—

**Band 20**

# I, Robot – I, Care

Möglichkeiten und Grenzen neuer Technologien
in der Pflege

Herausgegeben von
Claudia Hauck und Charlotte Uzarewicz

**DE GRUYTER**
OLDENBOURG

ISBN 978-3-11-055833-3
e-ISBN (PDF) 978-3-11-055838-8
e-ISBN (EPUB) 978-3-11-055868-5
ISSN 2509-7040

Library of Congress Control Number: 2018965029

**Bibliografische Information der Deutschen Nationalbibliothek**
Die Deutsche Nationalbibliothek verzeichnet diese Publikation in der Deutschen
Nationalbibliografie; detaillierte bibliografische Daten sind im Internet über
http://dnb.dnb.de abrufbar.

© 2019 Walter de Gruyter GmbH, Berlin/Boston
Satz: le-tex publishing services GmbH, Leipzig
Druck und Bindung: CPI books GmbH, Leck

www.degruyter.com

# Grußwort

Digital ist überall. Intelligente Technik und Digitalisierung eröffnen uns mannigfaltige Möglichkeiten und wir wollen, dass die Menschen in Bayern zukünftig noch stärker davon profitieren. Bei Digitalisierung und intelligenter Technik hat die Bayerische Staatsregierung die Drehzahl deshalb noch einmal deutlich erhöht: Das im Herbst 2017 verabschiedete Investitionsprogramm „Bayern Digital II" umfasst für die nächsten fünf Jahre zusätzliche Investitionen von drei Milliarden Euro und 2.000 neue Stellen. So treiben wir die Digitalisierung zielgerichtet voran. Denn gerade auch in der Pflege bietet sie interessante Chancen: länger im intelligenten Zuhause bleiben, Hilfe beim Heben und Tragen, Entlastung bei der Bürokratie. Doch wir im Staatsministerium für Gesundheit und Pflege (StMGP) wissen, dass es da viele Berührungsängste gibt. Was, wenn nicht die Pflege, muss menschlich bleiben? Dabei kann gerade Technik die Pflegenden entlasten und so Freiräume schaffen für Zuwendung, Gespräche, Aktivierung und menschliche Wärme. Das müssen wir immer wieder gut erklären und die Digitalisierung in der Pflege auch entsprechend gestalten. In der Pflege zeichnet sich zudem ein wachsender Fachkräftemangel ab. Deshalb ist es nicht herz-, sondern alternativlos, auch den mannigfaltigen digitalen Lösungen eine echte Chance zu geben.

Mit den mittlerweile vier Fachtagungen des StMGP zu Digitalisierung und Technik in der Pflege ist es gelungen, diesem Thema den Weg zu bereiten und Gestaltungskräfte zu mobilisieren. Aus dem Teilnehmerkreis ist das Netzwerk „Pflege Digital Bayern" entstanden, in dem insbesondere auch äußerst profilierte Vertreter der Katholischen Stiftungshochschule und der Caritas mitarbeiten. Zudem startete schließlich unsere Zukunftsinitiative „Hightech in der Pflege". Damit wollen wir neue Maßstäbe setzen. Einige Projekte daraus sind nunmehr im Masterplan „Bayern Digital II" enthalten, die noch in 2018 an den Start gehen. Dazu zählen insbesondere die hiesigen StMGP-DeinHaus4.0-Förderprojekte in allen sieben bayerischen Regierungsbezirken, mit denen intelligente Technik vor Ort erlebbar präsentiert werden soll, um insbesondere die Selbstständigkeit der Pflegebedürftigen nachhaltig zu steigern, um deren Verbleib in der vertrauten eigenen Häuslichkeit und im Quartier selbstbestimmt zu ermöglichen.

Bayern ist im Vergleich mit den anderen Ländern sehr gut aufgestellt. Wir unterstützen vielfältige Initiativen. Deshalb begrüßen wir auch die Initiative zwischen der Caritas-Gemeinschaft und der Katholischen Stiftungshochschule München, mit dieser Tagung zur Digitalisierung in der Pflege aus der Reihe „Neues PflegeWissen nutzen – aus der Hochschule für die Praxis" eine Brücke zu schlagen. Die virtuelle Welt ist rasend schnell und heutiges Wissen morgen oft schon überholt. Umso erfreulicher ist es, dass in der vorliegenden Publikation wichtige Grundsatzfragen zum Thema

https://doi.org/10.1515/9783110558388-201

Digitalisierung diskutiert und gleichzeitig aktuelle Innovationen im Pflegemarkt einem größeren Publikum näher gebracht werden.

Wir wünschen dem Buch deshalb weite Verbreitung und eine gute Aufnahme.

Andreas Ellmaier
Leitender Ministerialrat
Stv. Abteilungsleiter Pflege und Leiter Pflege-
wirtschaft, Pflegeforschung, Wohnen im Alter
Bayerisches Staatsministerium für Gesundheit
und Pflege (StMGP)

# Vorwort

„Technik und Pflege" ist ein aktuelles und höchst brisantes Spannungsfeld. Kaum eine Veranstaltung im Pflegekontext kommt derzeit ohne dieses Thema aus. Auch in den Medien wird es zunehmend aufgegriffen, vor allem wenn es um Pflegeroboter geht. Gerade im christlichen Kontext stellen sich dabei jedoch Fragen: Was ist ethisch vertretbar? Wie schaffen wir Verteilungsgerechtigkeit? Diesen und weiteren notwendigen Diskussionen zu dem Themenkomplex „Technik und Pflege" bietet das vorliegende Buch eine breite und fachlich fundierte Grundlage.

Dieses Buchprojekt unterstreicht die erfolgreiche langjährige Kooperation zwischen dem Institut für Fort- und Weiterbildung der Katholischen Stiftungshochschule München (IF) und der Caritas-Gemeinschaft für Pflege- und Sozialberufe e. V. (C-G). Als Zusammenschluss katholischer Pflegefachpersonen in Bayern besteht die C-G seit 1948 und bringt sich mit ihrer langjährigen Expertise als Berufsorganisation und Bildungsanbieter in die fachliche und berufspolitische Diskussion ein. So war es fast eine logische Konsequenz, dass vor acht Jahren auf Anregung der damaligen Leiterin der C-G, Maria Kober, die Kooperationstagung „Neues PflegeWISSEN nutzen – aus der Hochschule für die Praxis" ins Leben gerufen worden ist. Das IF steht seit über vierzig Jahren für qualitativ hochwertige akademische Fort- und Weiterbildung, die sich an postgraduierte Fachkräfte wendet. Die Bildungsangebote sind an den Bedürfnissen der Fachkräfte und des Arbeitsmarktes sowie an den Erkenntnissen aus Wissenschaft und Forschung gleichermaßen orientiert. Ein Qualitätsmerkmal ist dabei die enge Zusammenarbeit mit Kooperationspartnern und Trägern aus unterschiedlichen Praxisfeldern. Nur so können innovative Impulse für die Gestaltung beruflichen Handelns entstehen. Die gemeinsame Veranstaltungsreihe hat sich bewährt. Hier werden zum einen aktuelle Themen aufgegriffen. Zum anderen gelingt es durch das vergrößerte Netzwerk, einen breiten Überblick und größeren Austausch zum jeweiligen Thema zu bieten sowie mögliche Berührungsängste zwischen Praxis und Hochschule abzubauen. Mit dem Thema „Technik und Pflege" wurde 2017 der Puls der Zeit getroffen. Die überaus positive Resonanz hat dieses gemeinsame Buchprojekt befördert.

Wir wünschen dem Buch eine weite Verbreitung und interessierte und diskussionsfreudige Leser/-innen.

Prof. Dr. Hermann Sollfrank
Präsident der Katholischen
Stiftungshochschule München

Prälat Bernhard Piendl
Landes-Caritasdirektor und
1. Vorsitzender der Caritas-
Gemeinschaft für Pflege- und
Sozialberufe Bayern e. V.

https://doi.org/10.1515/9783110558388-202

# Einleitung

Es mutet etwas anachronistisch an, ein Printmedium zum Thema Digitalisierung und Robotik zu gestalten. Smartphones, Tablets, PCs sind aus unserem Leben nicht mehr wegzudenken. Schnell haben wir uns an diese neuen Technologien gewöhnt, nutzen sie, ohne sie vollständig verstehen zu können, und freuen uns, wenn wir überall online sein können oder geliked werden. Wenn unser Alltag damit also so durchsetzt ist, warum ist es dann im Pflege- und Gesundheitsbereich nicht ebenso selbstverständlich? Einerseits ist es ein Zukunftsthema, andererseits wird es sehr stiefmütterlich behandelt – besonders in der Pflegepraxis, die derzeit mit scheinbar akuteren Problemen zu kämpfen hat und sich kaum Zeit für Zukunftsgestaltung nehmen kann. Dabei hat die Zukunft schon begonnen.

Erst kürzlich stand in einer Tageszeitung, dass es bald möglich sein wird, dass Siri und Alexa über Wearables Gedanken lesen können, bevor sie ausgesprochen werden. Viel wird investiert in die sog. Mind-Reading-Technology. All diese neuen Erfindungen und Entwicklungen dienen dem Wohl der Menschen, der Vereinfachung des ohnehin komplexen Lebens. Die rasanten Entwicklungen sind nicht mehr überschaubar und schon gar nicht mehr kontrollierbar. Es gibt keinen Meister mehr, der den Zauberlehrling und sein Werk in die Schranken weisen könnte – wie Goethe es in seiner Ballade von 1827 noch beschwor. Vielmehr wird man das „Wohl" und die „Menschen", für die diese Entwicklungen ja letztlich vorangetrieben werden, neu bestimmen müssen. Damit hängen Themen wie Freiheit, Selbstbestimmung, Autonomie, Leben zusammen. Darin liegen philosophische Grundsatzfragen, die nicht nur unter einer ethischen, sondern auch unter einer anthropologischen – vielleicht sogar ontologischen – Perspektive zu diskutieren sein werden. Aber auch ganz praktisch muss geklärt werden, ob tatsächlich IT-gestütztes Arbeiten die Abläufe erleichtert. Und: Ist mit „Erleichterung" auch eine Entbindung von Verantwortung verbunden? Verantwortung für kritisches, kreatives, proaktives Mitdenken eines jeden Einzelnen.

Diesen Fragen sind wir nachgegangen und veranstalteten 2017 dazu eine Fachtagung in der erfolgreichen Reihe „Neues PflegeWISSEN nutzen – aus der Hochschule für die Praxis", einer Kooperation des IF – Institut für Fort- und Weiterbildung der Katholischen Stiftungshochschule München und der Caritas-Gemeinschaft für Pflege- und Sozialberufe Bayern e. V. Ziel war es, eine kritische Auseinandersetzung zu dem Thema anzuregen. Das Interesse an der Thematik, die vielen Fragen in den Diskussionen und die Rückmeldungen haben uns veranlasst, einen erweiterten Tagungsband herauszugeben. Der Titel „I, Robot – I, Care" ist aus Überlegungen zu den Urängsten der Menschen entstanden, dass nämlich menschenähnliche Roboter das Kommando übernehmen und die Menschheit beherrschen (ähnlich wie in dem Kinofilm „I, Robot" mit Will Smith von 2004). Besonders in einem so sensiblen Bereich wie dem der Pflege von Menschen sind diese Ängste schwerwiegend. Auch wenn immer betont wird, dass Roboter die menschliche Pflege nie ersetzen könnten, so hört man doch oft zwischen

https://doi.org/10.1515/9783110558388-203

den Zeilen den Wunsch nach der perfekten technisierten Lösung für den Fachkräftemangel in der Pflege.

Die Artikel in diesem Buch werfen Fragen auf, die nicht eindeutig beantwortbar
sind. Dennoch macht es Sinn, solche Fragen zu stellen und mögliche Antwortrich-
tungen zu diskutieren, um die Komplexität des Themas etwas deutlicher herauszu-
arbeiten. Zunächst gibt *Gerhard Risch* im Interview einen historischen wie systematischen Einblick in die Evolution der industriellen Revolutionen. Dabei verbindet er die
allgemeinen gesellschaftlichen Entwicklungsströmungen mit denen in der Landwirtschaft, in der Industrie und im Gesundheitswesen. Seine Diagnosen und Visionen für
die Zukunft machen deutlich, wo Pflege steht und was zu tun ist. Im ersten Teil dieses Sammelbands geht es ganz grundlegend um anthropologische und pflegewissenschaftliche Reflexionen. *Heiner Friesacher* setzt die menschlichen Entwicklungen –
gerade in vulnerablen Situationen, in denen Pflege tätig ist – und die technischen
Entwicklungen ins Verhältnis und fragt nach möglichen Veränderungen der Selbst-,
Sozial- und Weltverhältnisse angesichts der immer schneller werdenden technologischen Entwicklungen. Er plädiert für die Etablierung eines kritischen Diskurses, gerade angesichts der Nichtbeantwortbarkeit der zentralen menschlichen Fragen. *Michael
Uzarewicz* und *Charlotte Uzarewicz* stellen die anthropologische Grundsatzfrage, die
leicht paraphrasiert im Lied von Herbert Grönemeyer besungen wird: Wann ist ein
Mensch ein Mensch? Ausgehend von der anthropologischen Verbundenheit im Verhältnis von Mensch und Technik sowie der leiblichen Verfasstheit des Menschseins
werden Fragen nach möglichen neuen Formen der Sozialität auch mit Maschinenmen-
schen aufgeworfen. *Claudia Hauck* befasst sich in ihrem Artikel mit den Voraussetzungen und Zusammenhängen, die zu berücksichtigen sind, um Technikkompetenz
in der Pflegebildung anzubahnen und als Querschnittsthema zu etablieren.

Im zweiten Teil des Bandes werden Ergebnisse aus konkreten Projekten zum Thema Pflege 4.0 vorgestellt. *Benjamin Kinast, Nils Orschulik, René Heuven, Thomas Schüler, Bernhard Birmes, Jessica Heuven, Miriam Cabrita und Monique Tabak* stellen interessante Ergebnisse aus verschiedenen Projekten zur Schmerztherapie mittels VR
(Virtual Reality) bei Verbrennungsschmerz, Phantomschmerz, chronischen Rückenschmerzen und Zahnschmerzen vor. In welchen Bereichen der Einsatz von VR sinnvoll ist und in welchen nicht, kann nur durch dezidierte Studien herausgefunden werden. *Miriam Peters* zeigt auf, wie mithilfe von Serious Games sichere Lernumgebungen
geschaffen werden können, um berufsrelevante Kompetenzen für die Pflege zu generieren. *Christiane Gödecke* und *Helen Kohlen* nehmen eine care-ethische Perspektive
auf Technik im Lebensumfeld von langzeitbeatmeten Patient(inn)en ein und stellen
dar, inwiefern Technik Co-Akteur im Beziehungsgeflecht von Pflegenden und zu Pflegenden ist. *Sebastian Zebbities, Karen Güttler und Florian Reinartz* zeichnen die „Evolution einer Pflegedokumentation" nach. Dieser umfassende, nur interdisziplinär zu
bewältigende Prozess führt zu den Hintergründen von Pflegeverständnis, Pflegeklassifikation und letztlich zu Fragen nach den Kernaufgaben der Pflege. *Sabine Daxberger*
hat in ihrer Studie ambulant Pflegende bei ihren Touren begleitet und evaluiert, in-

wiefern Pflegende mit der digitalen Arbeitsorganisation und Pflegedokumentation via Smartphone zurechtkommen. Sie untersucht, welche Spielräume einzelne Pflegende trotz zentraler Steuerung haben und wie die Pflegebeziehungen durch den Technikeinsatz beeinflusst werden. *Judith Bauer* ist in ihrer qualitativen Studie der „Nutzerakzeptanz EDV-gestützter Pflegedokumentation" nachgegangen und hat interessante Faktoren hierfür identifiziert.

Die Vielschichtigkeit der Thematik rund um neue Technologien in Pflege und Gesundheit spiegelt sich in den oben genannten Aufsätzen wider. Verbindet man die konkreten Ergebnisse einzelner Studien mit den philosophischen und ethischen Grundsatzfragen, so wird die Komplexität der Thematik exemplarisch deutlich: ein Tropfen auf den heißen Stein der Entwicklungen! Wir hoffen dennoch, dass wir mit vorliegendem Buch einen Beitrag zur notwendigen Diskussion leisten und das Thema und vor allen Dingen die Dringlichkeit für die Pflege, sich damit intensiv zu befassen, etwas fassbarer haben werden lassen – im wahren Wortsinn.

Wir danken den Autor(inn)en für ihre Bereitschaft, uns mit ihrem Expertenwissen zu unterstützen. Ohne sie gäbe es das Buch nicht. Auch möchten wir der Kath. Stiftungshochschule danken, die es ermöglicht hat, diesen Band in der Hochschulreihe zu platzieren. Ebenso möchten wir dem De Gruyter Verlag für die gute Zusammenarbeit unser herzliches Dankeschön aussprechen. Ein herzlicher Dank geht an Herrn Leitenden Ministerialrat Andreas Ellmaier aus dem Staatsministerium für Gesundheit und Pflege für das Grußwort und die gute Zusammenarbeit in diesem Themenbereich. Mitstreiter auf politischer Ebene zu haben, ist von unschätzbarem Wert. Ein besonderer Dank gebührt Andreas Hauck für seine Inspirationen und seine persönliche Unterstützung. Und last but not least möchten wir das Buch allen Pflegenden in den unterschiedlichen Praxisfeldern widmen! Ihnen gebührt unsere Achtung und unser Respekt, im konkreten Einsatz mit hilfe- und pflegebedürftigen Menschen immer ad hoc in Situationen die richtigen Entscheidungen zu treffen und den Technikeinsatz optimal zu dosieren.

München, im Oktober 2018                    Claudia Hauck und Charlotte Uzarewicz

# Inhalt

# Von der Industrie 4.0 zur Pflege 4.0

Charlotte Uzarewicz im Gespräch mit Gerhard Risch

**Charlotte Uzarewicz (CU) Vorspann:**

In diesem Band wird beschrieben, wie erheblich die Veränderung der Pflege in den kommenden Jahren sein wird – angetrieben durch technische Entwicklungen. Da liegt es nahe zu schauen, wie andere Branchen damit umgehen, die im Digitalisierungsprozess schon weiter sind, und was die Pflege daraus lernen kann. Mit Dipl.-Psychologe Gerhard Risch (GR) habe ich einen Gesprächspartner gefunden, der sowohl in der Welt der Industrie als auch im Gesundheitswesen zu Hause ist. Zudem beschäftigt er sich seit 2012 mit dem Thema der Digitalisierung unserer Gesellschaft. Nach einer kurzen Skizzierung der Entwicklung in der Industrie wird sich unser Gespräch auf die Pflege konzentrieren. Mehrere Aspekte sollen dabei betrachtet und Hinweise gegeben werden, was auf die Pflege zukommen wird und wie die Pflege damit umgehen kann.

**CU: Herr Risch, Sie sind Bankkaufmann, Psychologe, Psychotherapeut und Unternehmensberater. Sie selbst sagen von sich, Sie haben sich auf Veränderungsmanagement spezialisiert. Wie passen die verschiedenen beruflichen Quellen zusammen, warum ist dieser Erfahrungshintergrund gerade in der heutigen Situation sinnvoll und was bedeutet in diesem Zusammenhang Veränderungsmanagement?**

**GR:** Ich will mit letzterem anfangen: Veränderung in unserem Sinne hat immer damit zu tun, wie Menschen ihr Verhalten verändern müssen, um in ihrem sich rasant verändernden Umfeld bestehen zu können. Je besser man die Menschen und gleichzeitig deren berufliches Umfeld versteht, desto wirkungsvoller können Veränderungsstrategien entwickelt werden. Hierzu sind Kenntnisse und Erfahrungen aus den Bereichen Wirtschaft und Psychologie notwendig. Mittlerweile ist das Arbeitsgebiet des Veränderungsmanagements gut beforscht. Es wird in der Industrie und in Organisationen aller Art erfolgreich umgesetzt. Die 4. Industrielle Revolution verlangt der Industrie und unserer Gesellschaft viele Veränderungen ab, da ist es sehr hilfreich, sich auf die Konzepte des Veränderungsmanagements stützen zu können.

**CU: Bevor wir auf die Pflege zu sprechen kommen, möchte ich gerne mehr Klarheit über die Bedeutungen der unterschiedlichen Begriffe gewinnen, die im Rahmen der gegenwärtigen Diskussionen benutzt werden. Wir sprechen heutzutage von der 4. Industriellen Revolution, von Industrie 4.0. Was genau ist damit gemeint?**

https://doi.org/10.1515/9783110558388-001

**GR:** Der Begriff Industrie 4.0 geht auf die Forschungsunion[1] der deutschen Bundesregierung 2011 und ein gleichnamiges Projekt für die Hightech-Strategie-Entwicklung der Bundesregierung zurück.[2] Der Begriff markiert den Startpunkt einer Entwicklung, die industrielle Produktion und Informations- und Kommunikationstechnik verbindet. So wird es im Allgemeinen beschrieben. Tatsächlich ist es eine willkürliche Setzung eines Zeitpunkts. Die gemeinten technischen Entwicklungen haben schon vorher begonnen. Es ist also mehr eine Wahrnehmungslenkung als die Geburtsstunde einer neuen Technik. Es ist gleichzeitig ein Weckruf, der eine Veränderung in Gang setzen soll. Mit deren Hilfe wird eine schleichende Entwicklung in eine sprunghafte Erkenntnis umgesetzt, die Gestaltungsenergie freisetzt.

Eng bezogen auf die Industrie beschreibt Industrie 4.0 neue Gestaltungsmöglichkeiten einer Produktion durch die Vernetzung von Mensch, Maschine, Geräten, Produkten und Vorprodukten, Vorlieferanten, Kunden bis hin zum Endverbraucher. Sensoren führen durch entsprechende Datenerhebung zu einer hohen Informationstransparenz, zusammen mit technischen Assistenzsystemen schaffen sie dezentrale Entscheidungsmöglichkeiten. Entwicklung vollautomatischer Produktionen ohne Eingriff eines Menschen ist hiermit möglich und erzeugt Kosteneffekte einer Massenproduktion selbst bei einer Losgröße von einem Stück. Verkürzend zusammengefasst: schneller, individueller, kostengünstiger – Themen, die auch für die Pflege an Bedeutung gewinnen werden.

**CU: Die Zahl 4.0 weist ja darauf hin, dass es auch schon vorher industrielle Revolutionen gegeben hat. Was hat es denn mit denen auf sich?**

**GR:** Die industriellen Revolutionen 1.0 bis 3.0 sind im Nachhinein so bezeichnet worden. Sie stehen für Zeitabschnitte, die von bestimmten technischen Entwicklungen geprägt waren, die die Produktionsbedingungen gravierend verändert haben. Um technische Kristallisationskerne herum haben sich Bündel von zeitbestimmend revolutionären Entwicklungen ergeben. Namensgeber waren die jeweiligen hervorstechenden technischen Kristallisationskerne.[3]

**CU: Um welche Kerne handelte es sich jeweils?**

**GR:** Um 1800 beginnt mit der Mechanisierung der bis dato weit überwiegenden handwerklichen Fertigung die 1. Industrielle Revolution. Kern ist die Erfindung von mechanischen Maschinen unter Nutzung verfügbarer Energie (Wasser und später Dampf) wie z. B. der mechanische Webstuhl, der nun nicht mehr durch Körperkraft sondern

---

[1] URL: http://www.forschungsunion.de/pdf/industrie_4_0_umsetzungsempfehlungen.pdf (letzter Aufruf: 24.04.2018).
[2] URL: https://de.wikipedia.org/wiki/Industrie_4.0 (letzter Aufruf: 24.04.2018).
[3] URL: https://www.dgq.de/wp-content/uploads/2014/03/Industrie4_0.pdf (letzter Aufruf: 24.04.2018).

durch Wasser- oder Dampfkraft angetrieben wurde und dessen Produktion sich entsprechend beschleunigte und vervielfältigte. Es ist der eigentliche Startpunkt der Industrie im Gegensatz zum produzierenden Handwerk. Die 2. Industrielle Revolution zum Ende des 19. Jahrhunderts zeichnete sich durch die Nutzbarmachung der Elektrizität als Antriebsbasis und der Fließbandproduktion als Produktionsmethode aus. Die Möglichkeit, Elektrizität zur Informationsübertragung zu nutzen, führte zur Entwicklung der Büroarbeitsplätze durch die Einführung von Schreibmaschine, Telegraf und Telefon. Die 3. Industrielle Revolution begann in den 1970er-Jahren mit der Entwicklung der elektronischen Steuerung und der Personalcomputer. Sie lösten die großen, raumfüllenden Rechenmaschinen ab und konnten damit nicht nur in der industriellen Produktion, sondern auch in den Büros zu weiterer Automatisierung genutzt werden. Personalcomputer hielten zudem in die privaten Haushalte Einzug. Ende des 20. Jahrhunderts nahmen Digitalisierung und Vernetzung mit für alle erlebbar steigender Geschwindigkeit zu, eine Entwicklung, die wir ab 2011 die 4. Industrielle Revolution nennen.

**CU: Gibt es einen wesentlichen Unterschied zwischen Industrie 4.0 und den drei anderen Industriellen Revolutionen?**

**GR:** Ein wichtiger Aspekt der Industriellen Revolution 4.0 besteht darin, dass sie umfassender und mächtiger als alle anderen Entwicklungen zuvor ist. Der „Baukasten", aus dem sie sich bedienen kann, ist übervoll mit Techniken, Prozessen, Geschäftsmodellen, unendlich vielen Kombinationsmöglichkeiten und Vernetzungsvarianten. Die räumliche, globale Vernetzung sorgt zusätzlich für eine unerhört rasche Verbreitung. Diese Unerschöpflichkeit der Möglichkeiten, die Geschwindigkeit der technischen wie der gesellschaftlichen Entwicklungen und die globale Reichweite und Gleichzeitigkeit sind die Hauptunterschiede. Die Industrie 4.0 wurde ja „ausgerufen" und nicht wie bei den anderen im Nachhinein so getauft. Es ist somit eine Revolution mit Ansage. Das ist ein weiterer Unterschied mit hoffentlich positiven und weitreichenden Folgen. Jetzt kann der Entwicklungsprozess selbst auf einer Metaebene, aus der Hubschrauberperspektive, zusätzlich zu den „uns passierenden" technischen und gesellschaftlichen Entwicklungen Gegenstand der Betrachtung sein und in vielfältiger Weise in der Gesellschaft reflektiert werden. Neben den technischen Errungenschaften haben sich im Laufe der Zeit ja auch unsere Reflexionsmöglichkeiten erweitert (Philosophie, Medizin, Psychologie, Soziologie). Wir können uns bei diesem Prozess als Menschheit zuschauen, wie wenn wir einen Logenplatz in der Raumstation hätten oder im Hubschrauber sitzen oder auf einem Berggipfel auf unser Treiben als Menschen schauen können. Durch den bewussten Vergleich mit den anderen industriellen Revolutionen, deren Herausforderungen, Verläufen, Lösungen und Fehlentwicklungen lässt sich zudem besser abschätzen, womit wir rechnen müssen. Nimmt man einige Aspekte der Industrie 4.0 unter die Lupe, so wird schnell deutlich, dass wir Menschen jetzt in Dimensionen vorgestoßen sind, die unser Vorstellungsvermögen an seine Grenzen führt. Daher ist eine Reflexion unseres Handelns dringend geboten. An zwei Beispielen möchte ich diesen Punkt deutlich machen. Wenn der amerikanische Präsident Trump twittert, werden seine Tweets in Sekundenschnelle weltweit verteilt mit zum Teil weitreichenden politischen Folgen. Das zweite Beispiel: Jeder Computer, jedes Smartphone, jeder andere Gegenstand, der vernetzt ist, hat eine IP-Adresse. Das ist wie dessen Postanschrift, an die Daten an ihn gesendet werden können. Um auf die Flut von ansteuerbaren Zielen in der kommenden Vernetzung vorbereitet zu sein, wurde kürzlich die Zahl der möglichen IP-Adressen von 3,4 Milliarden auf 340 Sextillionen ($3,4 \times 10^{38}$) erhöht,[4] das sind pro Quadratmeter Fläche auf der Erde rund 1.500 IP-Adressen. So mächtig ist der Vorstellungsraum, mit dem wir es zu tun haben.

**CU: Gibt es auch etwas, was allen gleich ist?**

**GR:** Allen industriellen Revolutionen gleich ist sicher deren Struktur. Es beginnt mit einer technischen Entwicklung, die neue, deutlich wirkungsvollere Produktionsbedingungen schafft (Mechanik, Elektrik, Elektronik, Digitalisierung und Vernetzung). Diese Entwicklungen führen zu gesellschaftlichen Veränderungen, weil sich mit den neuen Möglichkeiten z. B. Umschichtungen im Arbeitsmarkt ergeben, Arbeitsplätze verschwinden (Weber durch mechanischen Webstuhl, Bankangestellte durch Geldautomaten und Onlinebanking, Verkäufer durch Onlineshopping, Buchhalter durch elektronische Buchungssysteme, Produktionsarbeiter durch Roboter), aber auch neue Arbeitsplätze mit anderen Qualifikationsanforderungen geschaffen werden. Diese Entwicklung hat Auswirkungen auf die einzelne Person und die privaten sozialen Systeme bis in die Familien hinein. Das berufliche Umfeld verändert sich, benötigte Aus- und Fortbildungen, die Berufsbilder, Einkommensmöglichkeiten und Karrierevorstellungen. Gesellschaftliche Schichten unterliegen einem Wandel, die Bedeutung von Regionen verändert sich. Als Beispiel kennen wir für den Abstieg z. B. die Werftenindustrie an der deutschen Küste und in Europa oder die Kohle- und Stahlindustrie im Ruhrgebiet, für den Aufstieg das Silicon Valley. Die Konsumgewohnheiten werden verändert, Produkte werden erschwinglich (Automobile), andere verschwinden vom Markt (analoge Kameras), ihre Nutzung verändert Lebensgewohnheiten. Hinzu kommt der jeweilige Verbreitungsgrad, die Verbreitungsgeschwindigkeit und der Durchdringungsgrad in der Gesellschaft, der erreicht wird. Das findet sich bei allen industriellen Revolutionen.

Wesentliche Merkmale von Industrie 4.0 sind die Geschwindigkeit und der Umfang, in dem das passiert. Das beste Beispiel ist das Smartphone. Apple hat 2017 den 10-jährigen Geburtstag des iPhones, des ersten Smartphones, gefeiert. Heute gibt es weltweit 2,5 Milliarden Nutzer, bis 2022 soll es ca. 6,8 Milliarden Smartphones

---

4 URL: https://t3n.de/news/ipv6-mehr-ale-neue-adressen-541547/ (letzter Aufruf: 24.04.2018).

geben.[5] Es hat sich zum Schweizer Taschenmesser des digitalen Zeitalters entwickelt. Und das alles innerhalb von zehn Jahren. Und es verdrängt digitale Kameras, Navigationsgeräte, Taschenrechner und viele andere Geräte, die sich durch eine App ersetzen lassen. Das hat keine der anderen Revolutionen in der kurzen Zeit geschafft, und wir fangen erst an.

**CU: Wie würden Sie die 4. Industrielle Revolution beschreiben?**

**GR:** Die Produktion organisiert sich selbst, Geräte und Maschinen vernetzen sich und kommunizieren direkt miteinander, ohne dass ein Mensch in den Schnittstellen eingreifen muss oder auch eingreifen kann, vom Design über die Herstellung bis hin zu Verpackung und Versand unter Einbindung des benötigten Rohmaterials. Eine Folge davon sind menschenleere Fabrikhallen, in denen schneller, besser, billiger und flexibler produziert werden kann. Die Entwicklung ergreift immer mehr Branchen. Klassische Industriezweige wie die Baubranche (bis hin zur Entwicklung von 3D-Druckern für den Hausbau) oder die Landwirtschaft werden weiter digitalisiert, neue Kommunikationsformen (Blog, Chat, SMS, Video, Twittern wie Trump) gewinnen weiter an Einfluss. Auch der private Sektor bleibt nicht verschont. Gebrauchsgegenstände wie Kühlschränke und Verpackungen sind an das Internet angeschlossen (Internet der Dinge). Bestellvorgänge für z. B. Waschpulver können per Bestellknopf an der Waschmaschine ausgelöst werden.

**CU: Können Sie anhand des Beispiels einer Branche diesen Wandel noch detaillierter beschreiben?**

**GR:** Dazu gehe ich bewusst von der Industrie weg und möchte die Entwicklung in der Landwirtschaft[6] heranziehen. Bei ihr ist besonders gut zu erkennen, was auf die Pflege zukommen könnte. Viele von uns kennen das Kinderlied „Im Märzen der Bauer", etwa Anfang des 20. Jahrhunderts geschrieben.

> Im Märzen der Bauer die Rösslein einspannt.
> Er setzt seine Felder und Wiesen in Stand.
> Er pflüget den Boden, er egget und sät
> und rührt seine Hände früh morgens und spät.

Dieses aus unserer heutigen Sicht romantische Bild des sich abplagenden Bauern, der mit seiner Arbeitskraft die Landwirtschaft betreibt, ist in vielfältiger Weise überholt. Mechanisierung, Elektrifizierung, Automatisierung und jetzt Digitalisierung sind für diesen Berufsstand Wirklichkeit geworden oder stehen kurz davor, es zu werden. Nach

---

5  URL: https://www.mediaforte.eu/blogs/news/statistiken-rund-um-handy-und-smartphone/ (letzter Aufruf 18.05.2018).

6  URL: http://www.claas.de/faszination-claas/aktuell/meldungen/vernetzung-und-farming-4-0---die-digitale-transformation-von-landwirtschaft-und-landtechnik/1146840 (letzter Aufruf: 24.04.2018).

der Einführung mechanischer Landmaschinen, z. B. des Selbstbinders zum Mähen und Binden von Getreide, der Elektrifizierung, z. B. von Melkanlagen und der Automatisierung, z. B. von Mähdreschern in früheren industriellen Entwicklungsphasen, ist die Branche auf dem Weg zur Vernetzung von einzelnen Produktionsschritten untereinander und mit dem relevanten Umfeld. Die verschiedenen Maschinen sind mit einer Fülle von Sensoren und Kommunikationsmodulen ausgestattet. Sie messen Situationen aus, kommunizieren miteinander und mit dem Umfeld. Wenn der Acker im Frühjahr gepflügt wird, dann wird auch gleichzeitig die Bodenqualität gemessen und zwar quadratmetergenau. Der Landwirt weiß, ob es nun gerade eine Senke oder ein kleiner Hügel ist, wie fett oder mager der Boden ist, welche Zusammensetzung er hat. Daraufhin wird im nächsten Arbeitsschritt entsprechend gedüngt und dazu passend mit der dann optimalen Menge gesät. Mittel gegen Schädlinge werden gezielt auf dieser Basis verspritzt, dabei wird wieder der Boden gemessen, die Pflanzenfarbe wird via Satellitenbild-Auswertung festgestellt und daraus der Bedarf an weiterer Düngung errechnet, damit die Pflanze gedeihlich wachsen kann. Das alles geschieht passend zu den jeweiligen Notwendigkeiten auf den Quadratmeter genau. Bei der Ernte wird der Ertrag ebenfalls pro Quadratmeter festgestellt, so dass man daraus wieder Rückschlüsse auf die weitere Optimierung künftiger Ernten ziehen kann. Während der Getreideernte wird der Füllstand des Mähdreschers erfasst, droht er voll zu sein, gibt er die Information an den autonomen Traktor, der daraufhin selbstständig daneben fährt und auf seinen Anhänger die Ladung übernimmt. Während des Transports zum Trocknen wird der Feuchtigkeitsgrad des Getreides gemessen und gemeldet, damit der spezifische Trockenvorgang organisiert werden kann. Wetterdaten werden mit einbezogen, sodass auch kleine Wetterfenster optimal für die Ernte genutzt werden können. Marktpreise und Stromkosten können ebenfalls berücksichtigt werden, um den Zeitpunkt der Ernte zu optimieren.

Eine Vernetzung über mehrere Betriebe macht ein optimiertes Teilen von Bearbeitungsmaschinen möglich und führt zu einer betriebsübergreifenden Steuerung. Die Kette der Module umfasst Sensoren für die Datenerhebung, die Sammlung der Daten, deren Weiterleitung, Speicherung, Analyse und Verarbeitung, um zu handlungsleitenden Ergebnissen für Menschen und Geräte zu kommen. Diese Art der Steuerung sorgt für eine bessere und schonende Nutzung der Ressourcen wie Dünger, Saatgut, Spritzmittel, Maschinenbetriebsstunden, Treibstoff und Personal. Der Boden wird geschont, die Belastung für das Getreide wird geringer und der Ernteertrag wird größer. Das heißt, der wirtschaftliche Nutzen steigt, die Umweltbelastung verringert sich. Der Investitionsaufwand in die notwendige Technik und das Handling der Daten ist jedoch erheblich.

Das Rollenbild des Landwirts ändert sich dramatisch, vom Bauern, der auch mit seiner Körperkraft seinen Hof führt, hin zum Landwirt als Manager großer technisch dominierter Betriebseinheiten. Auch die Art der Informationsgewinnung ändert sich. Früher hat der Bauer in direktem Kontakt mit dem Boden, den Pflanzen und dem Wetter festgelegt, wie der Boden bearbeitet, gedüngt und gespritzt wird und wann geerntet wird. Industrie 4.0 setzt auf die Daten der Sensoren, die vielleicht noch im Büro von einem Menschen bewertet werden, der Rest geschieht automatisch. Die Technik schiebt sich in der Landwirtschaft unaufhaltsam zwischen Mensch und Natur.

**CU: Aber das wird noch nicht flächendeckend angewendet oder?**

**GR:** Nein, noch nicht. Jedoch existieren schon alle beschriebenen Elemente. So wie die vorherigen „Revolutionen" in der Landwirtschaft angekommen sind, wird auch dieses Szenario in absehbarer Zeit bestimmend werden. Für die Pflege wird sicher eine ähnliche Entwicklung zu erwarten sein, daher lohnt sich die Auseinandersetzung mit diesem Beispiel.

**CU: Wie weit ist die Entwicklung in der Industrie heterogen? Ist anhand der Vorreiter erkennbar, wohin die Entwicklung geht?**

**GR:** In der Industrie ist schon heute folgendes Szenario nicht nur möglich, sondern in vielen Teileelementen bereits in der Anwendung: Ein Kunde ordert ein Produkt, die Zulieferer werden informiert und liefern automatisch die zur Produktion benötigten Materialien. Die Maschinen in der Produktionshalle steuern sich gegenseitig, jede Maschine, die einen Produktionsschritt ausübt, fordert von der Vorgängermaschine das Werkstück an (Pull-Prinzip). In der menschenleeren Produktionshalle fahren Materialien, die bearbeitet werden sollen, selbstständig zu den jeweiligen Maschinen. Sie informieren die Maschine, welche Arbeitsschritte sie ausführen soll. Danach sorgt sie wieder selbst für die Ansteuerung des nächsten Produktionsschritts. In diese Steuerung fließen wieder weitere Daten ein, die die Optimierung beeinflussen können. Dazu gehören Energiekosten, Abstimmung der Produktionsschritte verschiedener Gegenstände aufeinander, damit die Nutzung der Produktionskapazität optimiert wird. Maschinen kommunizieren mit anderen Maschinen, Gegenstände mit Maschinen, den Menschen brauchen wir hier fast nicht mehr. Der Name dafür: Internet der Dinge. Was hier wie ein Zauberwerk erscheinen mag, ist es natürlich nicht. Wenn auch die Fabrikhalle selbst leer erscheinen mag, so müssen doch alle Prozesse von Menschen programmiert werden, Maschinen und Werkzeuge müssen eingerichtet, überwacht und gewartet werden.

**CU: Sie haben eben den Begriff „Internet der Dinge" benutzt. Wie beschreiben Sie die Begriffswelt, auf die wir uns bei der Industrie 4.0 einstellen müssen?**

**GR:** Wir reden zwar von einer industriellen Revolution, jedoch ist diese Bezeichnung für den Veränderungsprozess, in dem wir uns befinden, eindeutig zu kurz gegriffen. Begriffe, mit denen wir es gegenwärtig zu tun haben, sind Industrie 4.0, Internet der Dinge und digitale Transformation. Mit digitaler Transformation meinen wir die Erfassung, Speicherung und damit die mögliche Auswertung von Informationen aus dem täglichen beruflichen und privaten Leben von allem und jedem in unserer Gesellschaft. In diesem Prozess stecken wir bereits. Industrie 4.0 ist der Teil davon, der die Industrie direkt und indirekt betrifft, Internet der Dinge bezeichnet die Digitalisierung von Gegenständen. Das kann das Aluminiumband sein, das zu einem Trägerblech umgeformt wird, im privaten Umfeld die Waschmaschine oder der Kühlschrank und die Milchtüte im Kühlschrank, die leer geworden ist. Hinzu kommt die Vernetzung, mit deren Hilfe die Dinge, Maschinen, Menschen miteinander kommunizieren. Diese Vernetzung wird durch die eigentliche technische Verbindung entweder leitungsgebunden oder per Funk ermöglicht, für die Speicherung gewonnener Daten werden Massenspeicher benötigt, die z. B. über eine virtuelle Verbindung, die Cloud, angesteuert werden. Damit ist die Erreichbarkeit von beliebiger Stelle aus – Verfügbarkeit von den Daten an dem Ort, wo sie benötigt werden – gewährleistet.

Weitere wichtige Begriffe sind Big Data (Massendaten), KI (künstliche Intelligenz), Deep Learning (tiefgehendes maschinelles Lernen), das Thema der Verarbeitung von Daten und das Treffen maschineller Entscheidungen.

**CU: Vielen Dank für diese sehr konkreten Einblicke in andere industrielle Bereiche. Bevor wir zum Thema Pflege kommen, möchte ich Sie noch um ein paar Ausführungen zu den zentralen gesamtgesellschaftlichen und politischen Herausforderungen bitten, die sich aus dieser Entwicklung ergeben.**

**GR:** Durch die erste industrielle Revolution entstand eine sich vergrößernde Arbeiterschicht, die u. a. zur Gründung einer Gewerkschaftsbewegung und einer kommunistischen Strömung führte. Auch die digitale Transformation ist ein gesamtgesellschaftlicher Prozess, der tief in unsere Gesellschaft eingreift. Es wird im Grunde alles betroffen sein: Das Arbeitsleben sehr vieler Menschen, denn viele Berufe werden wegfallen und neue entstehen; das Privatleben, wie man das z. B. beim Einkaufen bereits jetzt feststellen kann; der Verkehr, wie z. B. autonomes Fahren im Individualverkehr, was derzeit schon getestet wird. Die Rechtsgrundlagen für das Zusammenleben werden angepasst werden müssen, insbesondere im Zusammenhang mit künstlicher Intelligenz (KI). Das Ganze auf dem Hintergrund einer engmaschiger werdenden Globalisierung und den zugehörigen politischen Strömungen. Aktuelle Schätzungen gehen von 3,4 Millionen wegfallenden Arbeitsplätzen allein in Deutschland bis 2022 aus. Wirkungsvolle Rahmenbedingungen müssen in den Bereichen geschaffen werden, in denen Arbeitsplätze wegfallen, andererseits müssen Anreize und Möglichkeiten in den Bereichen geschaffen werden, in denen neue Arbeitsplätze entstehen werden.

Am Beispiel des Smartphones lässt sich das Wirken der digitalen Transformation gut beschreiben. (Fast) jeder hat (mindestens) eines dabei. In der Bahn schaut man auf sein Smartphone, tauchen Fragen und Probleme auf, versucht man sie mit Hilfe einer App zu lösen, kommuniziert wird über Twitter, Facebook, WhatsApp, manchmal sogar, wenn man nebeneinander sitzt. Die persönliche Reichweite hat sich dramatisch vergrößert, wenn man unaufmerksam ist, kann es sein, dass man versehentlich 2.000 Menschen zu seiner Party eingeladen hat. Die Nutzung von digitalen

Medien hinterlässt Spuren, die gesammelt und ausgewertet werden. Ein Schutz vor kriminellen Machenschaften scheint unmöglich, der „naive" Gebrauch der Möglichkeiten ist gefährlich. Smart Homes, in denen alles Mögliche – von der Heizung über die Beleuchtung oder die Schließanlagen – automatisch geregelt werden kann, können eine Erleichterung bringen, bieten aber auch die Möglichkeit des Missbrauchs und der Schädigung. Um dieser Entwicklung Herr zu werden, braucht es nicht nur eine Abpufferung der zu erwartenden sozialen Verwerfungen (z. B. Arbeitslosigkeit) und Belastungen (z. B. Auflösung der Privatsphäre, Cyberkriminalität), sondern auch eine Definition der Eckpfeiler eines wünschenswerten sozialen Zusammenlebens. Diese Aufgabe scheint mir mit dem Digitalisierungsprozess untrennbar verbunden.

Eine Frage wird sein, wer sich dieser Aufgabe annimmt. Durch die Öffnung von persönlichen und unternehmerischen Grenzen, die zwangsläufig mit einer Vernetzung einhergehen, brauchen wir eine Kultur des Vertrauens. Vertrauen wird der Schmierstoff einer digitalen Welt sein. Dabei ist nicht ein naives blindes Vertrauen gemeint, sondern ein Vertrauen mit wirksamen technisch, moralisch und rechtlich abgesicherten Schutzmechanismen. Das Schutzbedürfnis von uns Menschen muss in einer Weise adressiert werden, die den neuen Möglichkeiten des Missbrauchs entspricht. Datenschutz ist nicht nur der Schutz der Daten, sondern auch der Schutz der Menschen vor dem Missbrauch der Daten, auch gegenüber dem Staat. Ist dies ein Plädoyer für verantwortungsvolles Handeln aller? Ich fürchte, es ist eher eine nüchterne Beschreibung der Notwendigkeiten der Situation. Jedes Wahlprogramm stellt den Menschen in den Mittelpunkt. Ein Grundproblem der gegenwärtigen Entwicklung ist, dass die technische Entwicklung schneller ist als die Evolution. Die technischen Baupläne existieren wenige Jahrzehnte, der Bauplan des Menschen etliche Jahrtausende. Schon jetzt können wir die technische Entwicklung und ihre Folgen kaum beherrschen. In wenigen Jahren werden wir vom Einfluss der künstlichen Intelligenz abhängig sein und ihn schwer kontrollieren können. So wie wir ja jetzt schon nicht die Rechenergebnisse unseres Smartphone-Taschenrechners nachrechnen, werden wir die Ergebnisse aus künstlicher Intelligenz ungefragt übernehmen müssen, wenn wir den Nutzen haben möchten. Wir werden schwerlich die Entscheidungen eines selbst steuernden Autos in kritischen Situationen in Frage stellen, weil wir vermutlich viel zu langsam wären und die Komplexität der Situation nicht ausreichend bewältigen könnten. Öffnen wir damit die Büchse der Pandora, die das Übel über die Welt bringt oder machen wir uns einen zähmbaren Flaschengeist untertan, der Gutes tut?

Ein weiterer Punkt, den es zu beachten gilt, ist: Industrie 4.0 und die digitale Transformation sind Übergangsphasen einer Entwicklung mit einer dafür typischen Charakteristik. Das Typische ist das zum Teil unverbundene Nebeneinander der „alten" und der „neuen" Welt. Bei der Bahn können Sie noch Fahrkarten aus Papier aus dem Fahrkartenautomaten ziehen und mit Münzen oder Geldscheinen bezahlen, die Fahrkarten werden im Zug sogar noch gelocht. Gleichzeitig gibt es die Möglichkeit, eine Fahrkarte per App mit ihrem Handy zu lösen, die dann im Zug elektronisch ausgelesen wird, auch die Bahncard zeigen sie in elektronischer Form vor. Zum Teil leben wir in den Strukturen und mit den Prozessen in unserer bisherigen Tradition, zum Teil leben wir schon in einer digitalen Welt. Ein weiteres Beispiel dafür ist das auch schon in Deutschland vorhandene Nebeneinander von durch Menschen gelenkten Fahrzeugen und autonom fahrenden Fahrzeugen auf ausgewählten Strecken. Die Wirkung dieser Entwicklungsphase ist, dass weder die alte Welt richtig funktioniert, noch die neue schon ihre vollständigen Vorzüge ausbreiten kann. Bei der Bahn müssen Sie hin und wieder auch noch die „echte" Bahncard zu Kontrollzwecken vorzeigen.

Diese Situation führt zu Spannungen, die ertragen werden müssen und denen sorgfältig begegnet werden muss. Genügend Erfahrungen mit dem Umgang dieser Phase liegen vor, sie tauchen schließlich bei jedem gravierenden Veränderungsprozess auf. Die Themen Mensch, Technik und Ökonomie wachsen immer mehr zusammen. Keines von ihnen kann allein zukunftsbestimmend sein, dazu werden die Risiken zu groß. Eine weitere Herausforderung wird deswegen sein, das Dreieck „Mensch – Technik – Ökonomie" auszubalancieren. Der menschliche Aspekt muss auch politisch gewollt sein und entsprechend vertreten werden. Wenn wir dies nicht während der Veränderung mit berücksichtigen, dann wird es möglicherweise nachträglich durch entsprechende Revolutionen eingefordert werden – mithin zu spät sein. Prägnant zusammengefasst sind es folgende Themen, die uns bewegen: die mögliche Abhängigkeit von und Unkontrollierbarkeit der digitalen Welt, das Tempo der Entwicklung, die Durchdringung unserer Gesellschaft mit digitalen Lösungen, die kurzen Innovationszyklen, die sich verändernde Wirksamkeit des einzelnen Menschen, das sich verändernde soziale Verhalten, die sich verändernde Kommunikation und das Fehlen einer gemeinsamen Vision, für die wir eintreten wollen.

**CU: Worin bestehen die zentralen Herausforderungen durch die Digitalisierung für den Menschen?**

**GR:** Das Eindringen der Digitalisierung in unsere Lebenswelt lässt sich nicht aufhalten. Da damit kein großer und mittlerweile zwangsläufig sichtbarer Aufwand verbunden ist (es ist eben keine Dampfmaschine sondern nur ein Chip), wird das Eindringen tief, mächtig und meist unterschwellig oder kaum wahrgenommen. Schon jetzt sind ja der Phantasie kaum Grenzen gesetzt. Selbst die Beeinflussung von Wahlvorgängen durch fremde Staaten ist nicht mehr undenkbar. Das Smart Home, der Kühlschrank, die Waschmaschine, die Beleuchtung, die Heizung verbinden sich mit unseren Bewegungsdaten. Daraus lassen sich Profile ableiten, die die Steuerung unserer häuslichen Umgebung ideal auf uns zuschneidet. Die Nachrichten, mit denen wir konfrontiert werden, die Werbung, die uns erreicht, sind ausgewählt. Wir werden zunehmend in unsere individuelle Welt eingesponnen. Das passiert schon jetzt und wird mit zunehmender Digitalisierung verstärkt. Durch die Menge von Daten aus unseren verschiedenen Lebensbereichen und deren Verknüpfungen und intelligente Auswertung spinnt sich ein feines Netz von Beeinflussungen, die wir nicht mehr zwangsläufig erkennen können. Das ist Segen und Fluch zugleich. Es erleichtert unser Leben, macht es bequemer. Gleichzeitig besteht das Risiko der ungewollten Fremdbestimmung und Manipulation. Der Vorgang der Digitalisierung erfordert eine neue Wachsamkeit, die wir Menschen entwickeln sollten, wenn wir uns der Technik nicht unkritisch ausliefern wollen.

Wachsamkeit alleine reicht allerdings nicht, sie ist eine Voraussetzung. Darüber hinaus ist ein individueller und gesamtgesellschaftlicher Gestaltungswille erforderlich. Der Gestaltungs- und Regelungsbedarf in der Phase der Transformation ist groß und hat wenig Zeit bis zu einer reifen Entwicklung. Ich möchte den Gedanken an einem Beispiel erläutern. Beim Einloggen in ein Netz, bei dem Herunterladen eines neuen Updates Ihres Betriebssystems und bei vielen anderen Gelegenheiten werden Sie gefragt, ob Sie den jeweiligen Allgemeinen Geschäftsbedingungen (AGB) zustimmen. Sie müssen ein Häkchen bei „ja" setzen, wenn es weitergehen soll. Die meisten Menschen werden es tun, auch wenn sie die AGBs nicht gelesen haben. Rechtlich mögen umfassende AGBs sinnvoll sein, als Nichtjurist und als Konsument wird man sich damit nicht auseinandersetzen wollen und können. Kürzlich hat ein WLAN-Anbieter als Test seine AGBs verändert und seine Kunden zu 1.000 Stunden gemeinnütziger Arbeit verpflichtet.[7] 22.000 Kunden haben dem unwissentlich zugestimmt. Ein anderes Beispiel: Es ist normal, dass man beim Fahrkartenkauf am Fahrkartenautomaten verzweifelt, wenn bei dem dritten Versuch, seine Daten fehlerlos in den Automaten einzugeben, sich hinter einem eine Schlange ungeduldig wartender Menschen aufbaut. Das Problem ist oft der Fahrkartenautomat, nicht man selbst! Das zu verwechseln, verkehrt die Bedeutung von Mensch und Maschine.

Auf diesen Niveaus sollten wir die Reise in die Digitalisierung besser nicht antreten. Solchen „unmenschlichen" Regelungen gilt es, rechtzeitig entgegenzutreten. Wenn unsere Gesellschaft es will, werden sich für diese Aufgaben Lösungen finden lassen, die uns Menschen mehr entsprechen.

Die Herausforderungen sind nicht für jeden gleich. Junge Menschen, „digital natives", die in die digitale Welt hineingeboren wurden, haben einen natürlicheren Zugang zu dem Thema als ältere Menschen, die sich vielleicht sogar im letzten Lebensabschnitt befinden und noch nie einen Computer bedient haben. Die Digitalisierung gilt jedoch für alle. Die vorhandene Spanne von Aufnahme- und Veränderungskapazitäten muss beim digitalen Transformationsprozess bedacht werden, damit es nicht unnötig zu einer Spaltung zwischen den Nutzern und den Abgehängten kommt.

**CU: Welche Chancen liegen denn in der Digitalisierung?**

**GR:** Die Digitalisierung erlaubt uns eine Ausweitung unserer individuellen Wirksamkeit, eine Art virtuelles, soziales Exo-Skelett. Durch den einfachen Zugang zu verschiedenen Kommunikationsplattformen (SMS, Twitter, Youtube etc.) hat jeder jederzeit

---

7 URL: https://www.berliner-kurier.de/news/panorama/agb-scherz-von-wlan-anbieter-22-000-menschen-stimmen-1000-stunden-dixi-klo-putzen-zu-27982100 (letzter Aufruf: 24.04.2018).

die Möglichkeit, weltweit zu kommunizieren. Dieser Zuwachs an persönlichem Einfluss kann aus jedem Kommunikationszwerg einen Kommunikationsriesen machen. Selbstbestimmung und Eigenverantwortung haben einen neuen Verbündeten gewonnen. Der angemessene Umgang mit diesen Kommunikationswerkzeugen wird noch gelernt werden müssen. Darin sehe ich eine in der Digitalisierung enthaltene Aufforderung zu Emanzipationsschritten der Menschen und damit auch des Einzelnen. Werde ich mächtig und kann besonnen mit meinen Möglichkeiten spielen oder werde ich Opfer der digitalen Welt und ergebe ich mich dem, was sie für mich bereithält. Die Chance liegt darin, sich nicht in die Opferrolle zu begeben, sondern Gestalter des eigenen Lebens unter Nutzung der digitalen Möglichkeiten zu werden. Der erste Schritt dazu ist leicht: Wohl alle Kommunikationsgeräte haben einen Knopf zum Aus- oder Stummschalten – was oft übersehen wird aber ungemein befreiend wirken kann.

Die unglaubliche Zunahme der Ausdrucksmöglichkeiten und die Vergrößerung der Reichweite, zusammen mit dem Zugang zu einem unvorstellbaren Umfang von Wissen, können zu einer enormen individuellen Stärkung führen. Das möchte ich an einem Gedankenspiel deutlich machen. Am 31. Oktober 2017 jährte sich zum 500. Mal die Veröffentlichung der 95 Thesen, die Martin Luther an die Tür des Haupteingangs der Schlosskirche in Wittenberg schlug. Man stelle sich vor, was Luther angesichts der heutigen technischen Möglichkeiten hätte tun können: Die Bibel hätte er mit Hilfe eines Übersetzungsprogramms innerhalb kürzester Zeit übersetzen können, und das dann nicht nur in die deutsche Sprache. Er hätte eine Mailadresse, eine Homepage, würde einen Blog herausgeben, wäre auf Facebook vertreten, hätte einen Twitter-Account und würde mit dem Papst um die Wette twittern, wie es heute einige Politiker miteinander zu tun pflegen. Er hätte Follower, Hater, Likes und Dislikes, einen Youtube-Kanal, seine Frau über Parship kennengelernt und sich über Crowdfunding finanziert. Martin Luther nutzte nur die damals revolutionäre Buchdruckerkunst zur Verbreitung seiner ebenso revolutionären Gedanken. Das ist eine absurde Vorstellung. Das Gedankenspiel macht deutlich, welche Möglichkeiten der Einzelne heute hat. Die Frage ist, was wir daraus machen und wie wir lernen können, etwas daraus zu machen. Mit der Digitalisierung sind nicht nur die individuellen Möglichkeiten gestiegen, sondern auch die Verantwortung des Einzelnen, für sich und seine Ziele in dieser Gesellschaft einzutreten. Die Digitalisierung erweist sich auch damit als Motor eines Emanzipationsprozesses. Die Entwicklung der Emanzipationsfähigkeit ist eine der Aufgaben, die Erziehung, Ausbildung, Weiterbildung und Lehre haben, um das Ergreifen dieser Chance zu ermöglichen.

**CU: Wir haben viel über die Entwicklung in der Industrie, für die Gesellschaft und den Einzelnen gelernt. Welche Erkenntnisse lassen sich wie auf die Pflege übertragen?**

**GR:** Grundsätzlich lassen sich alle wesentlichen Strukturmerkmale auch auf die Welt der Pflege übertragen. Kurz zusammengefasst haben wir durch den Einfluss der 4. Industriellen Revolution mit Folgendem zu rechnen: Wir sind in einem Übergang zu einer digitalen Gesellschaft. Die Möglichkeiten auf der Basis des vorhandenen technischen Baukastens scheinen unerschöpflich. Schon jetzt übersteigen die technischen Entwicklungen unser Vorstellungsvermögen. Neben der Technik tritt zunehmend das Sammeln und Nutzen von Daten in den Vordergrund. Das damit verbundene Potential an Entwicklung künstlicher Intelligenz eröffnet bisher undenkbare Lösungen in vielen Lebensbereichen. Für die Gesellschaft bedeutet das ein Umkrempeln vieler der bisherigen Strukturen, für das Individuum eine wachsende Möglichkeit des individuellen Einflusses und des fast ungehinderten Zugriffs auf das Wissen der Menschheit. Diese neuen Rahmenbedingungen beeinflussen die Entwicklung der Pflege. Dazu bürgert sich in Analogie zu Industrie 4.0 vereinfachend der Begriff Pflege 4.0 ein. Pflege 4.0 ist die zukünftige Form der Pflege unter Nutzung aller neuen technischen Möglichkeiten, der digitalisierten Daten und aller technischen Kommunikationsmöglichkeiten. Daraus resultiert ein enormer Veränderungsdruck auf die im Pflegeprozess handelnden Menschen analog zu dem, was wir in der Industrie beobachten. Neben den oben erwähnten technischen Aspekten besteht der Veränderungsdruck auch für die Beziehung zwischen Pflegenden und zu Pflegenden, für Arbeitsformen und die Nutzung und Kontrolle von Arbeitsgeräten und für Führungs- und Geschäftsmodelle in der Pflege. Alle Aufgaben der Pflege sind von dem Prozess der Digitalisierung betroffen: Versorgung und Betreuung, Förderung der Gesundheit, Verhütung von Krankheiten, Wahrnehmung der Interessen und Bedürfnisse, Förderung einer sicheren Umgebung, Forschung, Mitwirkung in der Gestaltung der Gesundheitspolitik sowie das Management im Gesundheitswesen und die Pflegebildung.[8] Mit fortschreitender Digitalisierung erweitern sich das technische Angebot und seine Vernetzung.

**CU: Wie kann ein Zukunftsbild der Pflege aussehen?**

**GR:** Ausgangspunkt dieses Zukunftsbildes ist die Abbildung der digitalen Welt in einem virtuellen Pflegeraum. Damit ist ein gedanklicher Raum gemeint, der sich um den Menschen mit Pflegebedarf spannt und alle wesentlichen Elemente seiner Welt enthält. Das kann das konkrete Zimmer oder die Wohnung sein, in der er sich aufhält, das ist sein soziales Netzwerk, Menschen wie Angehörige, Bekannte, Pflegende. Das sind Technik wie Geräte und Hilfsmittel jeder Art und Unterstützungs- oder Überwachungssysteme und Medien, aber auch Kostenträger, das fachliche Netz wie Apotheken, medizinische Versorgungssysteme, kurz alles, was für Pflegebedürftige von Bedeutung ist. Erforderlich ist selbstverständlich die Vernetzung mit dem ärztlichen Bereich von Pflege, der an dieser Stelle nicht weiter vertieft wird.

---

**8** Auflistung in Anlehnung an die Definition der Pflege des International Council of Nurses (ICN), Übersetzung des Deutschen Berufsverbands für Pflegeberufe (DBfK). URL: https://www.gesundheit. bremen.de/sixcms/media.php/13/ICN-Definition-der-Pflege-DBfK[1].pdf (letzter Aufruf: 24.04.2018).

**CU: Wie ist dieser virtuelle Pflegeraum aufgebaut?**

**GR:** Zentraler Punkt ist die zu pflegende Person. Um sie herum wird der Pflegeraum gestaltet. Zunächst geht es um die technische Ausstattung mit Sensoren, Geräten und Kommunikationstechniken. Beispiele sind Rauchmelder, Tür- und Fensteralarm, automatische Herdabschaltung, Bettsensoren, Lichtsensoren, Bewegungssensoren, intelligente Fußböden und Fußleisten, Sturz-Tracker. Sensoren am Körper oder als Chip im Körper sind eine weitere Stufe der technischen Ausstattung. Küchenroboter, Assistenzroboter und Pflegeroboter ergänzen die technische Ausstattung. Eine Vernetzung dieser Technik führt zu einer nächsten Dimension des Pflegeraums. Die Geräte wissen voneinander und können gemeinsam wirken. Die Vernetzung zu verschiedenen Dienstleistern wie Ärzten, Apothekern, Einkaufsmärkten, Pflegekräften, Familienangehörigen und anderen Pflegebedürftigen vervollständigt diese Dimension. Eine weitere Dimension ist die Sammlung, Weiterleitung und Auswertung der Daten, die der Pflegeraum zur Verfügung stellt. Sie werden in der „Pflege-Cloud" gespeichert und allen Berechtigten zur Verfügung gestellt. Anhand dieser Daten und deren Analysen werden die passenden Maßnahmen ergriffen.

In unaufdringlicher Weise fügen sich diese Systeme in die Welt der Pflegebedürftigen ein, eine akzeptierte und willkommene technisch basierte Variante des Umsorgens. Der Tagesablauf wird auf Unregelmäßigkeiten überprüft, kritische Situationen werden verhindert. Die Schlafqualität verbessert sich, auf die richtige Lagerung wird geachtet, die optimierte Beleuchtung trägt zum Wohlbefinden bei, ebenso die gewünschte Raumtemperatur. Medikamentenbestellungen, Terminabsprachen bei Ärzten, Transportdienste werden – falls erforderlich – automatisch organisiert. Notfälle, gleich welcher Art, werden erkannt und sofort an die geeignete Stelle weitergeleitet. Eine Vernetzung zu den Angehörigen, die die Pflegebedürftigen im Alltag unterstützen, erleichtert die Kommunikation, entlastet das gesamte unterstützende System und erhöht seine Leistungsfähigkeit.

Alle relevanten Gesundheitsdaten sind auf dem neuesten Stand. Intelligente Systeme werten die vorhandenen Daten aus und stellen genau das zur Verfügung, was in der aktuellen Situation benötigt wird. Die Chancen der Telemedizindienste oder Gesundheitsportale sind ebenso integraler Bestandteil dieses Pflegeraums. Die Dokumentation der Pflege erfolgt automatisch, vollständig und in „real time" während der Pflegehandlung, da sie durch Sensoren erfasst wird. In der ambulanten Pflege werden die Anfahrten auch über mehrere Anfahrtstationen hinweg optimiert. Parkplatzprobleme gibt es nicht, weil das autonom fahrende Auto immer bei Bedarf an der Stelle ist, an der es gebraucht wird. Da das Fahren nicht mehr die Aufmerksamkeit der Pflegenden braucht, kann die Zeit anderweitig nutzbringend verwendet werden. Durch Vernetzung der entsprechenden Daten wird auch die Reihenfolge der Pflegebesuche nach Dringlichkeit automatisch gesteuert.

Medien wie Tablet-Computer für Unterhaltung, Gedächtnistraining, Information für die Pflegebedürftigen, als Dokumentationshilfe für die Pflegenden und Zugangsform zu Pflegewissen sind fester Bestandteil des Pflegealltags. Google Glass, eine Brille, die Situationen über eine eingebaute Kamera erfasst und Informationen auf die Netzhaut der Trägerin/des Trägers spiegelt, nimmt kritische Pflegezustände auf, schickt sie automatisch an die „Pflege-Cloud", die sie zeitgleich mit Hilfe künstlicher Intelligenz analysiert und Fachinformationen in der passenden Sprache und in dem angemessenen Abstraktionsniveau zur Verfügung stellt. Behandlungsvorschläge werden aufgerufen, deren Durchführung automatisch dokumentiert. Wenn nötig, wird weitere Fachkompetenz zugeschaltet.

Virtual-Reality-Brillen (VR-Brillen) lassen vorgestellte Welten lebendig erscheinen. Interaktive Gegenstände wie Roboterhunde oder Spieleroboter werden eingesetzt, um die Vitalität von Pflegebedürftigen anzuregen, Fähigkeiten zu entwickeln oder deren Rückgang zu verlangsamen. Assistenz- und Pflegeroboter unterstützen bei pflegerischen Tätigkeiten. In ihrer Assistenzfunktion teilen sie Essen aus oder übernehmen ähnliche Funktionen. Als Pflegeroboter unterstützen sie die direkte pflegerische Leistung an der Person z. B. durch Übernahme von Hebe-, Trage- und Wendefunktionen. Waschroboter sind im Einsatz und werden als angenehm und entspannend empfunden. Dieses Zukunftsbild funktioniert mit großem Vertrauen aller Beteiligten, dass die richtigen Dinge zur richtigen Zeit und smart passieren. Smart heißt in diesem Zusammenhang, dass die wohltuende Wirkung der Technik erlebt wird, ohne dass die Technik fremd und aufdringlich erscheint. Die Leib-Technik-Schranke ist aufgehoben, so wie wir es vom routinierten Autofahren her kennen.

Durch die Datensammlung und deren Vernetzung werden die sozialen Netze von allen Beteiligten genutzt, um Pflegesituationen direkt oder indirekt zu entlasten. Freie Kapazitäten können geschickt dorthin dirigiert werden, wo sie gebraucht werden, sowohl auf der professionellen Seite als auch bei der Pflege durch Angehörige. Beide Welten können optimal verquickt werden.

Was hier als Utopie erscheinen mag, wie auch die von mir skizzierte Zukunft der Landwirtschaft, ist keine Utopie. Alle erwähnten Technologien sind über das Erprobungsstadium weit hinaus. Wie schnell sie in der Pflegepraxis in größerem Maße zum Einsatz kommen, ist nur eine Frage der Zeit. Teileelemente sind in anderen Ländern bereits gängige Praxis. Meine Vorstellung von Pflege 4.0 geht noch einen Schritt weiter. Aus den erzeugten und gesammelten Daten lassen sich Pflegeverläufe beschreiben und rechtzeitig notwendige Eingriffe des Pflegepersonals erkennen. In einem weiteren Entwicklungsschritt werden diese Daten Pflegefall-übergreifend vernetzt und ausgewertet. Anhand dieser Daten werden verlässliche Pflegeprofile identifiziert, die eine Standardisierung unterstützen. Individuelle Risiken werden anhand von Frühindikatoren rechtzeitig erkannt und überzeugend dargestellt. Die Pflegeforschung kann angesichts der Datenfülle, deren Aktualität und ausgefeilter Analysestrategien erhebliche Erkenntnisgewinne verzeichnen. Die Zeitspanne zwischen Erkenntnisgewinn und wirksamer Umsetzung in der Praxis ist dabei sehr kurz, was sich zu einer performanten Forschungsdynamik mit praxiswirksamen Ergebnissen entwickelt. Der

Pflegeraum lernt und lehrt zur fortlaufenden Verbesserung der Situation und Betreuung der Pflegebedürftigen.

In dieser Vorstellung trägt die Digitalisierung erheblich zum Abbau des Pflegenotstands bei. Der Beruf wird „leichter", weil die technischen Hilfen körperlich anstrengende Tätigkeiten unterstützen oder übernehmen. Dadurch können Pflegekräfte ihren Beruf länger ausüben. Der Beruf ist von störenden pflegefremden Tätigkeiten entschlackt, konzentriert sich auf den Kern der Pflege und macht deshalb den Beruf attraktiver. Es werden auch Menschen an die Pflege herangeführt, die eher den technischen Aspekt und das Managen des Pflegeraums bevorzugen.

Eine erhöhte Sicherheit und bessere Heilungsverläufe tragen ebenso zur Senkung der Pflegekosten bei, wie positive Forschungseffekte. Menschen, die in Pflege kommen, sind besser auf die Situation vorbereitet und können länger selbstständig bleiben. Die Qualität der Pflege durch Angehörige erhöht sich. Das leicht aktivierbare Netz an Unterstützern wirkt ebenfalls kostendämpfend. Fremdsprachliche Pflegekräfte können Dank integrierter Übersetzungs- und Lernprogramme schneller in den Arbeitsprozess integriert werden. Die Vernetzung pflegebedürftiger Personen zur gegenseitigen Unterstützung, alternative Wohnmodelle, die leicht zu organisieren sind, Gruppen von Angehörigen zur gegenseitigen Entlastung sorgen für pflegeleistungsstärkende soziale Systeme. Die angemessene Einbettung der Pflege in unsere Gesellschaft führt zu einer größeren Bereitschaft, sich ehrenamtlich in der Pflege zu engagieren. Die durch die Digitalisierung frei werdenden Kapazitäten werden in Pflegehandlungen am Menschen umgesetzt.

**CU: Bis zur Umsetzung dieses Zukunftsbildes ist es noch ein weiter Weg. Wie könnte die Entwicklung der Pflege 4.0 voranschreiten?**

**GR:** Vieles von dem, was ich in der Vision beschrieben habe, existiert bereits im Ambient Assisted Living (AAL) und eHealth-Ansatz. In der Pflege wird zurzeit schon viel ausprobiert, nur noch nicht mit dem in der Vision beschriebenen Verbreitungs- und Vernetzungsgrad. In jedem Fall wird sich die Technik, wie in dem Beispiel der Landwirtschaft beschrieben, in der Pflege breit machen. Was mechanisiert, automatisiert, elektronifiziert und digitalisiert werden kann, wird es werden. Die Pflegewissenschaft könnte dabei helfen, mit ihrem verstehenden Zugang zu den Pflegeprozessen entsprechende Organisationsmodelle und Transformationsmodelle zu entwickeln, die dann digitalisiert unterstützt werden. Dabei benötigt sie neben der naturwissenschaftlichen und medizinischen Orientierung eine Besinnung auf die phänomenologisch-sozialwissenschaftlichen Traditionen und den Zugang zur wirtschaftlichen und technischen Dimension. Sie könnte den Boden für eine Führungsrolle der Pflege selbst bei der Digitalisierung bereiten. Schließlich liegt die Kernkompetenz der menschlichen Beziehung im Pflegeberuf, in der Pflege.

Ein Denkansatz zur Steuerung des Digitalisierungsprozesses liegt in der schon beschriebenen Integration von Technik, Ökonomie und Mensch. Die Gestaltung der

Beziehung der drei Felder zueinander unter Führung der Perspektive Mensch ist Aufgabe der Pflege. Die Balance zwischen den technischen Möglichkeiten, den wirtschaftlichen Notwendigkeiten und den Bedürfnissen der Menschen ist das Ziel. Unbezahlbare Technik ist genauso wenig hilfreich wie eine Technik, die der Mensch nicht mehr beherrschen kann oder nicht bedienen möchte. Der Pflegeraum wird auf uns zukommen. Die Herausforderung liegt darin, ihn aktiv zu formen – eine reizvolle Aufgabe.

Pflege gilt es neu zu denken und die bisherigen einschränkenden Grenzen zu überwinden: „Hinter'm Horizont geht's weiter", singt Udo Lindenberg. Von der Technik und der Ökonomie wird man nicht erwarten können, dass sie das Besondere der Pflege vertreten. Digitalisierung der Pflege will geführt werden, und zwar von der Pflege! Von wem denn sonst?

**CU: Welche Bedeutung hat diese Entwicklung für die menschlichen Aspekte der Pflege?**

**GR:** Pflege ist primär ein Beziehungs- und Berührungsberuf. Gute Pflege lebt von der Intuition der Pflegenden. Das Erspüren dessen, was in der konkreten Pflegesituation das Richtige ist, das affektive Betroffensein ist eine wichtige Quelle der zwischenmenschlichen Kommunikation mit den Pflegebedürftigen. In der Digitalisierung sehe ich die Chance der Pflege, sich mehr auf die Tätigkeiten konzentrieren zu können, die mit dieser Kernkompetenz zu tun haben. Wir alle wissen, dass der Mensch mehr ist als nur sein (physischer) Körper (Uzarewicz/Moers 2012). Philosophie, Psychologie und Therapie benutzen für dieses Mehr den Begriff Leib. Wir erleben dieses Mehr, wenn jemand verstirbt: Der Körper ist noch da, der Mensch aber nicht mehr. Das, was fehlt, können wir Leib nennen (vereinfacht: Körper + Leib = Mensch). Pflege ist die Begegnung und Berührung über das Körperliche hinaus, die Begegnung mit „ganzen" Menschen. Die Fähigkeit einer solchen Begegnung ist eine zutiefst menschliche Qualität, sie ist die Kernkompetenz der Pflege. Sie wird durch das, was wir zwischenleibliche Kommunikation nennen, gelebt, den (intuitiven) Umgang mit dem Leib. „Satt und sauber" ist für eine gute Pflege nicht ausreichend. Die Kenntnis über Schluckreflexe allein reicht nicht aus, um einen alten Menschen beim Essen zu unterstützen. Eine gute, fürsorgliche und gar liebevolle Pflege ist ohne zwischenleibliche Kommunikation undenkbar.

Wir leben in einer leibvergessenen Gesellschaft, obwohl überall dort, wo z. B. Spitzenleistungen von Menschen erwartet werden, mehr der Leib als der Körper adressiert wird. Unter anderem beim Sport gibt es viele Beispiele, die unhinterfragt auf einem intuitiven Leibkonzept aufbauen. Die Kabinenansprache eines Trainers in der Halbzeitpause, die aus einer schwachen Mannschaft der ersten Halbzeit in der zweiten Halbzeit eine inspirierte, energiereiche und erfolgreiche Mannschaft macht, ist eines von unzähligen Beispielen. Es ist ja nicht anzunehmen, dass in der kurzen Zeit der Halbzeitpause eine physische Stärkung, etwa ein Muskelwachstum, erzeugt wurde. Würde man die Trainer fragen, was genau die Wirkmechanismen ihrer Intervention sind, wüssten die wenigsten eine klare Antwort. Dieses Beispiel zeigt, wie sehr wir Menschen überall dort, wo wir den ganzen Menschen meinen, auf den Leib als ein Ziel unserer Interventionen angewiesen sind. Sprachlich haben die meisten Menschen für diese Vorgänge wenig eindeutige Ausdrucksmöglichkeiten. Jedoch kann man sich auf die Konzeptwelt der Philosophen, Psychologen und Therapeuten stützen, die hierfür eine Begrifflichkeit des Leibes geschaffen haben. Der Umgang hiermit ist die Kernkompetenz von Pflege. Sie auch im Prozess der zunehmenden Digitalisierung zu bewahren, ist die Kernaufgabe von Pflege auf dem Weg hin zu Pflege 4.0. Wie wir es am Beispiel der Landwirtschaft gesehen haben, treibt die Technik einen Keil zwischen Mensch und Natur, in der Pflege wird es um die Gefahr einer größeren Distanz zwischen dem Menschen als Pflegenden und dem Menschen als Pflegebedürftigen gehen. Wenn sich die Pflege im Digitalisierungsprozess behaupten will, muss sie den menschlichen und besonders den leiblichen Aspekt im Diskurs vertreten. Um das Besondere ihres Berufsstandes und der ihr anvertrauten Pflegebedürftigen vermitteln zu können, sind Konzepte und eine Sprache nötig, die auch von Zielgruppen verstanden werden, die sich beruflich auf diese Dimension nicht spezialisiert haben. Das kann nur glücken, wenn sich die Pflege ein Leibkonzept erarbeitet,[9] das ist schließlich ihr wichtigstes „Instrument" einer „menschlichen" Pflege. Ohne ein solches Konzept wird sie es schwer haben, sich in den Auseinandersetzungen mit anderen Disziplinen behaupten zu können. Die Aufgabe ist nicht ganz leicht, da es sich bei dem Leib nicht um ein anfassbares Ding, ein „Vollding", handelt, wie wir es von jedem Gegenstand kennen, sondern um ein so genanntes „Halbding", etwa wie der Wind, der nur in dem Moment seines Auftretens erfahrbar ist. Die Eigenschaften dieser Klasse von Halbdingen führen dazu, dass sie sich trotz aller Eindeutigkeit des Erlebens, leicht einer präzisen Beschreibung entziehen. Wir erleben es häufig, wenn wir über Gefühle reden wollen. Sie gehören auch zu dieser Klasse von Halbdingen. Die Kommunikation besonders mit den Disziplinen, die es wie die Technik eher mit anfassbaren Dingen zu tun haben, oder mit der Ökonomie, die sich auf Zahlen stützt, die eine gewisse Genauigkeit suggerieren, ist dadurch erschwert. Davon sollte die Pflege sich jedoch nicht ins Boxhorn jagen lassen. Die Fürsorgekompetenz kann nur dann wirksam einfließen, wenn sie aktiv als solche vertreten und von den anderen Disziplinen verstanden wird.

Ein Freund erzählte, wie die Altenpflegerin seine pflegebedürftige Tante umsorgte und auch in der Phase des Sterbens an ihrer Seite war. Ihr war es wichtig, die alte Dame bis zuletzt zu begleiten. Es ging ihr nahe und zugleich bekam sie etwas zurück. Ein traurig schöner Moment. Auch das ist ja Pflege, etwas zurückzubekommen, selbst berührt zu sein, Mitmensch zu sein. Diese Seite der Pflege darf in dem Prozess der Digitalisierung nicht untergehen.

---

9 Beiträge dazu liegen u. a. von Uzarewicz/Uzarewicz (2005) und Hülsken-Giesler (2008) vor.

**CU: Welchen Einfluss hat Pflege 4.0 auf die Fürsorgekompetenz?**

**GR:** Pflege 4.0 wird die Anforderungen an die Sorge für Pflegebedürftige erweitern. Pflege 4.0 wird die Aufgabe haben, den virtuellen Pflegeraum für Pflegebedürftige optimal und unter Beachtung aller Regeln und Normen des Berufsstandes zu gestalten. Autonomie und Abhängigkeit werden auf dem Hintergrund der technischen Möglichkeiten immer wieder neu austariert werden müssen. Zur Fürsorge wird ein gutes Verständnis der Möglichkeiten der digitalen Angebote gehören, damit der Pflegende den Pflegebedürftigen auf die Reise in die digitale Welt mitnehmen kann. Eine Fernbedienung ist für manche Menschen eine unüberwindbare Hürde und deswegen keine Lösung ihres Problems. Ein Tablet-Computer, dessen Bedienung nicht verstanden wird, ist es genauso wenig. Andererseits ist es wichtig, digitale Anwendungen zu kennen, die Lösung oder Unterstützung für anstehende Aufgaben sein können. Sie an die Pflegebedürftigen heranzuführen, ihnen einen sicheren Umgang damit zu ermöglichen, wird Teil der Fürsorge sein.

Bei dem hohen Innovationstempo wird die fürsorgliche Gestaltung des Pflegeraums im Einklang mit dem Wertesystem und dem pflegerischen Auftrag eine neue Disziplin werden. Kenntnis der Möglichkeiten und kreative Nutzung von möglichen Synergien zum Wohle der Pflegebedürftigen wird künftig zum Berufsbild gehören. Es ist wie ein Komponieren der Pflegeumgebung. Die Rolle ist die einer Managerin/ eines Managers des virtuellen Pflegeraums, die/der Veränderungen der Pflegesituation geschickt und kostengünstig anpasst und einen optimalen Pflegeeffekt mit dem speziellen Pflegeraum ermöglicht. Wegen der möglichen Entlastung wird die Digitalisierung – geschickt genutzt – eine positive Wirkung auf das Ausmaß und die Qualität der Fürsorge ergeben. Mehr Zeit für den direkten Kontakt zu den Pflegebedürftigen, ein größeres verfügbares Wissen zur jeweils spezifischen Pflegesituation, mehr Sicherheit in Bezug auf ihre Beherrschung und eine Vielzahl ansteuerbarer Unterstützungen erlaubt dem Personal, sich auf die Pflegeperson zu konzentrieren. Durch das Anwachsen der Möglichkeiten kann die Fürsorge ganzheitlicher werden. Neue Perspektiven auf den Pflegefall, differenziertere Auswertungen der Lebens- und Krankheitsgeschichte, gut dokumentierte und besser vergleichbare Verläufe erlauben eine individuellere Begleitung. Präventionen können aufgrund eines besseren Datenmaterials wirksamer gestaltet werden. Die Kompetenz steigt, deren gute Umsetzung will selbstverständlich gelernt und trainiert sein.

**CU: Was kann die Pflegepolitik tun, damit das Thema Pflege 4.0 nicht nur schwarz-weiß diskutiert wird?**

**GR:** Für die Gestaltung der angesprochenen Veränderung muss gesamtgesellschaftlich Verantwortung übernommen werden. Wenn wir das nicht tun, führt es zu suboptimalen Entwicklungen und unerwünschten Lösungen. Durch die Digitalisierung ist unsere Gesellschaft wie seit Jahrzehnten nicht mehr ganzheitlich herausgefordert. Das gilt auch für die Pflege: „Was für eine Gesellschaft wollen wir haben, welchen Stellenwert möchten wir der Pflege in dieser Gesellschaft einräumen und was ist eine gute Pflege?" Der Betrachtungsbogen muss von der Gesundheits- und Kinderkrankenpflege bis zur Altenpflege gespannt werden. Darauf eine Antwort zu finden und für eine entsprechende Umsetzung zu sorgen, ist ein gewaltiges Thema der Pflegepolitik. Es gibt eine vom Bundesministerium für Arbeit und Soziales seit 2014 geförderte Initiative „Forum gute Führung", die sich mit der Frage beschäftigt, was denn eine gute Führung in der Zukunft sei. Es wäre ein wichtiger Beitrag der Politik, in ähnlicher Weise ein konsensfähiges Zielbild von „guter Pflege 4.0" in unserer Gesellschaft zu erarbeiten, das als „Big Picture" die drei Dimensionen Mensch, Technik, Ökonomie in Einklang mit unserem gesellschaftlichen Wertesystem vereint und für eine positive Verankerung in unserer Gesellschaft sorgt. Da die Digitalisierung sich nicht aufhalten lässt, es auch kein „Zurück" geben wird, wird es darauf ankommen, wie gut die Pflege aktiv gestaltend an dem Prozess mitwirken kann. Alles, was die Mitwirkungsmöglichkeit der Pflege dazu erhöht, wäre eine sinnvolle Unterstützung. Gravierende Veränderungen sind in der Regel angstbesetzt, auf beiden Seiten. Die einen haben Angst, etwas Wesentliches zu verlieren, die anderen haben Angst, etwas Wichtiges nicht zu bekommen. Dabei ist das gemeinsame Ziel vermutlich, eine leistbare, würdevolle Pflege in unserer Gesellschaft zu etablieren. Der Dialog zwischen den Lagern, wenn es sie denn so klar abgegrenzt überhaupt gibt, muss politisch unterstützt werden.

Wie bei allen anderen größeren Veränderungsvorhaben wird der Übergang zur Pflege 4.0 steinig sein. Technische Lösungen werden als zu teuer, nicht perfekt genug oder nicht vermittelbar dargestellt werden. Jede technische Lösung für pflegerisches Handeln wird neue Herausforderungen hervorbringen, die es zu bewältigen gilt. Viele Maßnahmen werden an einer im Anfang unvollkommenen Infrastruktur scheitern. Wer möchte sich schon auf sein Smartphone verlassen, wenn es kein stabiles Netz oder keine belastbare WLAN-Verbindung gibt. Manche Lösungen wird es nur geben, wenn ausreichend Daten zur Verfügung gestellt werden. Fehlendes Vertrauen in den sicheren und geschützten Umgang mit Daten erfordert in der Pflege eine besonders hohe Sensibilität. Sie sind zwangsläufig sehr persönlich, zum Teil sehr intim. Sie einem System preiszugeben, kann schnell die Grenzen der Menschen verletzen, die es besonders zu schützen gilt, zumal sie einen wichtigen Teil ihrer Wehrhaftigkeit eingebüßt haben. Hier sehe ich ein weiteres wichtiges Feld der Politik, Rahmenbedingungen zu schaffen, die das notwendige Vertrauen in verlässliche Technik und den korrekten Umgang mit ihr rechtfertigen können. Das Tempo der Entwicklung der Rahmenbedingungen müsste jedoch mit dem hohen Tempo der technischen Entwicklung synchronisiert werden können. Möglicherweise sind die notwendigen politischen Prozesse dazu nicht schnell und weitreichend genug. Deren Beschleunigung ist dringend ratsam. Übergangsprozesse wie die digitale Transformation erzeugen zusätzliche Kosten. Die neuen Strukturen greifen nur mit Zeitverzögerung. Rationalisierungseffekte werden nur nach und nach eintreten. Das zeigt sich zum Beispiel am Stückpreis von Pflegerobotern, der angesichts geringer Stückzahlen noch hoch sein muss. Hohe Kosten führen zu einer geringen Nachfrage, eine geringe Nachfrage zu hohen Stückpreisen. Hier eine Anschubfinanzierung für die Pflege 4.0 zu organisieren, wäre eine weitere politische Aufgabe. Das gilt auch für die Entwicklung neuer Geschäftsmodelle im Bereich der Pflege. Grundsätzlich kann die Politik helfen, die Spannungen im Digitalisierungsprozess durch geeignete politische Maßnahmen substantiell zu mindern, Befürchtungen ernst zu nehmen und „aufgeklärt" zu beantworten.

**CU: Welche ethischen Fragestellungen ergeben sich für die Pflege 4.0?**

**GR:** Pflege hat schon immer anspruchsvolle ethische Fragestellungen bereitgehalten. Das Spannungsfeld von Fürsorge und Autonomie etwa erfordert in der Praxis klare Stellungnahmen. Sollen Pflegebedürftige gezwungen werden, ihre Medikament zu nehmen (Verletzung der Autonomie) oder gebe ich als Pflegekraft das Medikament nicht, weil die/der Pflegebedürftige es nicht will (Verletzung der Fürsorgepflicht)? Nur ein Beispiel aus dem Kanon problematischer ethischer Situationen der Pflege.

Durch die Möglichkeiten der Digitalisierung kommen neue Fragestellungen hinzu bzw. bekannte Probleme verschärfen sich. Die Fülle der erhobenen Daten schafft ein bis dahin nicht gekanntes Ausmaß an Transparenz. Mit der Erfassung, Speicherung und Weiterverarbeitung aller Regungen der Pflegebedürftigen schaffen wir den gläsernen Menschen. Die gesammelten und ausgewerteten Daten können besser über sie Auskunft geben als sie selbst es könnten. Wissenschaftler der Stanford University haben eine künstliche Intelligenz entwickelt, welche den Todeszeitpunkt von Patient(inn)en mit Krebs und bestimmten anderen unheilbaren Krankheiten zu 90 % mit einer Genauigkeit von drei bis zwölf Monaten vorhersagen kann. Mit diesen Ergebnissen soll sichergestellt werden, dass betroffene Patient(inn)en mit ihren Familien besprechen können, wie und wo sie ihre letzten Tage verbringen möchten, bevor sie auf eine Intensivstation eingeliefert werden müssen.[10] Ein guter Zweck, Selbstbestimmung und Autonomie werden zweifelsohne damit bedient. Allein die Frage, ob man den Pflegebedürftigen dieses Wissen zur Verfügung stellen soll, ist schon eine ethische Herausforderung, wir haben doch auch ein Recht auf die Ungewissheit, bezogen auf unseren Todeszeitpunkt. Welche „Nebenwirkungen" solche Kenntnis haben kann, bleibt an dieser Stelle zunächst offen. Soll und will die Gesellschaft, der Kostenträger, die Einrichtung, die Familie, das pflegerische Umfeld angesichts der Gewissheit eines Endzeitpunktes noch in Maßnahmen investieren? Auch dieser Konflikt ist nicht grundsätzlich neu, er wird aber angesichts genauerer Vorhersagen sicher verschärft werden.

Ein weiteres Feld ethischer Herausforderungen ist die Frage, wie Pflegeentscheidungen getroffen werden. Haben Pflegebedürftige noch eine Chance, ihr Empfinden und ihren Willen der Macht der verfügbaren Informationen entgegenzusetzen oder entscheidet „letztinstanzlich" das, was im Pflegewiki zu der pflegerischen Situation

---

**10** URL: http://www.heilpraxisnet.de/naturheilpraxis/methode-fuer-exakte-vorhersagen-des-todeszeitpunkts-geschaffen-20180123398244 (letzter Aufruf: 24.04.2018).

steht? In den 1990er-Jahren hat es ein kleines elektronisches Spielzeug, das Tamagot-chi, gegeben, das mit wenigen Knöpfen und einem kleinen pixeligen Display ausge-stattet war. Mit diesen Knöpfen musste man die Versorgung eines elektronisch simu-lierten Tieres sicherstellen, rechtzeitig füttern, Gassi gehen etc. Es haben sich Dramen abgespielt, wenn das elektronische Tier verstarb. Wenn solch einfache Technik schon in der Lage ist, affektives Betroffensein zu erzeugen, um wie viel einfacher wird es für Roboter sein, die Lebewesen immer ähnlicher werden. Paro ist ein Roboter, der einer Babysattelrobbe nachempfunden ist. Er ist mit verschiedenen Sensoren ausgestattet, mit denen er Berührungen, Geräusche, Temperatur, Helligkeit erfasst. Ein flauschi-ges Fell lässt ihn sich angenehm anfühlen. Er reagiert auf die Reize seiner Umgebung, wendet den Kopf zum Sprechenden, wenn man ihn anspricht, reagiert auf seinen Na-men. Paro[11] ist ein Roboter, selbstlernend, erinnerungsfähig und niedlich. In der The-rapie wird Paro erfolgreich bei dementen Personen eingesetzt. Sie blühen erkennbar auf, er löst bei ihnen Gefühle aus, belebt und aktiviert sie. Sind die positiven Effek-te Rechtfertigung genug, diesen Roboter einzusetzen? Bisher wird der Einsatz immer noch von einer Pflegeperson begleitet. Muss das so bleiben, wenn die Pflegeeinrich-tung unter wirtschaftlichen Druck gerät? Besteht nicht das Risiko, dass zunehmend Pflegebedürftige mit Technik abgespeist werden oder wie es der Informations- und Ma-schinenethiker Prof. Dr. Oliver Bendel, Hochschule für Wirtschaft FHNW, formulierte, die Menschen werden „veräppelt".[12] Was wird Paro in zehn Jahren noch alles können? Und was wäre daran anstößig, wenn er noch intensivere emotionale Beziehungsqua-litäten bewirken würde? Was wären wir bereit zu investieren, um die Entmenschli-chung unserer Beziehungen in der Pflege 4.0 zu verhindern? Die technischen Möglich-keiten der Pflege 4.0 werden zwangsläufig dazu führen, vermehrt menschliche Nähe vorzutäuschen, die faktisch nicht gegeben ist. Wie weit darf die Realität zur Virtuali-tät werden, wenn ein Roboter Familienmitglieder imitiert, Kuschelroboter Haustiere ersetzen, „Alexa" Gestalt annimmt? Wie weit wollen wir beim Ausbau einer virtuellen Welt gehen? Wir empfinden es ja in unserer Gesellschaft als völlig normal, ins Kino zu gehen und uns vom Film mitreißen zu lassen, ein guter Film geht unter die Haut. Vir-tualität ist also nichts grundsätzlich Neues, wir werden sie nur weiter perfektionieren.

**CU: Eine letzte Frage: Wie lautet Ihre Schlussbotschaft?**

**GR:** 100 % der Menschen sind zu Beginn ihres Lebens pflegebedürftig, viele von uns beenden ihr Leben in Pflegebedürftigkeit und alle haben dazwischen kürzere oder längere pflegebedürftige Phasen. Angesichts dieser Bedeutung erfährt Pflege in un-serem gesellschaftlichen Leben nicht die Anerkennung und Repräsentanz, die ihr zu-

---

11 URL: http://www.informationsethik.net/?p=5972 (letzter Aufruf: 24.04.2018).
12 SRF in der Sendung „Input KOMPAKT: Wie die Roboter-Robbe Gefühle in uns auslöst" vom 24. Ja-nuar 2018, URL: https://m.srf.ch/sendungen/input/input-kompakt-wie-die-roboter-robbe-gefuehle-in-uns-ausloest (letzter Aufruf: 24.08.2018).

steht. Nicht die Technik ist das Problem, sondern das mangelnde gesellschaftliche Bewusstsein der Bedeutung der Pflege in unserer Gesellschaft. Schon jetzt vorhandene Grundkonflikte, wie sie z. B. in der häuslichen Pflege durch Angehörige liegen (Haubner 2017), werden nicht automatisch durch die Digitalisierung beseitigt. Digitalisierung der Pflege kann jedoch genutzt werden, die Pflegesituation nachhaltig zu verbessern. Das, was der Pflege immer bleibt, ist der direkte Kontakt zu dem Pflegenden. Denn bei allem technischen Fortschritt, auch der beste Pflegeroboter wird keinen Leib haben, der mit der zwischenleiblichen Kommunikation der Menschen mithalten kann. Wir sollten deswegen keine Angst vor der Digitalisierung haben. Digitalisierung ist zum Nutzen des Menschen beherrschbar – wenn wir nur wollen.

## Literatur

Haubner, Tine (2017). *Cash for Care. Die Ausbeutung der sorgenden Gemeinschaft. Laienpflege in Deutschland*. Frankfurt/M.

Hülsken-Giesler, Manfred (2008). *Der Zugang zum Anderen. Zur theoretischen Rekonstruktion von Professionalisierungsstrategien pflegerischen Handelns im Spannungsfeld von Mimesis und Maschinenlogik*. Göttingen.

Uzarewicz, Charlotte und Moers, Martin (2012). Leibphänomenologie für Pflegewissenschaft – eine Annäherung. In: *Pflege und Gesellschaft*, 17(2):101–110.

Uzarewicz, Charlotte und Uzarewicz, Michael (2005). *Das Weite suchen. Einführung in eine phänomenologische Anthropologie für Pflege*. Stuttgart.

Teil I: **Pflege 4.0 – anthropologische und pflegewissenschaftliche Reflexionen**

Heiner Friesacher

# Fürsorge – trotz oder mit Technik?

**Zusammenfassung:** Technik und moderne Technologien sind ein fester Bestandteil unseres Lebens, auch in der Arbeitswelt. Die Pflegearbeit zeichnet sich bisher weitgehend durch Mensch-zu-Mensch-Interaktionen aus, eine fürsorgliche Beziehungsgestaltung gehört unstrittig zu den Kernelementen gelingenden pflegerischen Handelns. Können moderne Technologien und die Digitalisierung unterstützend wirken oder verändern sie die Selbst-, Sozial- und Weltverhältnisse in einer Weise, die eher zu Entfremdung und Verdinglichung führt? Menschliche Interaktionen sind nicht beliebig zu beschleunigen, gerade in Phasen der Pflegebedürftigkeit sind Langsamkeit und eine gesteigerte Aufmerksamkeit Zeichen fürsorglichen Handelns. Wie und wo technologische Innovationen sinnvoll eingesetzt werden können, sollte in einem kritischen Diskurs unter allen Beteiligten schon bei der Entwicklung, Erprobung und Einführung geklärt werden.

## 1 Einleitung

Die Digitalisierung der Gesellschaft und der Arbeitswelt ist zu einem zentralen Schlagwort in politischen und gesellschaftlichen Debatten geworden. Mit Begriffen wie Arbeit 4.0 und Digitalisierung werden Fortschritt und Zukunftsfähigkeit verbunden. Neue Technologien werden den Alltag und die Berufswelt in allen Bereichen verändern. Es wird neue Formen der Kommunikation geben, immer mehr Informationen werden in immer kürzeren Zeiten zur Verfügung stehen. Komplexe Systeme schaffen neue Steuerungsformen, Entscheidungen werden nicht mehr von Menschen allein getroffen und die Vernetzung von Mensch und Maschine führt zu grundsätzlichen Fragen der menschlichen Existenz, zu Fragen nach Autonomie und Freiheit, Kontrolle und Überwachung. Das betrifft den Sozial- und Gesundheitsbereich in besonderer Weise, stehen in diesen Arbeitsfeldern doch traditionell ganz analog Mensch-zu-Mensch-Interaktionen und leibhaftige Begegnungen im Zentrum des Handelns. Besonders in Pflegeberufen, die nicht nur eine Sonderform personenbezogener Dienstleistungen darstellen, sondern als „Hilfehandeln" existenzielle und identitätsrelevante Dimensionen des Menschseins betreffen, sind die neuen Technologien wie z. B. Robotik, Informations- und Kommunikationstechnologie (ePflege) und Assistenzsysteme eine Herausforderung. Können auch im Zeitalter von Digitalisierung und Technisierung noch Fürsorge und Zuwendung gewährleistet werden? Schließen sich technische Unterstützung und menschliche Zuwendung aus? Wo liegen die Chancen, wo die Gefahren und Grenzen neuer Technologien für die Pflege?

In diesem Beitrag sollen zunächst einige zentrale Begriffe geklärt werden, danach schließen sich Ausführungen zur Pflege als sozialer Praxis und zum Kern der Pfle-

https://doi.org/10.1515/9783110558388-002

ge an. Der Diskurs über Technik und Pflege wird knapp skizziert, dabei wird deutlich, dass Pflege und Technik untrennbar miteinander verwoben sind, die Pflege aber ein ambivalentes Verhältnis zur Technik hat, welches zwischen Technikoptimisten und eher technikkritischen Positionen schwankt. Die letzten beiden Abschnitte zeigen Möglichkeiten und Risiken der neuen Technologien (Robotik, Digitalisierung, ePflege) auf. Dabei wird besonders die soziale Beschleunigung, deren Ursache auch die technische Beschleunigung darstellt, kritisch analysiert. Zeigt sich doch, dass der „Takt" von chronisch kranken, alten und pflegebedürftigen Menschen nicht unbedingt kompatibel ist mit den Zeitregimen der digitalisierten und technisierten Pflegearbeitswelt. Die Folgen sind Entfremdung und eine nicht mehr gelingende Weltbeziehung, sowohl aufseiten der Helfer als auch bei den zu pflegenden Menschen. Die Bewältigung der Steigerungslogik der Moderne im Allgemeinen und der Pflegearbeitswelt im Besonderen gelingt mit „Resonanzen", d. h. gelingenden Beziehungen zu sich selbst, zu anderen Menschen und zu den Dingen. Diese Weltbeziehung ist zunächst eine leibliche. Der Technikeinsatz in der Pflege sollte nicht zuletzt daran gemessen werden, inwieweit es gelingt, das Gespür für Leiblichkeit bei sich und den anderen nicht weiter zu verdrängen.

# 2 Grundlegende Begriffsklärungen – über was reden wir eigentlich?

Pflegen ist eine menschliche Praxis, die sowohl von „Laien" im lebensweltlichen Kontext im Rahmen von Familienarbeit seit jeher geleistet wird, als auch ein Beruf mit spezifischer Ausbildung, der in verschiedenen Handlungsfeldern von „professionell" Pflegenden mit fachspezifischer Kompetenz ausgeübt wird. Die Autonomieeinbuße der zu Pflegenden und ihrer An- und Zugehörigen bedingt den Einsatz professioneller beruflicher Pflege. Dabei sind die Anlässe oftmals Krankheiten und Behinderungen, Krisen mit zeitweiser oder dauerhafter Einschränkung der Alltags- und Lebensaktivitäten oder auch Phasen im hohen Alter und beim Sterben. Pflegende haben gesundheitsförderliche, präventive, kurative, rehabilitative, aktivierende, begleitende und lindernde Aufgaben zu erfüllen. Die Pflegehandlungen sind strukturell eingebettet in ein Arbeitsbündnis mit den zu Pflegenden. Dabei sind Perspektivenübernahme und gemeinsame Situationsdefinition, eine Nähe und Distanz ausbalancierende und über den Leibkörper vermittelte Interaktion und Beziehungsgestaltung wesentliche Elemente. Eine Grundlage für diese professionelle Pflege ist ein an Fürsorge im Sinne von Caring orientiertes Verständnis.

Die Care-Debatte wurde 1982 angestoßen durch die Arbeit Carol Gilligans „In a Different Voice" (deutsch 1984: „Die andere Stimme"), mit der die Entwicklungspsychologin sich von einer eher männlich geprägten universellen Gerechtigkeitsethik absetzt. Dabei fordert sie eine Berücksichtigung der lebensweltlichen Erfahrung von

Frauen und eine „weibliche" Moral, in der Bindung, Verantwortung und Anteilnahme zentrale Elemente darstellen. Diese Care-Konzeption hat auch die Pflege stark beeinflusst. Innerhalb der Pflegewissenschaft gibt es aber keine einheitliche Definition und keine konsensfähige Bedeutung von Caring.[1] Ohne auf diesen Diskurs im Einzelnen einzugehen, wird in diesem Beitrag der deutsche Begriff der Fürsorge synonym verwendet mit Caring. Wird der deutsche Begriff von seinem etwas veralteten Verständnis von Sozialhilfe in Form der Armenfürsorge und Wohlfahrtspflege befreit, eröffnet sich ein breites Begriffsfeld, das von umsorgenden, besorgenden, versorgenden und vorsorgenden Aktivitäten reicht bis hin zu der aus dem Lateinischen kommenden Bedeutung des „für etwas Sorge tragen" (pro-curare). Mit Fürsorge verbinden sich sowohl positive Assoziationen wie Zuwendung, Zärtlichkeit und Gutes tun, als auch negative wie Bemutterung und Bevormundung. Fürsorge spielt sowohl in Nahbeziehungen als auch in öffentlichen Hilfeleistungen zugunsten Bedürftiger eine zentrale Rolle (Gahlings 2014: 34 f.; Senghaas-Knobloch 2013). Anknüpfend an Conradi (2001: 44 ff.) ist die Praxis Care eine menschliche Interaktion, in der Beziehungen entstehen und Zuwendung gegeben wird. Care-Interaktionen können auch nonverbal und mit körperlichen Berührungen zu tun haben. Die Verbindung von Denken, Fühlen und Handeln zeigt die Verbindung von „affektiv-emotionale[n] mit kognitiven Anteilen" (Conradi 2001: 59).

Ohne eine kritische Reflexion der Rahmenbedingungen einer auf Caring basierenden Pflege und der Thematisierung von Fragen der Ökonomisierung, der Technisierung, der Macht, der Zuständigkeiten und der Verantwortlichkeiten kann es leicht zu Überforderungen der Pflegenden kommen. Schon jetzt kollidieren die Ansprüche der professionell Pflegenden mit den gegebenen Pflegerealitäten.[2]

Den Technikbegriff begrifflich zu fassen und zu definieren ist nicht einfach. Als Oberbegriff für Geräte aller Art verwenden wir den Begriff ebenso wie für technische Systeme, Prozesse und technisches Wissen. Aber auch Kulturtechniken wie Lesen und Schreiben und Sozialtechniken zur Führung anderer Menschen werden unter den Begriff subsumiert, und auch Management- und Gesprächstechniken bis hin zur Technik eines Gitarrenspielers oder eines Malers fassen wir unter den Begriff Technik. Nicht immer sind damit alle Bedeutungen gemeint, wenn wir von Technik sprechen (Nordmann 2008). Ein eher enger Begriff versteht unter Technik sowohl Kunst und Kunstfertigkeit als auch künstliche Gegenstände und Verfahren, die praktischen Zwecken dienen. Ein weiterer Technikbegriff beinhaltet jede regelgeleitete und planmäßig als Mittel eingesetzte Fertigkeit in beliebigen Bereichen menschlichen Handelns (Ropohl 1991). Die Idee, Technik als Reflexionsbegriff zu verwenden und als Technik alles zu bezeichnen, „was wir meinen, wenn wir allgemein über Technik reden" (Grunwald/

---

1 Vgl. Friesacher (2016); Gahlings (2014); Stemmer (2003); Mackintosh (2000); McCance/McKenna/ Boore (1999); McCance/McKenna/Boore (1997); Bishop/Scudder (1991).
2 Vgl. Kersting (2017); Auth (2017); Deutscher Ethikrat (2016).

Julliard 2005: 140), vermeidet das Definitionsproblem und lenkt hin zu den Bedeutungen, die die Dinge für uns haben.

Als Technologie wird allgemein die Lehre und Wissenschaft von der Technik verstanden. Wir folgen der international üblichen Gleichsetzung der beiden Begriffe. Neuzeitliche Wissenschaft und Technologie bilden eine ursprüngliche Einheit, aber auch die Grenze zwischen Sozialem und Technischem ist unscharf, allenfalls der Grad der Formalisierbarkeit lässt Differenzen zu. Durch die zum Teil direkten Anschlüsse an den Körper der zu Pflegenden bekommt die Technik Dimensionen, die dem Organischen zuzurechnen sind, damit wird Technisches mit Nichttechnischem vermischt. Das Handeln bekommt dadurch eine gewisse Unberechenbarkeit, müssen doch verschiedene Logiken miteinander in Verbindung gebracht werden. Soziale Strukturen und soziales Handeln sind nach ihrer Technisierung nicht einfach schneller und effizienter, sondern anders. Zu Ende gedacht ist Gesellschaft als Maschine zu denken, ihre Prozesse werden funktionalisiert und nach Modellen arrangiert. Es stellt sich dann zu Recht die Frage nach dem Unterschied zwischen Mensch und Maschine (vgl. Friesacher 2010a, siehe Abschnitt 3).

Der Begriff der Maschine lässt sich vom Technikbegriff zwar abgrenzen, die Grenzziehung ist aber unscharf bestimmt. Weder der enge noch der weite Technikbegriff sind identisch mit dem Begriff der Maschine. Das Wesen der Maschine kann in der Selbsttätigkeit, d. h. im technischen Operieren, gesehen werden. Damit werden die ursprünglich handwerklichen Fähigkeiten (das Können beruhend auf Erfahrung) abgewertet. „In der Maschine wird die Tendenz der Technik zur Entleiblichung manifest." (Fischer 2004: 94) Besonders die spezifisch „maschinenlogische Rationalität" (Genth 2002: 11), der Algorithmus als orientierendes formales Prinzip, weiten den Begriff der Maschine über den engen dinglich-maschinellen Kontext aus.

# 3 Pflegearbeit als soziale Praxis und die Rolle technisch-künstlicher Gegenstände

Pflegearbeit ist, wie wir eingangs gezeigt haben, eine menschliche und damit soziale Praxis. Praktiken sind „gewohnheitsmäßige, regelgeleitete, sozial bedeutsame Komplexe ineinandergreifender Handlungen, die ermöglichenden Charakter haben und mit denen Zwecke verfolgt werden [...]. Praktiken sind somit vernetzt mit vielfältigen anderen Praktiken und Einstellungen, in deren Zusammenhang sie ihre spezifische Funktion und Bedeutung erst gewinnen." (Jaeggi 2014: 102–103) Gewohnheiten und Routinen erleichtern die Abläufe, schaffen Stabilität und entlasten. Gleichzeitig schleicht sich ein Moment der Trägheit ein, die Veränderungen so schwierig macht. Die Routinen überspringen die Reflexion, die primäre Praxis funktioniert mit einer impliziten Logik, die sich in einem Können auf der Grundlage praktischen Wissens zeigt. Die dem zugrunde liegende (implizite) Regel ist nicht formulierbar, nicht formalisierbar und somit nicht vom theoretischen Wissen einholbar (Polanyi 1985; vgl. Neuweg 1999).

Basale Verstehensprozesse wie „entgegenkommendes Verstehen" (Hogrebe 2007: 27 ff.) und grundlegende Formen der Anerkennung wie Anteilnahme, Involviertheit und affektive Betroffenheit (vgl. Cavell 2002) realisieren sich in der sozialen Praxis der Pflege auf einer vorrationalen, vortheoretischen und vorbegrifflichen Ebene, sie entziehen sich somit auch der Technisierung bzw. der technischen Verfügbarkeit (vgl. Friesacher 2016; Hülsken-Giesler 2016). Gleichzeitig umfassen die Praktiken aber auch deren Materialisierungen. In der Theorie sozialer Praktiken (Reckwitz 2003) besteht die Praxis aus Aktivitäten des Körpers und Artefakten. Dabei stellt sich dann die Frage nach der Rolle der Artefakte (Manz 2015; vgl. Artner et al. 2017). Knüpft man wie Manz an die Akteur-Netzwerk-Theorie (ANT) von Latour an, dann wird den Artefakten selbst ein Handlungspotenzial zugesprochen. Nach Latour sind alle Entitäten (auch nicht menschliche) Handlungsträger, da sie Auswirkungen auf andere Entitäten haben. Entscheidend ist dabei nicht eine den Dingen innewohnende Eigenschaft, sondern die Relationen zwischen Entitäten. Der Unterschied zwischen menschlichen Akteuren und Artefakten verschwimmt, da beide die Praktiken gestalten. Deshalb bezeichnet Latour auch beide als „Aktanten" (Manz 2015: 216). Damit wird ein anderer Zugang zu den Dingen ermöglicht, mit denen z. B. Pflegehilfsmittel wie Rollstuhl, Trinkbecher oder Schmerzpumpen als „Partizipanden des Tuns" konzipiert werden und ihre Rolle z. B. als Unterstützer, Ermöglicher oder Verhinderer deutlich wird (Manz 2015). So fruchtbar auf der einen Seite die erweiterten Deutungsmöglichkeiten der Dinge sind, mit der Verschmelzung von Akteuren und Artefakten werden die Grenzen zwischen Natur und Technik, zwischen Mensch und Maschine aufgeweicht und aufgelöst. Damit geht die Möglichkeit der Kritik, die ja gebunden ist an Unterscheidungen, verloren. Auf den Punkt gebracht: Kann es, in Anlehnung an Horkheimer (1992 [1937]), noch eine technische Utopie humanen und guten Lebens geben?

> Technik ist in der technischen Zivilisation nicht mehr etwas Äußerliches, sondern strukturiert menschliches Leben und gesellschaftliche Verhältnisse von innen. Die technischen Einrichtungen, die Apparate, Netze, die dinglichen Faktoren sind tief in uns, unseren Leib, unsere kommunikativen Beziehungen, unseren gesellschaftlichen Zusammenhang eingedrungen. Wir sind auf dem besten Wege, unser Selbstverständnis als Menschen und unser Verständnis von Gesellschaft technisch zu definieren: die Identität eines Menschen als genetischer Fingerabdruck, die Biographie eines Menschen als seine gesundheitliche e-Card, Lernen als Umgang mit Datenspeichern, Gesellschaft als Vernetzung von PC's. (Böhme 2008a: 20)

Mit dem Foucaultschen Begriff des Dispositivs (vgl. Foucault 1978) – verstanden als oft unbewusst angewandte Verfahren und Regelungen – lässt sich erfassen, wie die Technisierung menschliche Verhältnisse und soziale Praktiken verändert. Technik als gesellschaftliches Dispositiv oder als kommunikatives Dispositiv verändert Selbst-, Sozial- und Weltverhältnisse. Wahrnehmungen, Beziehungen, Handlungsbögen und Resonanzen werden anders (vgl. Rosa 2016, siehe Abschnitt 7). Aufgabe der Kritik ist es, zu zeigen, dass die Grenze der Technisierung im Lebendigen liegt, in seiner Existenzweise und Unausdeutbarkeit.[3] Der Unterschied zwischen Mensch und Maschine ist nach Reber (2013: 56), dass der Mensch etwas kann, „was die Maschine nicht kann. Er kann den Lauf der Dinge von sich aus unterbrechen. Die Fähigkeit, Funktionsabläufe zu unterbrechen, das ‚Räderwerk' anzuhalten, zu den Abläufen im wahrsten Sinne des Wortes Stellung zu beziehen, diese Fähigkeit nennt man Freiheit." Ob technische Innovationen eher sinnvoll zum Erhalt der Freiheit, zur Autonomie, zur Fürsorge und Teilhabe beitragen und ob die möglichen Gefahren grenzenloser Technisierungs- und Maschinisierungsprozesse letztlich unbeherrschbar sind, hängt u. a. von der sinnvollen Einbettung in eine Gesamtidee von Pflege ab. Ohne „Rahmung" in eine interaktionsorientierte, am Kern der Pflege ansetzende Konzeption bleibt Technik leer und äußerlich, möglicherweise lediglich ein „Vehikel" zur weiteren Ökonomisierung, Kostenersparnis und zum Ersatz der persönlichen Zuwendung der Helfer. Technische Assistenzsysteme können z. B. in der Langzeitpflege oder auch in der häuslichen Pflege viele Aktivitäten ermöglichen, die die Betroffenen wieder autonom ausführen können. Der neue Pflegebedürftigkeitsbegriff geht von der Selbstständigkeit der Person bei der Ausübung der Lebensaktivitäten aus. Selbstständigkeit meint die personenunabhängige Durchführung der Tätigkeiten, u. U. mit der Hilfe technischer Systeme, also Hilfsmittel und Assistenzsysteme. Diese vermehrte Unabhängigkeit verringert aber möglicherweise den Grad der Pflegebedürftigkeit und die Betroffenen erhalten weniger finanzielle und vor allem auch weniger persönliche Zuwendung. Das wäre ein Argument für eine vorrangig kostensparende technische im Gegensatz zu einer kostenintensiven personalen Lösung (Manzeschke 2015).[4]

# 4 Pflegehandeln als leibhaftige Interaktion in existenziell bedeutsamen Situationen – der Kern der Pflege

Das Originäre der Pflege ist Ausgangs- und Fixpunkt für alle weiteren Überlegungen. Dabei zeigt sich die Komplexität pflegerischen Handelns, die auch beim Einsatz von neuen Technologien zu berücksichtigen und nicht auszublenden ist.

## 4.1 Doppelte Handlungslogik und Situationsdefinition

Im Mittelpunkt pflegerischen Handelns steht eine Interaktion. Ohne einen Zugang zum Anderen und ohne einen gelingenden Dialog ist professionelle Pflege nicht rea-

---

3 Siehe hierzu auch den Aufsatz von Uzarewicz/Uzarewicz in diesem Band.
4 Vgl. Hagemann (2017); Weber (2017).

lisierbar. Dabei wird eine den Praxiswissenschaften eigentümliche Verschränkung zweier theoretisch unvereinbarer, praktisch aber zu realisierender Operationen deutlich: einerseits eine an Erklärung und Subsumtion orientierte Umsetzung regelbasierten Expertenwissens und gleichzeitig das individuelle, situative und kontextgebundene Verstehen und Interpretieren der konkreten subjektiven Erfahrungen des zu Pflegenden. Die gemeinsame Situationsdefinition durch einen hermeneutischen Prozess ist dabei gekennzeichnet durch kognitiv-rationale und vorrationale, an Gefühle und körperlich-leibliche Dimensionen anknüpfende Elemente. Diese doppelte Handlungslogik kennzeichnet die Grundstruktur professionellen pflegerischen Handelns (vgl. Remmers 2000).

Die Pflegebeziehung ist dabei keine Beziehung auf „Augenhöhe", das kann sie auch qua ihrer Struktur nicht sein. Die modernen Technologien (siehe Abschnitt 6) wie z. B. Computerspiele zum Erhalt geistiger Fitness und altersgerechte Assistsysteme zur Förderung der Unabhängigkeit setzen in der Regel technikaffine und kompetente Nutzer, die es sicherlich auch gibt, voraus. Die Mehrzahl der pflegebedürftigen Menschen gerade im hohen Alter ist aber in aller Regel in ihren körperlichen und kognitiven Möglichkeiten eingeschränkt, Multimorbidität, chronisch krank sein und pflegebedürftig sein sind die prägenden Aspekte. Die Zeit der Pflegebedürftigkeit ist mit vielen Einschränkungen, Verlusterfahrungen, Bedrohungen, Beschädigungen, identitätsbeeinträchtigenden Brüchen verbunden, die den zu pflegenden Menschen zutiefst in seiner Existenz betreffen. Das Konzept des Nutzers erweist sich als ein äußerst einseitiges „Minderheitenkonzept" mit einem Überhang an Wissens- und Informationsorientierung, denn es trifft am ehesten noch auf die mittleren und höheren sozialen Schichten zu und auf Menschen, die nicht durch Krankheit, Pflegebedürftigkeit, existenzielle Leiden über längere Zeiträume beeinträchtigt sind (Braun 2009: 35; vgl. Weber 2017).

## 4.2 Leiblichkeit und existenzielles Erleben

Die Pflegebeziehung ist gekennzeichnet durch ein asymmetrisches, mit unterschiedlich verteilter Kompetenz, Wissen, Abhängigkeit und Macht sich realisierendes Arbeitsbündnis. Die Beziehung ist mit Ansprüchen und dem Aushandeln von Grenzen verbunden, in der Tiefenstruktur der Interaktion verbirgt sich eine normative Dimension. Diese wird sichtbar durch die grundlegendste Form der Anerkennung: das leibhaftige Wahrnehmen der Verletzlichkeit und Bedürftigkeit, durch die existenzielle und affektive Anteilnahme und das Hineinversetzen in die Perspektive des Anderen (Friesacher 2016; Honneth 2015: 51).

Die Rollenübernahme, und damit das Wechselseitig-in-die-Rolle-des-Anderen-Schlüpfen, ermöglicht erst kommunikative Verständigung. Die Perspektivenübernahme ist dabei primär ein affektiver Prozess, bei dem es darauf ankommt, die individuellen Lebensideale und Orientierungsweisen durch Einfühlungsvermögen zu erspüren. Die gefühlsmäßige Einschätzung in einer gegebenen Situation dient als Medium des

Erkennens und Beurteilens, ist somit nicht einfach nur emotionaler Zustand, sondern eine zuverlässige Methode (vgl. Böhle/Brater/Maurus 1997). Diese speist sich aus dem Erfahrungswissen der Pflegenden und basiert zu großen Teilen aus implizitem Wissen. Die empathische Beziehung zu den zu Pflegenden ist also nicht nur im Sinne einer emotionalen Bindung zu verstehen, sondern als Vertrautheit, die wesentliche Voraussetzung einer gelingenden pflegerischen Beziehung ist.

Daran wird schon deutlich, dass Dialog nicht unbedingt eine verbal sprachliche Interaktion bedeutet. Schon über unseren Leibkörper sind wir in soziale Bezüge involviert, machen wir Erfahrungen in der Welt und nehmen diese wahr. Der Doppelbegriff des Leibkörpers zeigt auf, dass wir als Menschen immer schon über uns hinaus in der Welt sind, Plessner spricht von der „exzentrischen Positionalität" (Plessner 1982: 10), wobei das Leibliche die Selbsterfahrung und das Spürbare, das Lebendige und das Subjektive umfasst, während das Körperliche die Fremderfahrung, das mit den Sinnen wahrnehmbare, das „Dinghafte" und das Objektive ist. Die leibliche Präsenz einer Bezugsperson und das Gefühl der Verbundenheit ermöglichen erst die Entstehung des Selbst. „Ein Mensch wird zum Menschen", heißt es bei Adorno (2001: 292), „indem er andere Menschen imitiert." Das Eingedenken der Natur im Subjekt führt zur Selbstbestimmung und zu einem Selbstbewusstsein, welches nicht in erster Linie auf Selbstreflexion sich gründet, sondern durch die betroffene Selbstgegebenheit z. B. durch Schmerz, Abhängigkeit und Angst, die mich spüren lässt, hier geht es um mich. In der Pflegebedürftigkeit und beim Kranksein kann professionelle Pflege als „Solidarität im Tragen der Last des Daseins verstanden werden" (Böhme 2008b: 193). Damit bekommen Kategorien wie das „Existenzielle" und das „Leibliche" einen zentralen Stellenwert zum Verstehen pflegerischen Handelns.

> Es ist kein Zufall, das neue Ansätze und Erweiterungen pflegerischen Handelns eher dem Paradigma der „Leiblichkeit" als dem modernen objektivierenden Menschenbild zuzuordnen sind: Ansätze der „Basalen Stimulation" [...], des Dialogaufbaus mit Koma-Patienten [...] etc. schöpfen aus der energetischen Dynamik und Kraft menschlicher Leiblichkeit und stimulieren ihre Selbstaufbau-, Gesundheits- und Heilungskräfte. „Leiblichkeit" zeigt sich als Quelle menschlichen Gesundheitswissens neben den Zugriffsfähigkeiten auf den naturwissenschaftlich-objektiv erschlossenen menschlichen „Körper"; leibliches Mit-Sein und Kommunizieren wird zum therapeutischen Medium und Zugang zum Anderen. (Wettreck 2001: 91)[5]

## 4.3 Verzerrungen

Eine pflegewissenschaftlich einseitig rationale Herangehensweise steht in der Gefahr, ähnlich wie in der Biomedizin, den Diskurs über den Leib zu verdrängen und lediglich körperliche Aspekte und Dimensionen zu berücksichtigen, lassen sich diese doch einbetten in ein empirisch-analytisch geprägtes Wissenschaftsverständnis

---

5  Vgl. Zieger (2002); Uzarewicz/Uzarewicz (2005); Hannich (2016).

und eine weitgehend formalisierte und rationale Vorgehensweise. Mittels Technik wird der Prozess der Pflege auf einen Problemlösungsansatz mit standardisierten und formalisierten Instrumenten reduziert, dem Pflegeprozess als kommunikativen und dialogischen Beziehungsprozess wird lediglich eine strategisch-instrumentelle Orientierung zugestanden. Dieses technische und ökonomische Verständnis pflegerischen Handelns folgt konsequent dem zweckrationalen Handlungsmuster. Evidenzbasierte Pflegediagnostik, -intervention und Pflegeoutcome-Bestimmung und die Anbindung an weitere standardisierte Versorgungskonzepte wie Clinical Pathways, Managed-Care-Konzepte und Disease-Management-Programme, die Koppelung klinischer Daten mit betriebswirtschaftlichen Kennzahlen machen Pflege messbar, kontrollierbar und steuerbar um den Preis der Ausblendung aller nicht rationalen und nicht formalisierbaren Elemente. Pflege wird somit fassbar und intergrierbar in das ökonomische Gesamtkonstrukt „Gesundheitsmarkt".[6] Diese Entwicklung und deren Auswirkungen werden zunehmend kritisiert.[7]

Neue Technologien sind nicht losgelöst von diesen Trends zu betrachten, sie befördern z. T. die „Verbetriebswirtschaftlichung" des Gesundheitswesens beträchtlich und wirken als „Schmiermittel" der Ökonomisierung. Wie in der industriellen Güterproduktion und auch wie in klassischen Dienstleitungsberufen ist menschliche Arbeit an vielen Stellen zwar durch Technik ersetzbar, aber im Bereich des „Hilfehandelns" mit seinen existenziellen, leiblichen und äußerst vulnerablen Dimensionen lässt sich menschliche Zuwendung und fürsorgliches Handeln nicht durch Technik substituieren (Meißner 2017: 167).

# 5 Technik und Technologien in der Pflege – ein Blick zurück nach vorn

Technik und Pflege sind untrennbar miteinander verbunden. Ein Blick in die Geschichte zeigt den Wandel im Technikverständnis und auch die zum Teil konkurrierenden Pflegeverständnisse, die sich im Technikdiskurs in der Pflege widerspiegeln.

## 5.1 Zum Wandel im Technikverständnis

Technik gehört zum Leben des Menschen dazu, Technik gibt es, solange es Menschen gibt. Als historisches Phänomen ist Technik zunächst die Form des Umgangs mit der Natur mittels einfacher Werkzeuge zwecks Lebenserhaltung. Die geschickte Handhabung der Dinge als Könnerschaft (techné) enthält sowohl Kenntnisse als auch Fertig-

---

6 Vgl. Auth (2017); Hülsken-Giesler (2016, 2008); Manzei (2009).
7 Vgl. Beine/Turczinski (2017); Deutscher Ethikrat (2016); Maio (2014).

keiten. Aus dieser Kunstfertigkeit wird im Mittelalter eine auf das Mechanische eingegrenzte Sichtweise der Technik. In der Renaissance und mit Beginn der Entwicklung der kognitiven Grundlagen der neuzeitlichen Wissenschaft wird auch ein neues Verständnis von Technik etabliert. Das Experiment setzt sich als Methode durch, es kommt zu einer systematischen Anwendung der Mathematik und Kategorien der Naturphilosophie auf die Ingenieurstechnologie. Im Experiment wir die Natur als Apparat entworfen, die methodischen Mittel sind Beobachtung, Experiment und Messung. Die neuzeitliche Wissenschaft stellt Erfahrung durch das Verfahren selbst her, der Unterschied zwischen natürlichen Dingen und technischen Artefakten verschwindet (vgl. Böhme/van den Daele/Krohn 1977; Böhme 2008a). Naturwissenschaft und Technik sind untrennbar miteinander verbunden, in der Medizin erkennbar an der „Vernaturwissenschaftlichung" der Medizin. Damit wird das Wissen der Medizin in ein „abstraktes Zeichensystem" mit Kurven, Messwerten, Diagramme und Zahlen transformiert. Dieses „objektive" Wissen ist ein Expertenwissen und damit dem subjektiven Wissen der Laien und der anderen Gesundheitsberufe übergeordnet. Mit der Aufwertung der Medizin geht gleichzeitig die Abwertung der Pflege einher (vgl. Manzei 2000).

## 5.2 Technikorientierte Pflege versus Zuwendung

Mit der radikalen Technisierung im letzten Jahrhundert verändert sich auch die individuelle Krankheits- und Körpererfahrung, wird der Kranke zu einem Datenträger und die Pflegenden werden zu Vermessungstechnikern. Der unmittelbare Umgang mit dem menschlichen Leibkörper, die „Body-to-Body"-Arbeit, die traditionell einen Kern pflegerischer Tätigkeiten wie Waschen, Baden, Hilfe bei den Ausscheidungen und anderes mehr umfasst, wird durch die Technisierung abgewertet und als „profane work" und „dirty work" klassifiziert (Sandelowski 2000: 10, vgl. Friesacher 2015). So entsteht eine Dichotomie zwischen technikintensiven und fürsorgeorientierten Leistungen, die sich auch in der (nicht nur monetären) Abwertung von sog. „Grundpflege" gegenüber der „Behandlungspflege" widerspiegelt (vgl. Friesacher 2015). Die Arbeit der Pflegenden kann, in Anlehnung an Arbeiten von Strauss et al. (1985), in verschiedene Arbeitstypen unterteilt werden.[8]

So sind „Medizinisch-technische Arbeit" und „Sicherheitsarbeit" – beides Arbeitsformen an und mit Geräten, Hilfsmitteln und Technologien – deutlich sichtbare, quantifizier- und messbare Anteile pflegerischen Handelns. Daneben sind Arbeiten wie „Aushandlungsarbeit", „Wohlbefindensarbeit", „Gefühlsarbeit" und „biografische Arbeit"– alles Zuwendung und fürsorgeorientierte und nicht messbare und nicht quantifizierbare Handlungsanteile – eher unsichtbar und werden bei Arbeitsverdichtung vernachlässigt oder gar nicht durchgeführt (vgl. Deutscher Ethikrat 2016). Diese

---

**8** Vgl. auch Schrems (1994); Manzei (2000).

Abwertung des Kerns pflegerischer Arbeit ist ein ernst zu nehmendes Dilemma und zeigt auch die Zerrissenheit in der eigenen Berufsgruppe gegenüber dem Einsatz und der Rolle von Technik.

## 5.3 Zum Technikdiskurs in der Pflegewissenschaft – ein Abriss

Die Technikverwendung hat unbestreitbar zur Verbesserung der Lebensqualität von Pflegebedürftigen beigetragen. So sind z. B. Unterstützungsmöglichkeiten in der Kommunikation mit beatmeten Patienten nicht denkbar ohne technologische Entwicklungen und apparative Hilfsmittel. Soziale Teilhabe ist für viele ältere Menschen erst durch technische Hilfen realisierbar. Auch die beruflich Pflegenden nutzen technische Innovationen zur verbesserten Kommunikation mit anderen Berufsgruppen und zur Erleichterung der direkten Pflegearbeit. Die komplexen soziotechnischen Verknüpfungen spiegeln sich auch in der Thematisierung des Technikbegriffs in der pflegewissenschaftlichen Literatur wider. Eine zentrale Frage betrifft die Vereinbarkeit eines humanistischen Menschenbildes mit der Technologie bzw. die Schwierigkeit des Einklangs zwischen der Kunst(fertigkeit) der Pflege und den wissenschaftlich-technischen Aspekten der Pflege. Von einer harmonischen Balance und positiven Interaktion zwischen Technik und Pflege ist schon in frühen Arbeiten die Rede, was sich in Begriffen wie „technological caring" ausdrückt (Walters 1995; Ray 1987).

In der Auseinandersetzung mit Technik und Technologie dominiert vielfach eine zu einseitige, den Technikbegriff lediglich auf Geräte und Werkzeuge bezogene Sichtweise in der pflegewissenschaftlichen Literatur. Technik und Technologie werden als neutral dargestellt, wenn argumentiert wird, „for the sake of both the client and clinician it would seem sound to consider technology a basic, neutral concept" (Carnevali 1985: 12), oder in ähnlicher Sichtweise, „machines can be seen as useful tools which can be employed and controlled by nurses and patients in ways which benefit both, as good ‚mechanical servants' – or even friends" (Ashworth 1987: 2). Diese Positionen sind verengt. Technik und Technologie sind komplexe Arrangements aus Maschinen, Prozessen, Menschen und Systemen, die die Realität der Pflege, ihre Praxis, ihre Werte und politischen Überzeugungen modifizieren (Barnard 1997).[9]

In der Verbindung von „computer science", „information science" und „nursing science" findet die Technisierung Anschluss an die „Verbetriebswirtschaftlichung" der Pflege. Computergestützte Pflegepläne, Klassifikations- und Diagnosesysteme und wissenschaftlich begründete Pflege (evidencebased nursing) werden genutzt als „a tool to show the contribution of nursing to quality care, cost containment, and ‚evidence-based' practice" (Sandelowski 2000: 183–184). Gerade die Verknüpfung von klinischen Daten mit betriebswirtschaftlichen Kennzahlen ermöglicht eine

---

9 Vgl. ausführlich dazu Sandelowski (2000); Hülsken-Giesler (2008).

Kontrolle und Steuerung der Pflege. Der „technisierte Sachzwang" durch die digitale Vernetzung im Bereich der Pflege kann zu gravierenden ethischen Konflikten führen, wenn z. B. anhand „objektiv" erhobener Daten mittels Score-Systemen (Schweregradklassifikationssystemen wie TISS)[10] der Personalbedarf in der direkten pflegerischen Versorgung (hier am Beispiel der Intensivpflege) herabgesenkt wird. Dieses kommt zustande, da den technikintensiven Leistungen höhere Punktwerte im TISS-System zugeordnet sind als den fürsorge- und zuwendungsorientierten Aufgaben (Manzei 2009: 44 ff.).

Parsons (2002) spricht von einem „technologischen Imperativ" und zeigt auf, dass Pflegende medizintechnische Aspekte der Pflege in den Vordergrund stellen mit der Folge, dass Patienten unter Stress leiden und Pflegende in einem Dilemma zwischen Technikorientierung und Patientenorientierung gefangen sind. Demgegenüber betonen Almerud et al. (2008) den Wert sowohl der modernen Technologie wie auch einer fürsorgenden Pflege, konstatieren aber die Unersetzbarkeit von Zuwendung durch Techniken. Crocker/Timmons (2008) zeigen am Beispiel des "weaning" (Entwöhnen eines Patienten von der maschinellen Beatmung), dass Technik in Form von „technology transformed" eine einverleibte Dimension bei erfahrenen Pflegenden darstellt, die in der Verantwortung der Pflegenden liegt. Diese „nursing technology" ist patientenorientiert, individuell und hat positive Auswirkungen auf das Ergebnis von Pflege.

Zusammenfassend werden verschiedene Perspektiven des Umgangs mit Technik und Technologie in der Pflege sichtbar: eine Position, die als „technologischer Optimismus" zu bezeichnen ist, und eine, die eher eine unkritische und positive Sicht auf Technik widerspiegelt. Technik wird ethisch-moralisch und soziokulturell als neutral angesehen. Sie dient der Verbesserung der Pflegesituation und fördert die Professionalisierungsbemühungen der beruflich Pflegenden. Die als technikkritisch zu bezeichnende Perspektive sieht in der Technik eher eine Gefahr für die Pflege durch Ersetzung direkter Pflegearbeiten und Zuwendung durch technische Geräte. Diese Position wird als „technologischer Romantizismus" bezeichnet (Sandelowski 1997). Beide Sichtweisen sind zu eindimensional, sowohl bezogen auf den Pflegebegriff als auch auf den Begriff der Technik. Einschränkend kommt hinzu, dass der Diskurs um Technik in der Pflege vielfach auf den Bereich der Krankenhausarbeit und auf dessen medizinisch-technischen Fortschritt fokussiert ist. Pflege ist hierbei weitgehend eingebettet in medizinische Handlungsbögen ohne einen eigenen – im formaljuristischen Sinne – autonomen Handlungsspielraum. Ob die zunehmende Arbeitsteilung, Spezialisierung und fast schon fabrikmäßige Organisation der Prozessabläufe in der Akutversorgung zu einer Aufwertung der Pflege und zu besseren Ergebnissen in der direkten Pflegearbeit führt, ist zumindest umstritten bzw. wird eher bezweifelt (vgl. Deutscher Ethikrat 2016; Beine/Turczynski 2017).

---

**10** TISS: Therapeutic Intervention Scoring System.

# 6 Der neuere Diskurs um Technik in der (Langzeit-)Pflege

Die aktuellen Entwicklungen zum Technikeinsatz in der Pflege haben ihren Fokus stärker auf den Bereich der Langzeitpflege in stationären Settings und in der häuslichen Pflege ausgerichtet. Entscheidend dafür sind die Möglichkeiten der Informations- und Kommunikationstechniken, der Robotik, der technischen Assistenz und den Anwendungsmöglichkeiten im Bereich des „intelligenten Wohnens" (Smart Home).[11] Moderne Technologien sollen u. a. zur Kostendämpfung im Gesundheits- und Pflegewesen beitragen, dem Fachkräftemangel abhelfen, Entlastung und Zeitressourcen für die Pflege schaffen, die Versorgung in dünn besiedelten Gebieten sicherstellen, älteren und hilfebedürftigen Menschen ein selbstbestimmtes Leben in den eigenen vier Wänden ermöglichen und deren soziale Teilhabe realisieren und nicht zuletzt sollen neue Märkte geschaffen werden.[12]

Die konkreten Einsatzmöglichkeiten sind so vielfältig wie die Lebenssituationen. Technik zur Unterstützung im Alltag kann den Einsatz von intelligenten Produkten wie Waschmaschine und Herd bis hin zur Steuerung der Haustechnik (Heizung) bedeuten. Robotersysteme gibt es für die unterschiedlichsten Einsatzbereiche: Assistenz- und Serviceroboter übernehmen Routinearbeiten im Haushalt und dienen der persönlichen Assistenz, Roboter in der Rehabilitation können als Exo-Skelette (körpergetragene Systeme) bis zu mobilen Trainingsgeräten den Prozess des Wiedererlangens von Fähigkeiten unterstützen. Zur Unterstützung der Pflege gibt es intelligente Pflegehilfsmittel, fahrerlose Transportsysteme, Telepräsenz- und Diagnoseroboter bis hin zur „emotionalen Robotik", z. B. mit dem Roboter-Seehund Paro® im Einsatz bei Menschen mit Demenz. Dessen Einsatz zeigt laut einiger Studien (vgl. Klein et al. 2018: 63) durchaus positive Effekte (stimmungsaufhellend, stressreduzierend, aktivierend, weniger Agitation), ist aber in der Langzeitwirkung und aufgrund methodologischer Einschränkungen der Studien nur bedingt beurteilbar (Beer/Bleeses/Ziegler 2015).

In einer „Technologie-Wunschliste" für Menschen mit Demenz rangieren Techniken, die den Bereich Pflege, Betreuung und Teilhabe unterstützen, ganz oben (Sixsmith et al. 2006). In diesem äußerst sensiblen Bereich ist eine Ausrichtung an einem mehrdimensionalen Konzept von Lebensqualität mit den Bereichen Adaptation (Zugang zu Ressourcen, Unterstützung und Umwelt), Akkomodation (Lebenszufriedenheit, soziale Identität, soziale Beziehungen), Assimilation (Autonomie, Kompetenz zur Teilhabe) und affektive Regulation (psychisches Wohlbefinden und Emotionen)

---

**11** Vgl. Klein et al. (2018); Daum (2017); FIAP (2017); Hagemann (2017); Gesellschaft für Informatik (2017); BmfG (2017); Kunze (2017); Rothenbacher (2017); Weber (2017); BauA (2015); Hielscher/Nock/Kirchen-Peters (2015); Hielscher (2014).
**12** Vgl. Weber (2017); Klein et al. (2018); Gesellschaft für Informatik (2017); BauA (2015).

sinnvoll (Pieper 2009). Ebenso ist eine ethische Technikbewertung wie z. B. mit MEE-STAR[13] (Modell zur ethischen Evaluation sozio-technischer Arrangements) (Weber 2017, Manzeschke et al. 2013)[14], bei der sieben ethische Dimensionen (Fürsorge, Selbstbestimmung, Sicherheit, Gerechtigkeit, Privatheit, Teilhabe und Selbstverständnis) fokussiert werden, unabdingbar. Als diskursethischer Ansatz setzt MEESTAR auf Aushandlung und die Bewertung durch alle Beteiligten. Doch genau an diesem Punkt zeigt sich auch die Grenze des Ansatzes: Gerade die Gruppe der schwer kognitiv beeinträchtigten Menschen kann an diesem Diskurs in der Regel nicht teilnehmen, Stellvertretermeinungen (z. B. An- und Zugehörige) sind ethisch problematisch und unbefriedigend (Weber 2017).

Neben der Robotik sind technische Hilfen auch denkbar bei der Versorgung mit Gütern (Teleshopping) und im Kontakt mit gesundheitlichen und sozialen Diensten (Telemedizin); Techniken zum Erhalt der Autonomie und Selbstbestimmung reichen von technischen Hilfen bei der Mobilität und beim Hören und Sehen bis hin zur Beratung und Förderung der Selbstmanagementkompetenz über das Internet. Doch auch hier zeigen sich neben unbestreitbaren Chancen auch mögliche Probleme: Zugang zu Informationen und mehr Selbststeuerungskompetenz bedeutet ja noch nicht automatisch mehr Partizipation und Einflussnahme, sie kann auch bedeuten, dass sog. „Nutzer" in die Pflicht genommen werden, Mängel im Gesundheitssystem möglichst kosteneffizient auszugleichen. Ausgestattet mit mehr Expertise könnten so Auswirkungen von Unter-, Über- und Fehlversorgung (weniger von Ungleichversorgung) im Gesundheitswesen überbrückt werden. Zu Ende gedacht könnten dann auch professionelle Angebote zurückgefahren und durch Selbstmanagementprogramme notdürftig ersetzt werden (Steffen 2017). Damit wären zweierlei Auswirkungen verbunden: zum einen ein Wegfall von Interaktionsangeboten und Fürsorgearbeit vonseiten professioneller Helfer und zum anderen die mehr oder weniger unterschwellige Forderung an die „Nutzer", Risikoverhalten zu minimieren und ihr Gesundheitsbewusstsein zu optimieren. Diese Gouvernementalisierung des Nutzerverhaltens mittels Sozialtechnologien und Techniken des Selbst wären dann weniger Strategien zum Empowerment der Betroffenen, sondern eher Steuerungsmechanismen im Rahmen eines ökonomisierten Gesundheitsmarktes (vgl. Friesacher 2010).

Zur Förderung der sozialen Kommunikation sind die Möglichkeiten der Digitalisierung nutzbar z. B. in Form von Seniorennetzwerken. Durch Kommunikationstechnologien wie Email, Skype oder Mobiltelefon lassen sich geografische Distanzen zu Freunden und Verwandten verkürzen bzw. überbrücken, eine Erweiterung des Sozialraums ist möglich. Dieses ist besonders wichtig bei Migrant(inn)en mit weit weg lebenden Angehörigen. Dazu müssen aber anwenderfreundliche und barrierefreie

---

13 Eine ausführliche Beschreibung von MEESTAR findet sich bei Hauck in diesem Band.
14 Vgl. auch Friesacher (2009).

Technologien geschaffen werden.[15] Auch zur Unterhaltung sind technische Systeme einsetzbar, z. B. als Multimedia-PC in der stationären Einrichtung und in diversen Anwendungen im Bereich Multimedia-Unterhaltung (Musik, TV, Video) und auch als Funktion von Servicerobotern in Form sog. Companion Robots. Diese Roboter interagieren mit den zu Pflegenden, mittels Sensoren und Knöpfen lassen sich Spiel- oder Kuschelanreize setzen (Moyle et al. 2016).

Insgesamt 170 Robotersysteme haben die Autoren eines jüngst publizierten Bandes näher betrachtet und deren Einsatzfelder und die Marktzahlen dargelegt (Klein et al. 2018).

Anders als in Japan und Korea, wo eine hohe Technikaffinität besteht und es eher positive Assoziationen im Zusammenhang mit dem Einsatz von Robotik im Gesundheits- und Pflegesektor gibt, ist in Europa die Akzeptanz eher geringer und es wird nur schwerlich akzeptiert, „dass eine Maschine eine soziale und emotionale Interaktion übernehmen" soll (Klein et al. 2018: 124). Sehr deutlich formuliert es eine Interviewteilnehmerin in dem Band: „Der menschliche Faktor ist einfach auch ein großer Verhinderungsgrund in dieser Branche [der Pflege, d. Verf.]" (Klein et al. 2018: 165). Das Menschliche wird also zum Störfaktor, ethische, soziale und rechtliche Bedenken sind eher Bremser in einem potenziell riesigen Wachstumsmarkt.

Auffällig ist bei vielen Projekten, Publikationen und Berichten über die neuen technischen Möglichkeiten, dass die Darstellungen überwiegend den Nutzen und die Chancen thematisieren, der ethische und kritische Diskurs aber vernachlässigt oder überhaupt nicht geführt wird (Weber 2017, vgl. Manzeschke 2015). So wird von nachweislichen Qualitätssteigerungen bei der Versorgung von Pflegebedürftigen durch die elektronische Darstellung des Pflegeprozesses und die Erhöhung der Sicherheit durch Personenortungssysteme berichtet (Gesellschaft für Informatik 2017). Abgesehen von fehlenden Belegen für diese Behauptungen wird dabei nicht thematisiert, dass mit der Digitalisierung des Pflegeprozesses und der Vernetzung der Daten auch eine zunehmende Standardisierung pflegerischer Diagnosen und Maßnahmen verbunden ist, eine Steuerungs- und Kontrollfunktion für das Management ermöglicht wird und die virtuelle Pflegewelt sich immer mehr von der realen Pflegewirklichkeit entkoppelt. Der Rationalisierung der Pflegearbeit wird damit weiter Vorschub geleistet (Hielscher/ Nock/Kirchen-Peters 2015: 86 ff.; Hielscher 2014: 34 ff.). So fällt das Resümee der empirischen Untersuchung zum Technikeinsatz in der Altenpflege am Beispiel von vier Einsatzfeldern eher nüchtern aus:

> Letztendlich ist der Technikeinsatz in der Pflege von Ambivalenzen geprägt: Er kann unter günstigen Kontextbedingungen eine Entlastung der Pflegekräfte und eine Verbesserung der Pflegequalität befördern. Er kann aber im ungünstigen Fall unter dem täglichen Ökonomisierungsdruck sozialer Dienstleistungsarbeit auch als effizienzfunktionales „Schmiermittel" zu einem „Weiterso" der Pflege unter widrigen Bedingungen beitragen und den Blick auf alternative sozial- und

---

15 Brandhorst (2017); Steffen (2017); Pieper (2009).

versorgungspolitische Entwicklungspfade verstellen. Eine Win-win-Situation für die Einrichtungen, die Beschäftigten und die Pflegebedürftigen ergibt sich aus dem Technikeinsatz keineswegs von selbst: Es bedarf einer aktiven Gestaltung der Kontextbedingungen durch die betrieblichen und politischen Akteure. (Hielscher/Nock/Kirchen-Peters 2015: 157)

Eine jüngste Studie kommt zu dem Ergebnis, dass neue Technologien „ein zentrales Entwicklungsthema für die Akteurinnen und Akteure der Pflege ist, […]" es aber auch „zentrale Hemmnisse" zur Verbreitung und Umsetzung gibt, da Bedürfnisse der Nutzer nicht in den Mittelpunkt gestellt werden, die Anwender nicht genügend einbezogen werden bei der Entwicklung und oftmals die Technikkompetenz der Pflegenden wie auch der zu Pflegenden nicht ausreichend sind. Einig sind sich die befragten Akteure darüber, dass technische Lösungen „den Menschen im Pflegeprozess nur schwer ersetzen können und daher zumeist unterstützend eingesetzt werden sollten" (BmfG 2017: 7 ff., 17).

# 7 Technik als Beschleuniger und Resonanzverhinderer?!

Die neuen Technologien sollen zum gelingenden Leben der zu Pflegenden und zur Entlastung der Pflegenden beitragen. Dieses auf der Mikroebene sozialen Handelns angestrebte Ziel ist nicht losgelöst von institutionellen und gesamtgesellschaftlichen Entwicklungen zu betrachten, denn diese prägen die Beziehungs- und Interaktionsgestaltung und damit auch die Möglichkeiten von Caring in nicht unerheblicher Art und Weise. Die moderne Gesellschaft zeichnet sich durch eine Beschleunigung des Lebenstempos aus, dieses Merkmal ist geradezu paradigmatisch für die Spätmoderne. Mithilfe der Technik gibt es Zeitgewinne durch Beschleunigung, gleichzeitig haben wir das Gefühl, keine Zeit zu haben und immer gestresst zu sein. Zeitersparnis und Zeitnot sind der Kern sozialer Beschleunigung. Jede scheinbare Zeitersparnis, in der Pflege z. B. durch technische Innovationen wie die digitalisierte Pflegedokumentation, wird durch Verdichtung von Arbeitsabläufen, Prozessoptimierungen und Rationalisierungen wieder aufgesogen. Dieses Paradoxon der modernen Welt lässt sich nur mit der Logik der Beschleunigung entschlüsseln. Für die Pflege ist dieses Thema deshalb hoch relevant, da das Alter ebenso wie Phasen von Pflegebedürftigkeit und chronischer Krankheit Situationen sind, welche eher durch Langsamkeit und Entschleunigung geprägt sind, also quasi nicht mehr integrierbar sind in eine zeitlich eng getaktete, auf Wachstum, Beschleunigung und Innovationsverdichtung ausgerichtete Gesellschaft.[16]

---

16 Rosa (2016: 44 ff., 2005: 11 ff.); Gröning (2014: 27 ff.).

So lassen sich drei Dimensionen sozialer Beschleunigung aufzeigen, die empirisch eng miteinander verknüpft sind. Neben der Beschleunigung des Lebenstempos und der Beschleunigung des sozialen Wandels ist es vor allem die technische Beschleunigung, die quasi wie ein Katalysator auf die anderen Bereiche einwirkt. Durch die Steigerung der Geschwindigkeit beim Transport, bei der Produktion und bei der Kommunikation verändern sich die Verhältnisse zum Raum, zu den Dingen sowie die Sozialverhältnisse. Die gemeinsame Logik der Veränderungen unserer Beziehungen (z. B. zu anderen Menschen) lässt sich mit Begriffen wie „verflüssigt, d. h. transitorisch, rasch veränderbar und kontingent" beschreiben (Rosa 2005: 170). Menschliche Interaktionen sind aber nicht beliebig zeitlich zu beschleunigen, sollen sie nicht der Resonanzfähigkeit verlustig gehen. Denn das Einlassen auf andere Menschen erfordert einen gemeinsamen „Takt", ein „Einschwingen" auf den Rhythmus des anderen. Die Steigerung der Handlungsgeschwindigkeit als Ausdruck der Beschleunigung des Lebenstempos ist in der Pflege gut sichtbar und spürbar: Immer mehr Handlungen pro Zeiteinheit, die einzelnen Handlungen werden immer schneller ausgeführt und oftmals müssen mehrere Handlungen gleichzeitig ausgeführt werden (Multitasking). Die Rationalisierung und Rationierung der Pflegearbeit führt zu einer ablauf- und verrichtungsorientierten Pflege, die Folge dieser permanenten Steigerungslogik ist eine zunehmende Entfremdung, und zwar von sich selbst, von anderen und auch von den uns umgebenden Dingen (Rosa 2005; 2016). Der menschliche Leibkörper ist eben nicht beliebig „anschlussfähig" an technisch mögliche Prozesse. Menschenzeit und Maschinenzeit sind nicht eins zu eins kompatibel, darauf wies Schrems (1994) schon vor vielen Jahren hin. Gerade in der Langzeitpflege im Umgang mit multimorbiden und chronisch kranken Menschen dauert alles länger, wird vieles mühsamer. Durch Steigerung der Geschwindigkeit können keine Resonanzen entstehen, diese sind für eine gelingende und nicht entfremdete Selbst- und Weltbeziehung aber unabdingbar.

# 8 Schlusswort: Technikeinsatz in der Pflege – Chancen, Risiken und Grenzen

„Wenn Beschleunigung das Problem ist, dann ist Resonanz vielleicht die Lösung." (Rosa 2016: 13) Dieser Satz steht zu Beginn der mehr als 800-seitigen Studie von Rosa, in der er nichts weniger darlegt als eine kritische Theorie der Weltbeziehung. Technische Innovationen in dem sensiblen Feld helfender Berufe sind neben vielen anderen Bewertungskriterien (z. B. ethische, soziale, rechtliche, arbeitsorganisatorische u. a. m.) auch danach zu beurteilen, inwieweit sie gelingende Welt- und Selbstverhältnisse in der Pflege aufrechterhalten, ermöglichen und fördern. In der Sprache der Pflege ausgedrückt heißt das: Können technische Systeme die Interaktions- und Beziehungsgestaltung, die Caringorientierung und Zuwendung, die Aushandlungs-, Wohlbefindens-, Gefühls- und Biografiearbeit, die den Kern der pflegerischen Tätigkeit gerade in der Langzeitpflege ausmachen, positiv unterstützen?

Technik ist geboten, wo dies eindeutig mit ja zu beantworten ist. Eine Verweigerung gegenüber technischen Lösungen und Unterstützungsangeboten in solchen Einsatzbereichen wäre nur schwer begründbar und kaum vermittelbar. Technik ist erlaubt als ein Baustein in einem (pflege-)theoriebasierten Gesamtkonzept, in dem die Möglichkeiten, aber auch die Grenzen immer wieder neu auszuloten und zu justieren sind. Verändern Technologien das Selbst- und Weltverhältnis der Helfer wie auch der zu Pflegenden im Sinne einer Entfremdung und sollen menschliche Fürsorge und Zuwendung durch Technik ersetzt werden, verbietet sich der Technikeinsatz.

Die Einführung neuer Technologien sollte eingebettet sein in einen kritisch-normativen Diskurs. Dabei sind alle Akteursgruppen (Patient(inn)en, Bewohner/-innen, An- und Zugehörige, Pflegende) frühzeitig in die Entwicklung, Erprobung und Einführung einzubeziehen. Kommerzielle Anbieter sollten möglichst spät eingebunden werden, um nicht die Prioritäten einseitig an den ökonomischen Interessen der Hersteller auszurichten. Es müssen fundierte Qualifizierungsangebote für Pflegende (Aus-, Fort- und Weiterbildung, Studium) entwickelt werden. Denn erst ein Wissen um die Möglichkeiten und die Kompetenz in der Anwendung von Technologien führen zu einem sinnvollen Einsatz (vgl. BmfG 2017). Letztlich ist die Frage nach dem Wert von Pflege in unserer Gesellschaft neu und überhaupt zu stellen. Welche Pflege wollen wir? Was sind wir alle bereit, für caringorientierte (und damit personalintensive) Leistungen zu bezahlen? Wer soll zukünftig welche Arbeiten ausführen? Fatal wäre z. B. die Entwicklung hin zu einer (jetzt schon zu beobachtenden) weiteren funktionalen Aufteilung der Pflegearbeit, bei welcher die direkten Pflegearbeiten von minderqualifizierten Mitarbeiter/-innen erbracht und die technik- und managementorientierten Aufgaben von akademisch qualifizierten Pflegenden übernommen werden. Eine Aufwertung der Pflege durch eine „Technologisierung der Pflegearbeit" ist eher nicht zu erwarten, denn die überwiegende Zahl der Pflegenden sieht die direkte Pflegearbeit weiterhin als den Kern ihrer Tätigkeit, deshalb ergreifen Menschen den Pflegeberuf (vgl. Hielscher/Nock/Kirchen-Peters 2015: 152,145 ff.). Dass „wirklich Pflegen" – und damit sind ganz überwiegend analoge Interaktionsgestaltung und Zuwendung gemeint – in Zeiten von Ökonomisierung und Rationierung nur noch eine Restkategorie in vielen Arbeitsfeldern darstellt, ist einer der Gründe für die Misere des Pflegeberufs.

## Literatur

Adorno, Theodor W. (2001). *Minima Moralia. Reflexionen aus dem beschädigten Leben*. Frankfurt/M.

Alan, Barnard (1997). A critical review of the belief that technology is a neutral object and nurses are its master. In: *Journal of Advanced Nursing*, 26:126–131.

Almerud, Soofia; Alapack, Richard J.; Fridlund, Bengt und Ekeberg, Margaretha (2008). Beleaguered by technology: care in technologically intensive environments. In: *Nursing Philosophy*, 9:55–61.

Artner, Lucia; Atzl, Isabel; Depner, Anamalia; Heitmann-Möller, André und Kollewe, Carolin, Hrsg. (2017). *Pflegedinge. Materialitäten in Pflege und Care*. Bielefeld.

Ashworth, P. (1987). Technology and machines – bad masters but good servants. In: *Intensive Care Nursing*, 3:1–2.

Auth, Diana (2017). *Pflegearbeit in Zeiten der Ökonomisierung. Wandel von Care-Regimen in Großbritannien, Schweden und Deutschland*. Münster.

BauA (Bundesanstalt für Arbeitsschutz und Arbeitsmedizin), Hrsg. (2015). *Intelligente Technik in der beruflichen Pflege. Von den Chancen und Risiken einer Pflege 4.0. Initiative Neue Qualität der Arbeit*. Berlin.

Beer, Thomas; Bleeses, Helma und Ziegler, Sven (2015). Personen mit Demenz und robotische Assistenzsysteme. In: *Pflege und Gesellschaft*, 20(1):20–36.

Beine, Karl H. und Turczynski, Jeanne (2017). *Tatort Krankenhaus. Wie ein kaputtes System Misshandlungen und Morde an Kranken fördert*. Droemer.

Bishop, Anne H. und Scudder, John R. (1991). *Nursing: The Practice of Caring*. New York.

BmfG (Bundesministerium für Gesundheit), Hrsg. (2017). *ePflege. Informations- und Kommunikationstechnologie für die Pflege. Studie durchgeführt von Roland Berger GmbH, Deutsches Institut für angewandte Pflegeforschung e. V. und Philosophisch-Theologische Hochschule Vallendar, Pflegewissenschaftliche Fakultät, Lehrstuhl für Gemeindenahe Pflege*. Berlin.

Böhle, Fritz; Brater, Michael und Maurus, Anna (1997). Pflegearbeit als situatives Handeln. In: *Pflege*, 10:18–22.

Böhme, Gernot (2008a). *Ethik leiblicher Existenz. Über unseren Umgang mit der eigenen Natur*. Frankfurt/M.

Böhme, Gernot (2008b). *Invasive Technisierung. Technikphilosophie und Technikkritik*. Kusterdingen.

Böhme, Gernot; van den Daele, Wolfgang und Krohn, Wolfgang (1977). *Experimentelle Philosophie. Ursprünge autonomer Wissenschaftsentwicklung*. Frankfurt/M.

Brandhorst, Rosa (2017). Überbrückung von Distanz durch Kommunikationstechnologien: Implikationen der Transnationalisierung sozialer Lebenswelten für die Soziale Arbeit und die Altenpflege. In: Hagemann, Tim, Hrsg., *Gestaltung des Sozial- und Gesundheitswesens im Zeitalter von Digitalisierung und technischer Assistenz*, S. 109–125. Baden-Baden.

Braun, Bernhard (2009). Gesundheitswissenschaftliche Hinweise auf Grenzen des Nutzens der NutzerInnenorientierung in Behandlungsprozessen. In: Mozygemba, Katie; Mümken, Sarah; Krause, Ulla; Zündel, Matthias; Rehm, Marion; Höfling-Engels, Nicole; Lüdecke, Daniel und Qurban, Bahar, Hrsg., *Nutzerorientierung – ein Fremdwort in der Gesundheitssicherung?*, S. 31–39. Bern.

Carnevali, D. L. (1985). Nursing perspectives in health care technology. In: *Nursing Administration Quarterly*, 9:10–18.

Cavell, Stanley (2002). Wissen und Anerkennen. In: Sparti, Davide und Hammer, Espen, Hrsg., *Die Unheimlichkeit des Gewöhnlichen und andere philosophische Essays*, S. 39–73. Frankfurt/M.

Conradi, Elisabeth (2001). *Take Care. Grundlagen einer Ethik der Achtsamkeit*. Frankfurt/M.

Crocker, Cheryl und Timmons, Stephen (2008). The role of technology in critical care nursing. In: *Journal of Advanced Nursing*, 65(1):52–61.

Daum, Mario (2017). *Digitalisierung und Technisierung der Pflege in Deutschland*. Erstellt von INPUT Consulting gGmbH im Auftrag von DAA-Stiftung Bildung und Beruf, Hamburg; Stuttgart.

Deutscher Ethikrat (2016). *Patientenwohl als ethischer Maßstab für das Krankenhaus. Stellungnahme*. Berlin.

FIAP (Forschungsinstitut für innovative Arbeitsgestaltung und Prävention e. V.) (2017). *Innovative Kompetenzentwicklung in der Altenpflege. Eine Branche auf neuen Qualifizierungswegen*. Gelsenkirchen.

Fischer, Peter (2004). *Philosophie der Technik*. München.

Foucault, Michel (1978). *Dispositive der Macht. Über Sexualität, Wissen und Wahrheit*. Berlin.

Friesacher, Heiner (2009). Technik und Ethik. In: *IPP-Info*, 5(8):12–13.

Friesacher, Heiner (2010a). Nutzerorientierung – Zur normativen Umcodierung des Patienten. In: Paul, Bettina und Schmidt-Semisch, Henning, Hrsg., *Risiko Gesundheit. Zu den Risiken und Nebenwirkungen der Gesundheitsgesellschaft*, S. 55–72. Wiesbaden.

Friesacher, Heiner (2010b). Pflege und Technik – eine kritische Analyse. In: *Pflege und Gesellschaft*, 15(4):293–313.

Friesacher, Heiner (2015). Wider die Abwertung der eigentlichen Pflege. In: *intensiv*, 23(4):200–202; 211–214.

Friesacher, Heiner (2016). Professionalisierung und Caring – passt das überhaupt zusammen? In: Kleibe, Veronika und Urban-Huser, Catherine, Hrsg., *Caring – Pflicht oder Kür? Gestaltungsspielräume für eine fürsorgliche Pflegepraxis*, S. 55–71. Wien.

Gahlings, Ute (2014). Ethik der Fürsorge. In: Böhme, Gernot, Hrsg., *Pflegenotstand: der humane Rest*, S. 33–56. Bielefeld.

Genth, Renate (2002). *Über Maschinisierung und Mimesis. Erfindungsgeist und mimetische Begabung im Widerstreit und ihre Bedeutung für das Mensch-Maschine-Verhältnis*. Frankfurt/M.

Gesellschaft für Informatik e. V., Hrsg. (2017). *Leitlinien Pflege 4.0 Handlungsempfehlungen für die Entwicklung und den Erwerb Digitaler Kompetenzen in Pflegeberufen*. Berlin.

Gilligan, Carol (1984). *Die andere Stimme. Lebenskonflikte und Moral der Frau*. München.

Gröning, Katharina (2014). *Entweihung und Scham. Grenzsituationen in der Pflege alter Menschen*. Frankfurt/M., 6., umfassend überarb. Auflage.

Grunwald, Armin und Julliard, Y. (2005). Technik als Reflexionsbegriff. Zur semantischen Struktur des Redens über Technik. In: *Philosophia naturalis*, 1:127–157.

Hagemann, Tim (2017). Digitalisierung und technische Assistenz im Sozial- und Gesundheitswesen. In: Ders., Hrsg., *Gestaltung des Sozial- und Gesundheitswesens im Zeitalter von Digitalisierung und technischer Assistenz*, S. 9–17. Baden-Baden.

Hannich, Hans-Joachim (2016). Intensivstation: ein intensiv verändertes Körperbild. In: Uschok, Andreas, Hrsg., *Körperbild und Körperbildstörungen*, S. 167–177. Bern.

Hielscher, Volker (2014). *Technikeinsatz und Arbeit in der Alltenpflege. Ergebnisse einer internationalen Literaturrecherche*. Saarbrücken. Unter Mitarbeit von Niklas Richter. Iso-Report Nr. 1.

Hielscher, Volker; Nock, Lukas und Kirchen-Peters, Sabine (2015). *Technikeinsatz in der Altenpflege. Potenziale und Probleme in empirischer Perspektive*. Baden-Baden.

Hogrebe, Wolfram (2007). Das Dunkle Du. In: Hogrebe, Wolfram, Hrsg., *Die Wirklichkeit des Denkens. Vorträge der Gadamer Professur*, S. 11–35. Heidelberg. Herausgegeben und mit einleitenden Texten versehen von Jens Halfwassen und Markus Gasbriel.

Honneth, Axel (2015). *Verdinglichung. Eine anerkennungstheoretische Studie*. Berlin, erw. Ausgabe.

Horkheimer, Max (1992). Traditionelle und kritische Theorie. In: Ders., Hrsg., *Traditionelle und kritische Theorie. Fünf Aufsätze*, S. 205–259. Frankfurt/M. [1937]: (Erstmals abgedruckt in: Zeitschrift für Sozialforschung, Jahrgang VI, Paris 1937, Heft 2, S. 245–292.).

Hülsken-Giesler, Manfred (2008). *Der Zugang zum Anderen. Zur theoretischen Rekonstruktion von Professionalisierungsstrategien pflegerischen Handelns im Spannungsfeld von Mimesis und Maschinenlogik*. Osnabrück.

Hülsken-Giesler, Manfred (2016). Körper und Leib als Ausgangspunkt eines mimetisch begründeten Pflegehandelns. In: Uschok, Andreas, Hrsg., *Körperbild und Körperbildstörungen*, S. 55–67. Bern.

Jaeggi, Rahel (2014). *Kritik von Lebensformen*. Berlin.

Kersting, Karin (2017). Ein unauflösbarer Widerspruch. Das Dilemma der Pflegeausbildung. In: *Dr. med. Mabuse*, 228:24–26.

Klein, Barbara; Graf, Birgit; Schlömer, Inga F.; Roßberg, Holger; Röhricht, Karin und Baumgarten, Simon (2018). *Robotik in der Gesundheitswirtschaft. Einsatzfelder und Potenziale*. Stiftung Münch, Heidelberg.

Kunze, Christophe (2017). Technikgestaltung für die Pflegepraxis: Perspektiven und Herausforderungen. In: *Pflege und Gesellschaft*, 22(2):130–145.

Mackintosh, Carolyn (2000). „Is there a place for 'care' within nursing? In: *International Journal of Nursing Studies*, 37:321–327.

Maio, Giovanni (2014). *Geschäftsmodell Gesundheit. Wie der Markt die Heilkunst abschafft*. Berlin.

Manz, Ulrike (2015). Ein anderer Blick auf die Dinge? Von „Pflegehilfsmitteln" zu „Partizipanden des Tuns". In: *Pflege und Gesellschaft*, 20(3):213–226.

Manzei, Alexandra (2000). Die Technisierung der Medizin und ihre Bedeutung für die (Intensiv-)-Pflege. In: Meyer, Gerhard; Friesacher, Heiner und Lange, Rüdiger, Hrsg., *Handbuch der Intensivpflege*, S. 1–22. Landsberg/Lech. 9. Ergänzungslieferung 12/00, Kap. III–6.1.

Manzei, Alexandra (2009). Neue betriebswirtschaftliche Steuerungsformen im Krankenhaus. Wie durch die Digitalisierung der Medizin ökonomische Sachzwänge in der Pflegepraxis entstehen. In: *Pflege und Gesellschaft*, 14(1):38–53.

Manzeschke, Arne (2015). Ethische Herausforderungen technologischen Wandels. Vortrag. URL: http://www.eaberlin.de/nachlese/chronologisch-nach-jahren/2015/assistive-systeme-im-gesundheitswesen/ethische-herausforderungen-a-manzeschke.pdf (letzter Aufruf: 06.07.2018).

Manzeschke, Arne; Weber, Karsten; Rother, Elisabeth und Fangerau, Heiner (2013). *Ethische Fragen im Bereich Altersgerechter Assistenzsysteme. Ergebnisse der Studie*. München.

McCance, Tanya V.; McKenna, Hugh P. und Boore, Jennifer R. P. (1997). Caring: dealing with a difficult concept. In: *International Journal of Nursing Studies*, 34(4):241–248.

McCance, Tanya V.; McKenna, Hugh P. und Boore, Jennifer R. P. (1999). Caring: theoretical perspectives of relevance to nursing. In: *Journal of Advanced Nursing*, 30(6):1388–1395.

Meißner, Anne (2017). Technisierung der professionellen Pflege. Einfluss. Wirkung. Veränderung. In: Hagemann, Tim, Hrsg., *Gestaltung des Sozial- und Gesundheitswesens im Zeitalter von Digitalisierung und technischer Assistenz*, S. 155–171. Baden-Baden.

Moyle, Wendy; Bramble, Marguerite; Jones, Cindy und Murfield, Jenny (2016). Care staff perceptions of a social robot called Paro and a look-alike Plush Toy. A descreptive qualitative approach. In: *Aging and menthal health*, 20(12):1–6.

Neuweg, Georg Hans (1999). *Könnerschaft und implizites Wissen: zur lehr-lerntheoretischen Bedeutung der Erkenntnis- und Wissenstheorie Michael Polanyis*. Münster.

Nordmann, Alfred (2008). *Technikphilosophie zur Einführung*. Hamburg.

Parsons, Evelyn P. (2002). Technologie und Pflegedilemma. Eine soziologische Analyse von Modernismus und Postmodernismus auf Intensivstationen. In: Millar, Brian und Burnard, Philipp, Hrsg., *Intensivpflege – High-touch und High-tech. Psychosoziale, ethische und pflegeorganisatorische Aspekte*, S. 401–428. Bern.

Pieper, Richard (2009). Technikeinsatz im Spannungsfeld von Ethik, Sicherheit und Autonomie. Vortrag auf dem 5. Gradmann Kollegium bei Demenz Support Stuttgart. URL: https://www.demenz-support.de/Repository/fundus_vortrag_2009_3.pdf.pdf (letzter Aufruf: 30.08.2018).

Plessner, Helmut (1982). *Mit anderen Augen. Elemente einer philosophischen Anthropologie*. Stuttgart.

Polanyi, Michael (1985). *Implizites Wissen*. Frankfurt/M. [1966].

Ray, Marilyn A. (1987). Technological caring: A new model in critical care. In: *Dimensions of Critical Care Nursing*, 6(3):166–173.

Reber, Joachim (2013). *Christlich-spirituelle Unternehmenskultur*. Stuttgart.

Reckwitz, Andreas (2003). Grundelemente einer Theorie sozialer Praktiken. In: *Zeitschrift für Soziologie*, 34(4):282–301.

Remmers, Hartmut (2000). *Pflegerisches Handeln. Wissenschafts- und Ethikdiskurse zur Konturierung der Pflegewissenschaft*. Bern.

Ropohl, Günter (1991). *Technologische Aufklärung. Beiträge zur Technikphilosophie*. Frankfurt/M.

Rosa, Hartmut (2005). *Beschleunigung. Die Veränderung der Zeitstrukturen in der Moderne*. Frankfurt/M.

Rosa, Hartmut (2016). *Resonanz. Eine Soziologie der Weltbeziehung*. Berlin.

Rothenbacher, Ariana Marion (2017). Wie viel Technik braucht die Pflege? Der Versuch einer ethisch diskutierten Grenzziehung. Unveröffentlichte Bachelorarbeit an der Universität Bremen, Studiengang Pflegewissenschaft dual, B.A. Bremen.

Sandelowski, Margarete (1997). (Ir)Reconcilable Differences? The Debate Concerning Nursing and Technology. In: *Image: Journal of Nursing Scholarship*, 29(2):169–174. Second Quarter.

Sandelowski, Margarete (2000). *Devices and Desires. Gender, Technology and American Nursing*. Chapel Hill and London.

Schrems, Berta (1994). *Zeitorganisation in der Krankenpflege. Zeitliche Dimension von Frauenarbeit am Beispiel der Pflegeberufe*. Frankfurt/M.

Senghaas-Knobloch, Eva (2013). Fürsorgliche Praxis und gesellschaftliche Entwicklung jenseits des fordistischen Wachstumsmodells. Vortrag auf der Gleichstellungstagung des WSI, Berlin 2013. URL: http://www.boeckler.de/pdf/v_2013_09_26_Senghaas-Knobloch.pdf (letzter Aufruf: 30.11.2017).

Sixsmith, Andrew J.; Gibson, Grant; Orpwood, Roger D. und Torrington, Judith M. (2006). Developing a technology 'wish-list' to enhance the quality of life of people with dementia. In: *Gerontology*, 6(1):2–19. URL: https://www.researchgate.net/publication/277052252_Developing_a_technology_'wish-list'_to_enhance_the_quality_of_life_of_people_with_dementia (letzter Aufruf: 27.02.2018).

Steffen, Hermann T. (2017). Patientenautonomie durch e/mHealth. In: Hagemann, Tim, Hrsg., *Gestaltung des Sozial- und Gesundheitswesens im Zeitalter von Digitalisierung und technischer Assistenz*, S. 307–320. Baden-Baden.

Stemmer, Renate (2003). Zum Verhältnis von professioneller Pflege und pflegerischer Sorge. In: Deutscher Verein für Pflegewissenschaft e. V., Hrsg., *Das Originäre der Pflege entdecken. Pflege beschreiben, erfassen, begrenzen*, S. 43–62. Frankfurt/M.

Strauss, Anselm; Fagerhaugh, Shizuko; Suczek, Barbara und Wiener, Carolyn (1985). *The Social Organisation of Medical Work*. University of Chicago Press.

Uzarewicz, Charlotte und Uzarewicz, Michael (2005). *Das Weite suchen. Einführung in eine phänomenologische Anthropologie für Pflege*. Stuttgart.

Walters, Allan J. (1995). Technology and the lifeworld of critical care nursing. In: *Journal of Advanced Nursing*, 22:338–346.

Weber, Karsten (2017). Demografie, Technik, Ethik: Methoden der normativen Gestaltung technisch gestützter Pflege. In: *Pflege und Gesellschaft*, 22(4):338–352.

Wettreck, Rainer (2001). *„Am Bett ist alles anders" – Perspektiven professioneller Pflegeethik*. Münster.

Zieger, Andreas (2002). Der neurologisch schwerstgeschädigte Patient im Spannungsfeld zwischen Bio- und Beziehungsmedizin. In: *intensiv*, 10:261–274.

Michael Uzarewicz und Charlotte Uzarewicz
# Mensch, Technik und leibliche Kommunikation

**Zusammenfassung:** Im digitalen Zeitalter scheint das Verhältnis von Mensch und Technik ganz neue Dimensionen anzunehmen. Auch im Gesundheits- und Pflegebereich diskutieren Technikbefürworter und -skeptiker mögliche Konsequenzen für die Entwicklungen der Gesundheitsprofessionen, besonders im Hinblick auf die zukünftige Betreuung von Pflegebedürftigen. Angesichts der Entwicklungen in der Robotik und der Gedankenspiele zu einer Genokratie[1] wird die Kategorie Mensch selbst fraglich. Wir zeigen im Folgenden die anthropologische Verbundenheit im Verhältnis von Mensch und Technik auf und überlegen, ob aufgrund der leiblichen Verfasstheit der Menschen nicht noch ganz andere Formen der Sozialität – auch mit Maschinen(-Menschen) – entstehen können.

## 1 Einleitung

Der Mensch ist als Teil der Natur ein in die Welt Geworfener (Ortega y Gasset 1996: 13); als Kulturwesen schafft er sich die Welt, in der er lebt. Dieses Schaffen ist ursprünglichste Technik. Unsere Kenntnisse der frühen Menschen können wir einzig von den Resten ihrer selbst und ihren hinterlassenen Artefakten ableiten. „Technik lässt sich nur im Rahmen menschlichen Handelns verstehen, alles menschliche Handeln ist aber von gesellschaftlichen Einflüssen geprägt. Daraus folgt die grundsätzliche gesellschaftliche Prägung der Technik und die Verflochtenheit von Sozialem und Technischem." (Friesacher 2010: 296) Menschsein bedeutet vor allem Techniker zu sein (homo faber): „Ein Mensch ohne Technik, das heißt, ohne die Fähigkeit auf seine Umwelt zu antworten, ist kein Mensch." (Ortega y Gasset 1996: 16) Diese enge Verwobenheit spiegelt sich in den Beziehungen wider, die wir mit unseren technischen Geräten haben – sei es das Auto, das manchmal mehr gehegt und gepflegt wird als die eigene Familie, sei es das Smartphone mit der unendlichen Anzahl von Apps, die uns ganz andere Dimensionen des Weltzugangs eröffnen, oder Fitness-Wearables, die uns permanent die jeweiligen Alltagsaktivitäten vor Augen führen, sodass wir gar nicht mehr in uns hineinzuspüren brauchen, um zu wissen, wie es uns geht; wir brauchen es nur noch ablesen. Ebenso gehört Pflege – zuallererst Selbstpflege – zur anthropologischen Grundausstattung. Als Kulturwesen ist der Mensch damit befasst, nicht nur seine Umwelt, sondern auch sich selbst (und die anderen) zu pflegen, wenn er (gut) leben will. Von Anbeginn des Menschseins sind also Kultur – Technik – Pflege aufs

---

1 Genokratie bezeichnet eine Herrschaftsform, in der das menschliche Genom je nach Bedarf und Wunsch modifiziert und angepasst werden kann.

https://doi.org/10.1515/9783110558388-003

Engste miteinander verwoben. Damit lässt sich „auch die technische Dimension als eine Kerndimension pflegerischen Handelns rekonstruieren" (Friesacher 2010: 296).

Solange die technischen Artefakte den Menschen das Leben angenehm machen und erleichtern, haben wir kein Problem mit neuer Technik oder gar neuen Technologien. Irritiert werden wir, wenn die vermeintlich klare Grenze zwischen dem Menschen einerseits und der Technik andererseits zu verschwimmen beginnt. Als Beispiel sei hier die Transplantationsmedizin genannt, die mithilfe ausgefeilter Technologien künstliche Organe erzeugen und einpflanzen kann; ebenso können mithilfe von Mikrochiptechnologie Verhalten und sogar Emotionen gesteuert werden. Die Zukunftsentwickler sprechen heute schon von der Genokratie. Welche Möglichkeiten bietet Genhacking?[2] Bei derartigen Ideen stellt sich schnell das Gefühl ein, die Kontrolle zu verlieren. Dann erscheint uns die Technik als unmenschlich oder gar gefährlich und wir sehen das Sozialverhalten oder den Zusammenhalt von ganzen Gesellschaften bedroht: „Es kommt in technikintensiven Arbeitsfeldern schnell zu einer Verschiebung der Aufmerksamkeit hin zu den technischen Systemen und weg von den zu Pflegenden. Die Logik der Technik ist nicht zwingend kompatibel mit der Logik menschlichen Handelns, dies führt nicht selten zu einer erschwerten Beziehungsgestaltung und der Vernachlässigung kommunikativer, psychosozialer und taktiler Arbeitsanteile" (Friesacher 2010: 294) und damit auch zu einer „Depersonalisierung der Beziehungen" (Friesacher 2010: 300). Die Technikkritik hat eine lange Tradition und verweist auf die Gefahr von Entmenschlichungsprozessen.[3] Im Gesundheits- und besonders im Pflegebereich ist eine ausführliche Debatte in Bezug auf Möglichkeiten und Grenzen beim Einsatz neuer Technologien schon lang im Gange.[4] Da menschliches Sein aber nicht ohne Technik zu denken ist, stellen wir die hier ausgesprochene Kritik infrage: Kommt es wirklich zu Depersonalisierungsprozessen oder entstehen aufgrund der leiblichen Verfasstheit der Menschen nicht noch ganz andere Formen der Sozialität – auch mit Maschinen(-Menschen)?[5]

## 2 Zum Wandel im Verhältnis von Mensch, Maschine und Leib

Der menschliche Körper ist das Vorbild aller Maschinenentwicklungen. Der Motor z. B. ist dem Verdauungsapparat, die Pumpe dem Herzen, der Filter der Niere (oder der Le-

---

2 Siehe hierzu Homo digitals (2017): Ewige Jugend. URL: http://www.ardmediathek.de/tv/Homo-Digitalis/Homo-Digitalis-Ewige-Jugend/BR-Fernsehen/Video?bcastId=45191394&documentId=47016932 (letzter Aufruf: 15.01.2018).
3 Exemplarisch hierzu Habermas (1971); Heidegger (1967); Böhme (2008).
4 Siehe hierzu Friesacher (2010); Ewers (2010); Hülsken-Giesler (2010); Flemming (2015); Elsbernd/Lehmeyer/Schilling (2012).
5 Vgl. hierzu auch die Ausführungen von Daxberger zur Akteur-Netzwerk-Theorie (ANT) nach Latour in diesem Band.

ber) und die ganze Maschine dem ganzen Menschen nachgebildet.[6] Dass die meisten Maschinen dabei nicht wie Menschen aussehen, ist vielleicht gewollt und suggeriert eine klare Grenze zwischen Mensch und Maschine. Auch sind viele Einzelheiten auf ein bestimmtes Ziel und auf ein optimales Funktionieren angelegt, z. B. wenn Beine durch Räder ersetzt werden. Aufgrund der Verwendung spezifischer Materialien sind ganz andere Möglichkeiten und Belastungsgrenzen gegeben. Das mechanistische Denken ist so gesehen der Versuch, *künstliche Organismen* zu bauen. Und mit den Maschinen sind die Menschen tatsächlich zu Schöpfern einer neuen Welt geworden. Auch wenn es heutzutage Maschinen für die unterschiedlichsten Aufgaben gibt, die in dieser Spezifität von Menschen nicht mehr erreicht werden können, ist die Vielfalt menschlichen Könnens (noch) nicht ausgeschöpft. Maschinen sind also bisher *offensichtlich* nur Manifestationen menschlichen Potentials. Dennoch ist die Beziehungsgeschichte zwischen Mensch und Maschine nicht unproblematisch. Maschinen werden von Menschen für Menschen, aber auch gegen sie eingesetzt. Nicht immer sind beide Sachverhalte klar voneinander zu trennen. Die „Maschinenstürmer"[7] sind jedenfalls der Meinung, dass ihnen Maschinen schaden, weil sie ihnen ihre Arbeitsplätze wegnehmen. Aber nicht immer werden Arbeitskräfte durch Maschinen freigesetzt. Sie erleichtern diesen auch die Arbeit. Wie schwer müssten Pflegende heute noch körperlich arbeiten, gäbe es nicht so etwas wie einen Patientenlifter, Pflegebetten, Gehhilfen, Dekubitusmatratzen etc. Gleichzeitig geht aber auch die Angst um, dass Pflegeroboter den Pflegenden die Arbeitsplätze wegnehmen könnten. Was also einerseits ein Segen sein kann, ist andererseits ein Fluch. Die Kritik, die sich dominant auf Produktionsmaschinen in der Industrie bezogen und die in Europa vor allem in den 1970er- und 1980er-Jahren des 20. Jahrhunderts stattgefunden hat, ist mittlerweile weitgehend verstummt. Niemand möchte in seinem Haushalt auf Wasch- oder Spülmaschinen verzichten. Auch in Krankenhäusern sind die „Maschinen des täglichen Lebens" (EKG, Röntgen, Infusomaten) nicht mehr wegzudenken. Wohl gibt es die Kritik an der „Apparatemedizin", aber das Verhältnis zu den Maschinen ist entspannter geworden. Besonders die jüngeren Generationen haben eine merklich positivere – ältere Zeitgenossen würden vielleicht sagen „unkritischere" und „unpolitischere" – Einstellung gegenüber der Technologie. Das hängt sicherlich mit der beeindruckenden Entwicklung der Computerindustrie und der Entstehung des Internets zusammen. Im Vordergrund steht heute eher das Thema der „Nutzerfreundlichkeit". Der Fokus liegt also auf der „gute[n] Beziehung zwischen Mensch und programmierter Maschine" (Köhn 2007: 26).

Die These, dass es die Menschen in absehbarer Zukunft mit Maschinen zu tun haben werden, die ihnen (auch rein äußerlich) zum Verwechseln ähnlich sind, wird

---

6 Vgl. Hörl/Hagner (2008: 9).

7 Maschinenstürmer bezeichnen eine historische Variante der praktischen Technikkritik. Es war eine Protestbewegung gegen die Mechanisierung von Arbeitsabläufen im Kontext der industriellen Revolution. Die Menschen haben tatsächlich die Maschinen gestürmt und sie teilweise zerstört.

durch einen Prozess untermalt, der darin besteht, dass die kognitive und die motorische Komplexität solcher Maschinen rasant zu-, während die der Durchschnittsmenschen eher abnimmt.

> Neuere Technologien überwinden die Grenzen zwischen physikalischem Material, biologischem Organismus, neuronalen und informatischen Vorgängen. So gibt es Computer aus DNA und Proteinen, deren Einsatzbereich im Gesundheitsbereich zum Beispiel in menschlichen Zellen liegen könnte und Medikamente verabreicht und Messungen durchführt. Neurochips im Gehirn als Weiterentwicklung der bei Parkinson-Erkrankten Tiefenhirnstimulation sind ebenso denkbar wie die Verschmelzung von Mensch und Computer zur zielgerichteten Manipulation und Optimierung emotionaler Zustände in entsprechenden situativen Erfordernissen. (Friesacher 2010: 298)

Maschinen substituieren immer mehr und immer kompliziertere menschliche Tätigkeiten. Menschen sind hingegen, zumindest in den industrialisierten Gesellschaften, immer seltener in der Lage, anspruchsvolle kognitive und motorische Leistungen zu erbringen. Die durchschnittlichen intellektuellen Fähigkeiten nehmen ab, die motorische Sensibilität wird durch mangelnde Übung reduziert. Wo sie noch intensiv trainiert wird, das ist bei der Bedienung elektronischer Maschinen. Ausgeprägte Fähigkeiten beim Umgang mit Computerprogrammen und deren Bedienung kompensieren aber nicht die zunehmende Unfähigkeit zu Transferleistungen sowie ungenügende kulturelle Kompetenzen, insbesondere im Lesen und Schreiben. Insgesamt sind Phantasie und Kreativität auf dem Rückzug. Wie gestaltet sich künftig das Verhältnis von Mensch und Maschine, wenn die Maschinen die Menschen überholen?[8] Ein wichtiger Aspekt ist dabei die zunehmende Autonomie der Dinge: von schlichten Dingen und Artefakten, einfachen Maschinen, halbautonomen *Auto-Mobilen*, komplexen Maschinensystemen bis hin zu Automaten und Robotern, letztlich vielleicht Androiden und Replikanten. Was passiert, wenn man den Robotern nicht mehr anmerkt, dass sie Roboter sind? Man kann aber auch in die andere Richtung fragen: Was passiert, wenn man Menschen nicht mehr ansieht, dass sie Menschen sind? Wenn die Grenzen zwischen physikalischer Materie und biologischem Organismus verflüssigt werden, stellt sich das Solipsismusproblem[9] noch mal etwas anders dar. „Leiblich sein, heißt: erschrecken können", so hat Schmitz (2011: 132) es einmal formuliert.

---

[8] Pflegeroboter waschen Patienten, sprechen mit ihnen, tragen sie von A nach B. In der Medizin ist Computer-Chirurgie keine Seltenheit mehr. Als weiteres eindrucksvolles Beispiel sei hier auch die Optimierung der menschlichen Sexualität genannt. Sex mit Maschinen zu haben, soll uns bis an die Grenzen unserer Empfindungsfähigkeit bringen können – besser und mehr als es zwischen Mensch und Mensch möglich wäre. Siehe Homo digitalis (2017): Sexroboter und der digitale Höhepunkt. URL: https://www.br.de/mediathek/video/die-zukunft-der-sexualitaet-37-homo-digitalis-sexroboter-und-der-digitale-hoehepunkt-av:59e6c3533c86b20012d5930e (letzter Aufruf: 15.01.2018).
[9] Solipsismus bezeichnet in der Philosophie das Problem, wie ein Mensch wissen kann, dass außer ihm noch andere Bewussthaber existieren. Gibt es außer mir noch andere Ichs?

Können nicht-triviale Maschinen[10], können Computer oder Roboter erschrecken? Irgendwann in nicht zu ferner Zukunft wird es wohl den Menschen gelingen, die Homunculus-Idee Wirklichkeit werden zu lassen. Sind die Menschen, die heute schon künstlich gezeugt werden und die Embryonalphase größtenteils in extrauterinem Milieu verbringen, auch schon künstliche Menschen? Und sind sie weniger oder mehr empathiefähig oder leiblich? Wer bin ich, wenn ich dank „homemade" DNA-Hacking mich selbst so verändern kann, dass ich dieses Selbst nicht mehr erkenne?[11] Der dominante Unterschied zwischen Menschen und Nichtmenschen wurde bislang immer fest gemacht an der Fähigkeit zu denken. „Ein kognitives System ist ein lebendes (oder technisches) System, welches in der Lage ist, zwischen sich und seiner Umgebung (aus eigener Leistung) eine Unterscheidung treffen zu können." (Goldammer/Paul 2002: 30) Und das kann und muss auch schon ein Immunsystem oder eine Amöbe können. Nach diesem Verständnis kann man aber auch das Spüren als ein Unterscheiden verstehen. Denn dabei geht es ja immer um mich und nicht um irgendeinen anderen. Auch identifizieren muss man hierbei noch nicht, weil man immer etwas am eigenen Leib spürt. Dieses Etwas kann etwas von sich selbst (Hunger, Durst, Angst, Schmerz) oder den Spürenden Umgebendes (Wetter, Klima, Trauer oder Freude anderer) sein. Entscheidend ist die Unterscheidung in den, *der* etwas spürt und das, *was* jemand spürt. Spüren ist ein mindestens ebenso hochgradig subtiles Unterscheidungsvermögen wie etwa das differenzierende Denken, nur dass in diesem genauer expliziert werden kann als in jenem. Nicht erst das Denken ist ein Erkenntnisprozess, sondern auch das Spüren, in dem jedes Denken letztlich verankert ist. Die spannende Frage für die Zukunft wird sein, ob sich Denken von eigenleiblichem Spüren frei machen kann und ob es möglich ist, (lebende) kognitive Systeme algorithmisch[12] zu simulieren.

Sicherlich stellen vor allem die Roboter die Menschen vor große Herausforderungen. Wenn es tatsächlich gelingen sollte, künstliche Menschen herzustellen also solche Entitäten, die so aussehen und sich so verhalten, wie man das von Menschen erwartet, dann wird es *objektiv* kein Unterscheidungskriterium mehr zu *natürlichen* Menschen geben. Dann wird sich zeigen, ob „Roboter [...] Botschafter einer Zukunft

---

**10** Triviale Maschinen sind Input-output-Maschinen, die nach dem einfachen Wenn-dann-Schema funktionieren. Beispiel: Ein mechanisches Fahrrad fährt nur dann schneller oder langsamer, wenn ich mehr oder weniger in die Pedale trete. Auch ein Blutdruckgerät oder ein EKG-Schreiber sind triviale Maschinen. Nicht-triviale Maschinen sind Maschinen höherer Komplexitätsstufen, d. h. sie beziehen sich auf sich selbst und können ihren Zustand entsprechend selbstständig verändern und veränderten Bedingungen anpassen, z. B. ein Thermostat, aber auch jedes Computerprogramm ist nicht-trivial.

**11** Siehe Programm CRISPR Film Homo digitalis (2017): Ewige Jugend. URL: http://www.ardmediathek.de/tv/Homo-Digitalis/Homo-Digitalis-Ewige-Jugend/BR-Fernsehen/Video?bcastId=45191394&documentId=47016932 (letzter Aufruf: 15.01.2018).

**12** Algorithmus bedeutet eine Vorgehensweise, die nach bestimmten Regeln festgelegt ist, um ein Problem zu lösen bzw. einen Sachverhalt zu steuern.

[sind], in der sich der Mensch mit einer Technofauna umgibt" (Randow 1997: 16) oder der Roboter mit einer Biofauna – inklusive oder exklusive Menschen. Roboter irritieren uns dann zunehmend, wenn sie einen lebendigen Eindruck machen, Leben suggerieren: „Auf den Fluren der Technischen Universität München fährt etwas herum, das wie ein Kühlschrank aussieht, an den jemand einen Robotergreifer montiert hat. Das Etwas heißt Roman und öffnet Türen mit irritierender Geschicklichkeit. Wie könnte jemand meinen, Roman sei ein toter Kasten? Viele der Roboter, die ich gesehen habe, scheinen zu leben." (Randow 1997: 35) Wenn sie gar nicht mehr wie Kühlschränke aussehen, sondern biomorphen Entitäten ähneln, dann „passen sie in die Rolle unserer Mitlebewesen, denn ihnen sind Bewegung und Wahrnehmung eigen" (Randow 1997: 36). Solche Maschinen sind dann tatsächlich unsere nächsten Verwandten, sie sind unsere Kinder, die langsam selbstständig werden. Durch die rasanten Entwicklungen der Technologie ist es sogar möglich und denkbar, dass es irgendwann keine leiblichen Entitäten mehr geben wird; die Menschen sterben aus. Es wäre möglich, dass dann nur noch Roboter in einer Roboterwelt (in diesem Fall dann ohne irgendeine natürliche Fauna) existieren.

> „Eines Tages werden", so erläutert Moravec, einer der führenden Robotiker weltweit, in einem Interview mit von Randow, unsere Roboternachkommen das Sonnensystem, die Galaxis, das Universum bevölkern, es schließlich in einen einzigen Computer verwandeln. Ich habe ihn gefragt: ‚Wenn das möglich ist, woher wissen wir dann, daß es nicht schon längst geschehen ist? Vielleicht sind wir, ohne es zu wissen, lediglich eine Simulation der vergangenen Welt, in der die Menschen erste Roboter bauten?' – mein Gegenüber nickte freudig. (Randow 1997: 335)

Da es keinen Weg zum Bewussthaben anderer und auch nur wenige Wege zur Leiblichkeit gibt, leibliche Kommunikation ja auch mit „toten" Gegenständen funktioniert und Bewussthaben simuliert werden kann, spielt das im Falle des Aussterbens der Menschen keine Rolle mehr. Wer oder was lebt, existiert dann? Kann man dann noch von Sein sprechen? Randow weist mit recht mehrfach daraufhin, dass eine Unterscheidung von „echter" und „simulierter" Wirklichkeit dann gar keinen Sinn mehr macht. Simuliertes Bewussthaben ist Bewussthaben: „Strenggenommen gibt es kein maschinell simuliertes Denken – denn wenn eine Maschine Denken spielt, dann denkt sie in Wahrheit selbst." (Randow 1997: 245) Und ob ein affektives Betroffensein simuliert ist oder nicht, spielt für Sozialität letztlich nur dann eine Rolle, wenn der Betrug auffliegt. „Je besser die Simulation, desto weniger Sinn hat es, zwischen ‚echter' und ‚simulierter' Emotion zu unterscheiden." (Randow 1997: 318 ff.) Nur die gute oder schlechte Schauspielkunst des Roboters gibt Indizien, Spuren der Echtheit. Das unterscheidet ihn nicht von einem Menschen. Falls es außer diesem Menschen keine weiteren (mehr) geben sollte, haben die Roboter ihre Sache gut gemacht.

# 3 Leibliche Kommunikation mit lebendigen und nicht lebendigen Entitäten

Handlungen und Verhaltensweisen können nur deshalb an Maschinen(-Systeme) delegiert werden, weil die Menschen selbst schon als *auch maschinenhafte* (routinierte, stereotype, standardisierte, automaten- und rollenhafte) Entitäten Bestandteil von Kommunikation sind.[13] Hätten sie nichts Maschinenhaftes, so könnte Kommunikation nicht durch Maschinen substituiert und an Maschinen delegiert werden. Wie gestaltet sich die leibliche Kommunikation zwischen Mensch und Maschine? Die Neue Phänomenologie bietet hier interessante Denkansätze. Wir können mit nicht menschlichen Entitäten leiblich kommunizieren, und das tun wir schon immer sehr routiniert. Leibliche Kommunikation bedeutet, dass etwas, was nicht zu meiner eigenen Leiblichkeit gehört, in diese ungefragt eingreift, sodass ich versucht bin, mich unwillkürlich danach zu richten (Schmitz 2011: 29 ff.). Computerspiele sind ein gutes Beispiel für die These, dass Einleibung[14] die Basis *aller* sozialen Kontakte ist, einschließlich der mit (toten) Dingen und solchen, die Leben simulieren. Hier findet eine „interaktive Koppelung von Mensch und Maschine" statt (Funken 2005: 221). Schmitz (1998) bezeichnet diese Koppelung als Bildung eines Ad-hoc-Leibes. Wie gut das bereits gelingt, zeigt die Telemedizin; Instrumente werden hierbei zu „verlängerten Händen" und über eine weite Entfernung mittels Bildschirm gesteuert. Der Telechirurg z. B. leibt sich in den Bildschirm und die Bedienarmatur ein und kann dadurch Operationen in Mikrobereichen durchführen, in denen menschliche Hände viel zu groß und grob wären. Andere Beispiele sind jeder Gebrauch eines Werkzeugs, sei es das Skalpell des Chirurgen oder die Prothese eines Amputierten. Leib und Nichtleibliches bilden in der Handlung eine undifferenzierte Einheit und werden nur in der reflexiven Aufmerksamkeit des menschlichen Parts zu zwei unterschiedlichen Gegenständen. Erst in der bewussten (nicht mehr nur leiblichen) Hinwendung des vitalen Antriebs, in der Hinwendung des Bewusstseins, wird das Werkzeug zu etwas Fremden, außerhalb der eigenen Leiblichkeit. Dieses Erleben undifferenzierter Einheit wird in guten oder besseren Computerspielen noch verstärkt, was einiges zu ihrer Attraktivität beitragen dürfte. Die Erlebnisse werden so intensiv, dass sie an die Wirklichkeit außerhalb des Spiels nicht nur heranreichen, sondern das langweilige Durchschnittsleben sogar noch überbieten. Darum können sie wie Drogen wirken und süchtig machen. Entscheidendes Moment für das Erlebnis ist dabei, dass es nicht passiv an einem vorüber läuft wie ein Film, sondern die Integration in die Interaktionssituation als Handelnder vollzieht. So agiert der Mensch wie in einer Maschine, einem Auto, einem Bagger oder einem

---

13 Freud spricht z. B. vom „psychischen Apparat".
14 Zu den verschiedenen Arten der leiblichen Kommunikation siehe Schmitz (2011: 29 ff); Uzarewicz/ Uzarewicz (2005: 144 ff.).

Flugzeug in das Geschehen der Situation hinein und ist kein bloßer Beobachter, sondern Teilnehmer, der gleichzeitig die Situation weitestgehend kontrolliert. Der Alterssimulationsanzug bzw. der gerontologische Testanzug lässt den Nutzer für eine kurze Zeit vielleicht in seine eigene zukünftige Welt entschwinden. Auch die eingangs erwähnten Fitness-Wearables sind keine passiven Armbänder, von denen wir etwas ablesen, wie vorne formuliert. Sie sind mit ihrem Träger in leiblicher Kommunikation verbunden und agieren selbsttätig, wenn sie Daten über uns extrahieren, analysieren und synthetisieren und, wenn ich es will, diese mir zeigen. Ich vertraue darauf, dass das, was das Wearable mir mitteilt, wahr ist und ich verhalte mich entsprechend.[15] So besteht zwischen einem technischen Gerät und mir als Person eine gemeinsame Situation leiblicher Kommunikation.

Mit den Maschinen schaffen sich die Menschen zusätzliche Partner, die ihnen ähneln, auch wenn sie ganz anders aussehen. Je komplexer und autonomer die Maschinen werden, desto schwieriger wird es, ihre Kommunikation *untereinander* nicht als sozial zu charakterisieren, weil man es den Protagonisten nun nicht mehr ansehen kann, ob sie zur Sozialität fähig sind. Schon heute würde man nicht mehr unbedarft leugnen können, dass solche autonomen Roboter, wie sie z. B. die Firmen *Honda* oder *Toyota* bauen,[16] eine soziale Situation konstituieren. Es könnte also notwendig sein, die Sozialität einer Situation unabhängig von ihren Akteuren zu beurteilen. Noch lässt sich lebendiges Handeln von einem maschinellen Prozess zumeist unterscheiden, aber vielleicht nicht mehr lange.

Es ist eine triviale, aber keineswegs bedeutungslose Erkenntnis, dass die Menschen zu einem großen Teil *über* technische Dinge kommunizieren. Jedem fällt dazu sofort das Telefon oder das Internet ein. Aber auch das Nachrichten übermittelnde Trommeln, das Geben von Rauchzeichen oder das Briefeschreiben ist eine über Dingliches vermittelte und keine Face-to-Face-Kommunikation. Und selbst in dieser kommen immer häufiger Gegenstände zum Einsatz, die die Kommunikation unterstützen, wenn nicht gar erst ermöglichen. Man denke da etwa an Hörgeräte, an Seh- oder Sprechhilfen, die z. B. bei krebsbedingter Zerstörung des Kehlkopfes und Beeinträchtigung der Stimmbänder Abhilfe schaffen. Kann man da überhaupt noch von direkter und unvermittelter Kommunikation sprechen? Wenn wir sagen, wir kommunizieren *über* Dinge, dann meinen wir das in doppelter Hinsicht: Zum einen sind Dinge Vermitt-

---

15 Solche moderne Technik kommt der ursprünglichen Bedeutung von Körperschmuck wieder sehr nahe: Menschen „schmückten" ihre Körper zu allen Zeiten und in allen Kulturen gegen „böse Mächte". Dazu dienten speziell präparierte Amulette oder Talismane. Auch ein Wearable „schützt" mich z. B. vor zu viel Trägheit oder Bewegungsfaulheit und fordert mich auf, Gefahren für meine Gesundheit abzuwenden.

16 Roboter können zwar noch nicht virtuos, aber durchaus akzeptabel Geige spielen, anmutig miteinander tanzen, beinahe formvollendet Getränke in dünne Gläser füllen und diese unverschüttet servieren, wie 2006 anlässlich des Besuchs des japanischen Ministerpräsidenten Koizumi beim tschechischen Staatspräsidenten Klaus geschehen (vgl. FAZ Nr. 285, 2007: 21; Köhn 2007: 26).

ler (Medien), zum anderen auch Gegenstand bzw. Inhalt der Kommunikation. Unsere Welt ist längst überladen mit Dingen und Sachen aller Art. Da wäre es ein Wunder, wenn nicht über sie kommuniziert würde. Die Dinge selbst sagen uns etwas, sie haben Bedeutungen und sind voller Sinn.

Eine wichtige Rolle für die leibliche Kommunikation mit nicht leiblichen (oder zweifelhaft leiblichen) Entitäten spielen die sog. Brückenqualitäten (Bewegungssuggestionen, Gestaltverläufe, synästhetische Charaktere).[17] Kinder finden z. B. Gefallen daran, irgendwelche Knöpfe zu drücken, um dann zu sehen, was passiert. Die Art und Weise, wie diese Knöpfe drückfähig sind, ist bedeutungsvoll für die Entwicklung einer Affinität zu einem Gerät (Fernbedienung für die Multimediaanlage zu Hause, Bedienkästchen, um ein Pflegebett elektronisch zu verstellen). Nun werden diese Knöpfe immer flacher und glatter bis es nur mehr gekennzeichnete Felder auf einem Glas sind, die man nicht mehr drücken, sondern nur noch berühren bzw. wischen braucht. Dieser Mechanismus ist tief in unserer Motorik verankert, stößt aber dort an die Grenzen, wo der Mensch nicht mehr ganz so „maschinenhaft" funktioniert. Das ist der Fall z. B. bei zunehmender Sehbehinderung im Alter (Makuladegeneration), aber auch bei anderen degenerativen Erkrankungen der Muskeln oder Knochen. Menschen mit solchen Erkrankungen werden vielfach sozial isoliert. Dank der fortschreitenden technologischen Entwicklungen braucht man keine Feinmotorik mehr, um Maschinen zu bedienen. Man kann mit ihnen sprechen. Statt Tablet gibt es Alexa oder Google Home, dem ich Informationen entlocken und Befehle erteilen kann. Vielleicht kann ich mich sogar unterhalten. Voraussetzung ist allerdings das Funktionieren der auditiven Fähigkeiten und eine (noch) klare Aussprache. Auch die Möglichkeiten, ausschließlich mittels Gedanken(-Konzentration) Maschinen in Bewegung zu setzen, setzt voraus, dass wir uns 1. auf einen Gedanken und 2. uns konzentrieren können.[18] Wenn Menschen noch nicht (Säuglinge) oder nicht mehr (hochaltrige, demente Menschen) so „maschinenhaft" funktionieren, entstehen Probleme in der Kommunikation mit technischem Gerät. Und das ist ein zentraler Aspekt für die Weiterentwicklungen im Rahmen der digitalen Transformation.[19] Welche Brückenqualitäten müssen technische Geräte haben, um mit Menschen zukunfts- und kommunikationsfähig zu sein? Welche Formen, welche Farben, welche Größe, welche Temperatur müssen technische Artefakte haben, damit sie mich ansprechen und ich sie als ständige Begleiter haben möchte, ohne die ich nicht mehr sein will (Smartphone, Kuscheltier)?

---

**17** Bewegungssuggestionen sind Als-ob-Bewegungen bzw. Anmutungen von Bewegungen, ohne selbst Bewegung sein zu müssen. Dies spürt man am eigenen Leib durch den jeweiligen Gestaltverlauf (z. B. der gerade Weg, der mich entlang zieht). Synästhetische Charaktere beschreiben das leiblich gespürte Zusammenwirken verschiedener Sinnesqualitäten (z. B. heller Schall, dunkle Stimme, kalte Farbe) (vgl. Schmitz 1998: 37 ff.).

**18** Das Smart Home mit den Gedanken steuern: URL: https://www.homeandsmart.de/smart-home-per-gedanken-steuern (letzter Aufruf: 19.01.2018).

**19** Diesen Terminus verdanken wir Gerhard Risch; siehe Interview in diesem Band.

Eine Brückenqualität ist die Kälte. Soziale Kälte korrespondiert mit der Glätte und Flächigkeit digitaler Medien und neuer Materialien. „Die Kälte der menschlichen Beziehungen, die ja wesentlich in ihrer doppeldeutigen Berührungslosigkeit und Einsamkeit besteht, könnte durchaus von den kalten Dingen und Dingkonglomerationen [...] ausgehen." (Uzarewicz 2011: 312) Wie fühlt sich eine solche Kommunikation an, die berührungslos vonstatten geht? Was hier eine Rückmeldung ist, ist das, was man als Response z. B. über Aufforderungscharaktere (Nötigungen, Bewegungssuggestionen, synästhetische Charakter etc.) am eigenen Leib spürt. Durch diese Kommunikation werden Maschinen und Dinge sozusagen in einen anderen „Aggregatzustand" versetzt, den sie untereinander (wahrscheinlich) niemals erreichen könnten. Gleichwohl werden die natürlichen Dinge und artifiziellen Sachen dabei nicht selbst leiblich. Aber sie sind nicht mehr einfach nur Dinge oder Maschinen, sie sind Partner von Leibern. Das eigenleibliche Spüren ist das letzte Residuum von Lebewesen, weil alles andere algorithmisch dargestellt und an Technik delegiert werden kann.

## 4 Fazit: Zur Sozialität der Kommunikation mit lebenden und nicht lebenden Entitäten

In unserer modernen Welt haben wir uns daran gewöhnt, *mit* und *über* technische Geräte zu kommunizieren. Fragen wie die nach der (Un-)Mittelbarkeit und der Vermittlung sind hierbei entscheidend. Wer kommuniziert mit wem oder was? Wer oder was vermittelt? Keineswegs steckt immer ein Mensch dahinter. Ich kann *mit* meinem Computer über ein Spracherkennungsprogramm kommunizieren; ich kommuniziere dabei aber nicht *über* ihn mit einem Menschen. Wahrscheinlich ergeht es jedem Schachspieler so, dass er, wenn er gegen einen Computer spielt, meint, einen selbstbewussten Gegner vor sich zu haben: „Die Maschinen scheinen Pläne auszuhecken, sie kommen mit sehr kreativen Ideen, manchmal hat man das Gefühl, sie wollen einen austricksen oder sie genießen ihre Stellung regelrecht. Bisweilen bilde ich mir ein, sie lachen." (Kasparow zit. in Geier 1999: 180) Auch das Lesen eines Textes ist nicht immer (indirekte) Kommunikation mit einer Person. Im Gegenteil, die meisten Texte, mit denen wir es zu tun haben, sind unpersönlich. Wir verstehen sie, ohne etwas über den Autor zu wissen. Wir setzen uns mit dem Text und nicht mit seinem Erzeuger auseinander; wir wollen gar nicht wissen, was der Autor gemeint hat, sondern was der Text uns sagen will. Und auch, wenn ich auf einer Intensivabteilung im Krankenhaus die Überwachungsmonitore ablese, findet Kommunikation mit Maschinen statt (und je nachdem, was mir der Monitor sagt, dann auch mit dem Patienten). Wir können uns Kommunikation ohne Technik nicht (mehr) vorstellen.

Nun ist es aber nicht so, dass diese technisch vermittelten Kommunikationen die Face-to-Face-Interaktionen ersetzen würden. Zwar ist es notwendig und hilfreich, dass wir z. B. Telefongespräche über Kontinente hinweg führen können, um den Kontakt zu Freunden und zur Familie zu halten. Und auch der tägliche Austausch von Emails zwischen Bewohnern unterschiedlicher Orte dient zur Aufrechterhaltung regelmäßiger Kommunikation. Dies alles ersetzt aber nicht die direkte Kommunikation. Ein Großteil technischer Artefakte dient zu nichts anderem, als direkte Kommunikation zwischen Menschen herzustellen und diese zusammenzubringen. Die Pflege – besonders in den technikintensiven Bereichen – ist gefordert, die verschiedenen Kommunikationsarten und -kanäle situationsgerecht zu bedienen, einzuschätzen und zu antworten (bzw. zu handeln). Ein alltägliches Beispiel: Eine Patientin im Zimmer eines Krankenhauses klingelt, weil der Perfusomat den Alarmton verlauten ließ. Eine Pflegefachperson erwidert den Klingelton durch ihre Ankunft im Zimmer und schon findet direkte Face-to-Face-Interaktion und Kommunikation statt. Der permanente Wechsel zwischen technischer und menschlicher Kommunikation ist uns vertraut. Nun muss die Pflegefachperson prüfen, warum der Perfusomat Alarm schlägt: Ist das Gerät kaputt, ein Schlauch eingeklemmt, die Vene verstopft oder das Medikament vollständig injiziert? Bei diesem alltäglichen Vorgehen wird klar, dass sich die verschiedenen Kommunikationsarten und -kanäle überlagern. Anlass für die Intervention ist die Kommunikation *mit* einem technischen Gerät (die Klingel wird betätigt); dann findet Kommunikation *über* ein technisches Gerät statt (Prüfung des Perfusomaten) und gleichzeitig findet dabei ein Gespräch zwischen Patientin und Pflegefachperson statt (direkte Kommunikation). Sie sind eingebettet in eine gemeinsame Situation und damit zwangsläufig in leiblicher Kommunikation verbunden – unabhängig davon, ob den beiden Akteurinnen das bewusst ist oder nicht.

Maschinen kommunizieren nicht nur mit Menschen, sie steuern oder konstituieren auch soziale Beziehungen und zwar sowohl solche, an denen sie beteiligt sind, als auch solche, an denen sie nicht (unmittelbar und direkt) beteiligt sind. Ein Kaffeeautomat kommuniziert direkt mit jemandem, der sich von ihm einen Kaffee brühen lässt: Jemand wirft Geld ein, wählt ein Programm, der Automat führt das Programm durch, offeriert den Kaffee und gibt unter Umständen anschließend das Wechselgeld zurück. Darüber hinaus ist der Kaffeeautomat aber auch oft der Treffpunkt für Arbeitskollegen, Mitstudenten oder -schüler, der Ort, an dem man sich zu zweit, zu dritt, in einer ganzen Traube zu einem Schwätzchen, zu Klatsch und Tratsch trifft. Roboter Pepper tanzt, erkennt über Mimik und Gestik die emotionale Lage seines menschlichen Gesprächspartners, vermittelt „seine Gefühle" über verschiedenfarbige Ohren und Augen und kann Umfragen durchführen sowie Verkaufsgespräche führen. Auch die Robbe Paro, die u. a. in Pflegeheimen eingesetzt wird, „lernt" am Verhalten ihres Gegenübers die „richtigen" Reaktionen zu zeigen. Wird sie gestreichelt, gibt sie einen wohligen Laut von sich und „zwinkert niedlich" mit den Augen, was wiederum ein Lächeln auf das Gesicht ihres Gegenübers zaubert. Interessant in diesem Zusammenhang ist auch die Beobachtung, dass in technikintensiven Bereichen in Krankenhäusern wie Intensivstationen oder Operationseinheiten die Kommunikation unter den verschiedenen Berufsgruppen (Medizin und Pflege) sowie auch innerhalb der jeweiligen Berufsgruppe anders (intensiver?) ist, als in weniger technikintensiven Bereichen. Das mag zum einen an der räumlichen Nähe in solchen Arbeitseinheiten liegen. Zum anderen entsteht damit gleichzeitig aber auch eine leibliche Nähe, leibliche Kommunikation. Wenn es also nicht so viele technische Geräte um einen Patienten herum gäbe, gäbe es auch keine intensivere Kommunikation zwischen Pflegenden und zu Pflegenden? Diese Frage zeigt die enge Verwobenheit von technisch vermittelter leiblicher Kommunikation. Technik induziert somit Sozialität. So schließt sich der Kreis zu den Anfangsgedanken des Textes. Wenn Menschen mittels Technik so verändert werden können, dass nicht mehr klar ist, ob ein Mensch, ein Android oder ein Replikant vor mir steht, wir aber gleichzeitig daran gewöhnt sind, mittels Technik soziale Beziehungen herzustellen und zu gestalten, kann Technik und Technologie kein Problem für das Thema Sozialität sein. Offen muss allerdings die Frage nach der Leiblichkeit bleiben. Was macht die Face-to-Face-Kommunikation so besonders, dass man nicht ohne weiteres darauf verzichten kann? Ist es das Spüren: Da ist jemand so wie ich? Ist es, weil das Gegenüber mit eigener Stimme spricht und nicht einfach nur ein Echo meiner selbst ist? Ist es die gespürte Qualität des Lebendigen? Während wir repulsive Beziehungen zu anderen Menschen möglichst zu vermeiden suchen – hier wollen wir am liebsten nur Resonanzen erzeugen –, sind sie mit Maschinen zum Teil überlebensnotwendig.[20] Zur Repulsion kommt es, wenn Menschen von Maschinen ausschließlich fremd bestimmt werden und ihnen ausgeliefert sind. Im Pflege- und Gesundheitsbereich braucht man genau diese repulsive Seite der Beziehung, weil sie – so paradox es klingt – Leben rettet (die Beatmungsmaschine, der Herzschrittmacher, die Herz-Lungen-Maschine, der Defibrillator, das Dialysegerät). Es ist also ein komplexes Verhältnis zwischen Mensch-Leben-Leib-Maschine und der Depersonalisierungsvorwurf vom Anfang des Artikels greift etwas zu kurz. Das Thema entwindet sich der zweiwertigen Logik (entweder – oder). Die Beantwortung dieser Frage liegt empirisch in der Zukunft und bedarf noch intensiver Leib-Technik-Forschung.

# Literatur

Böhme, Gernot (2008). *Invasive Technisierung. Technikphilosophie und Technikkritik.* Kusterdingen.
Elsbernd, Astrid; Lehmeyer, Sonja und Schilling, Ulrike (2012). Technikgestützte Pflege: Grundlagen, Perspektiven und Entwicklungen. URL: http://opus.bsz-bw.de/hses/volltexte/2012/242/pdf/ Grundlagenartikel_Technik_und_PflegeAE08.pdf (letzter Aufruf: 05.01.2018).
Ewers, Michael (2010). Vom Konzept zur klinischen Realität – Desiderata und Perspektiven in der Forschung über die technikintensive häusliche Versorgung in Deutschland. In: *Pflege und Gesellschaft*, 15(4):314–329.
FAZ (Frankfurter Allgemeine Zeitung) (2007). Ein Roboter von Toyota spielt die erste Geige. Nr. 285, 07.12.2007, S. 21.

---

**20** Zu den Konzepten Resonanz, Repulsion und Echo siehe Rosa (2016).

Flemming, Daniel (2015). Ist die Pflege eHealth fähig? In: *Versorgung 2030 – eHealth, mHealth, Telemedizin*, S. 163–168. Gesellschaft für Versicherungswirtschaft und -gestaltung e. V., Köln.
Friesacher, Heiner (2010). Pflege und Technik – eine kritische Analyse. In: *Pflege und Gesellschaft*, 15(4):293–313.
Funken, Christiane (2005). Der Körper im Internet. In: Schroer, Markus, Hrsg., *Soziologie des Körpers*, S. 215–240. Frankfurt/M.
Geier, Manfred (1999). *Fake: Leben in künstlichen Welten. Mythos – Literatur – Wissenschaft*. Reinbeck bei Hamburg.
Habermas, Jürgen (1971). *Technik und Wissenschaft als „Ideologie"*. Frankfurt/M.
Heidegger, Martin (1967). *Vorträge und Aufsätze Teil 1*. Pfullingen.
Hörl, Erich und Hagner, Michael (2008). Überlegungen zur kybernetischen Transformation des Humanen. In: Hörl, Erich und Hagner, Michael, Hrsg., *Die Transformation des Humanen. Beiträge zur Geschichte der Kybernetik*, S. 7–37. Frankfurt/M.
Hülsken-Giesler, Manfred (2010). Technikkompetenz in der Pflege – Anforderungen im Kontext der Etablierung neuer Technologien in der Gesundheitsversorgung. In: *Pflege und Gesellschaft*, 15(4):330–352.
Köhn, Rüdiger (2007). Der Mensch und sein Roboter. In: FAZ Nr. 247, 24.10.2007, S. 26.
Ortega y Gasset, José (1996). Betrachtungen über die Technik. In: *Gesammelte Werke Band IV*, S. 7–69. Stuttgart.
Rosa, Hartmut (2016). *Resonanz. Eine Soziologie der Weltbeziehung*. Frankfurt/M.
Schmitz, Hermann (1998). *System der Philosophie. Bd. II: Der Leib. Teil 2: Der Leib im Spiegel der Kunst*. Bonn.
Schmitz, Hermann (2011). *Der Leib. Grundthemen der Philosophie*. Berlin.
Sendereihe BR Mediathek (2017). Homo digitalis. URL: http://www.ardmediathek.de/tv/Homo-Digitalis/Homo-Digitalis-Ewige-Jugend/BR-Fernsehen/Video?bcastId=45191394&documentId=47016932 (letzter Aufruf: 15.01.2018).
Smart Home (2015). URL: https://www.homeandsmart.de/smart-home-per-gedanken-steuern (letzter Aufruf: 19.01.2018).
Uzarewicz, Charlotte und Uzarewicz, Michael (2005). *Das Weite suchen. Einführung in eine phänomenologische Anthropologie für Pflege*. Stuttgart.
Uzarewicz, Michael (2011). *Der Leib und die Grenzen der Gesellschaft. Eine neophänomenologische Soziologie des Transhumanen*. Stuttgart.
von Goldammer, Eberhard und Paul, Joachim (2002). Einführung zur Neuauflage. In: Günther, Gotthard, Hrsg., *Das Bewusstsein der Maschinen. Eine Metaphysik der Kybernetik*, S. 11–18. Baden-Baden.
von Randow, Gero (1997). *Roboter – unsere nächsten Verwandten*. Reinbeck bei Hamburg.

Claudia Hauck
# Neue Technologien und Pflegebildung – eine Annäherung

**Zusammenfassung:** Neue Technologien mit ihren vielversprechenden Möglichkeiten halten zunehmend Einzug in die Pflegebildung. Die Beschäftigung mit dem Thema zeigt ein komplexes Gebilde mit diversen Einflüssen und wechselseitigen Wirkungen sowie ernstzunehmenden Auswirkungen und Grenzen. Es kristallisiert sich heraus, dass der Einsatz neuer Technologien in der Pflegebildung noch erheblich unterbelichtet ist – sowohl im didaktischen Bereich als auch in Bezug auf das neue Pflegeberufegesetz. Die Anbahnung von Technikkompetenzen ist ein relevantes Bildungsziel und als umfassendes Querschnittsthema zu sehen, das Pflegende während der gesamten Erstausbildung und auch darüber hinaus begleiten muss. Dazu sind weitere konzeptionelle Forschungsbestrebungen in erheblichem Maße notwendig.

## 1 Einleitung

Die Digitalisierung ist eine der postulierten Maßnahmen als Antwort auf die aktuellen gesellschaftlichen Herausforderungen wie z. B. die demografische Entwicklung, der Fachkräftemangel, die Ökonomisierung des Gesundheitswesens oder die Steigerung der Komplexität des Gesundheits- und Sozialwesens. Diese staatlich geforderte und geförderte Digitalisierungsstrategie führt zum vermehrten Einsatz neuer Technologien. Diese zeichnen sich durch eine „zeit- und ortsunabhängige, vernetzte Kommunikation der Akteure im Gesundheitswesen über alle Sektoren hinweg" aus (Hülsken-Giesler 2010: 332). Der Einsatz neuer Technologien betrifft sowohl den Bereich der Pflegebildung als auch den Bereich der Pflegepraxis.

Im vorliegenden Beitrag wird zunächst das Verhältnis von Technik und Pflegebildung systematisch aufgezeigt. Dabei werden sowohl die Pflegepraxis als auch die Pflegebildung in den Fokus genommen. Das heißt, einerseits gilt es zu klären, welche Anforderungen die Entwicklungen im Bereich neuer Technologien und die damit verbundenen Veränderungen der Pflegepraxis an die Pflegebildung stellen. Andererseits ist von Interesse, wie Entwicklungen im Bereich neuer Technologien die Pflegebildung selber beeinflussen.

Anhand der Skizzierung des Einsatzes neuer Technologien auf unterschiedlichen Ebenen wird die Komplexität des Themas sichtbar. Diese Systematik dient als Grundlage für Überlegungen zu notwendigen Technikkompetenzen in der Pflege. Es folgen Gedanken zu ethischen Kompetenzen, Grundlagen professionellen Handelns sowie dem Konzept der Leiblichkeit. An diese Gedanken knüpfen aktuelle Befunde zu neuen Technologien in der Pflegebildung mit ihren Implikationen für pflegerische Bil-

https://doi.org/10.1515/9783110558388-004

dungsprozesse an. Das abschließende Fazit gibt einen Ausblick auf erforderliche Konsequenzen für die Verantwortlichen auf den unterschiedlichen Ebenen.

Da in diesem Beitrag der Schwerpunkt auf dem Thema Pflegebildung liegt, wird der Bereich der Pflegepraxis hier nur soweit ausgeführt, wie es notwendig ist, um die Komplexität des Themas zu skizzieren. Dies soll dazu beitragen, eine Vorstellung des Praxisfeldes der Pflege mit den dort benötigten Technikkompetenzen zu erlangen sowie von den damit verbundenen Bildungsprozessen auf den verschiedenen Bildungsebenen.

# 2 Verhältnis von Technik und Pflegebildung

Professionell Pflegende setzen seit Jahrhunderten technische Hilfsmittel und Vorgehensweisen in ihrem Berufsalltag ein. Im Zusammenhang mit medizintechnischen Innovationen im Rahmen der Industrialisierung ab der zweiten Hälfte des 20. Jahrhunderts werden Pflegenden vermehrt Aufgaben in den Bereichen Administration und Arztassistenz übertragen. Pflegende sind nun zudem für den Einsatz innovativer Technologien am Patienten zuständig. Diese Aufgaben wurden häufig gerne übernommen, versprachen sich Pflegende dadurch eine Aufwertung ihres Berufes (vgl. Hülsken-Giesler 2010: 332).

Die Definition von Technik ist eine Herausforderung und Gegenstand wissenschaftlicher Diskussionen. Einerseits fallen Gegenstände wie Maschinen und Geräte unter den Ordnungsbegriff Technik, andererseits aber auch Kultur- und Handlungstechniken wie Schreiben, Lernen und Katheter legen (Friesacher 2010: 295). Wird der Technikbegriff breit gefasst, umschließt er „jede regelgeleitete und planmäßig als Mittel eingesetzte Fertigkeit in beliebigen Bereichen menschlichen Handelns" (Friesacher 2010: 296 mit Verweis auf Ropohl 1991: 17). Ein enger Technikbegriff versteht unter Technik „die künstlichen Gegenstände und Verfahren [...], die praktischen Zwecken dienen" (Friesacher 2010: 296 mit Verweis auf Sachse 1992a: 356 und auf Fischer 2004). Dieser Beitrag verwendet den engen Technikbegriff.[1]

Das Verhältnis von Technik und Pflege ist äußerst komplex, dialektisch zu sehen (Hülsken-Giesler 2007a: 103; 2007b: 164, 168) und trifft auf die Erwartungshaltung, den aktuellen gesellschaftlichen Herausforderungen mit dem Einsatz neuer Technologien im Gesundheitswesen gerecht zu werden. Eine Hoffnung, die sich auf die dadurch entstehende Möglichkeit der „zeit- und ortsunabhängigen [...] Kommunikation [...] über alle Sektoren hinweg" (Hülsken-Giesler 2010: 332) stützt, um den Informati-

---

1 Der ausführliche zugrunde liegende pflegewissenschaftliche Diskurs über Technik bzw. dem problematischen Verhältnis zwischen Technik und Pflege ist u. a. bei Hielscher/Kirchen-Peters/Sowinski (2015), Friesacher (2010) und Hülsken-Giesler (2010, 2007b, 2007a) sowohl bezüglich der internationalen Ebene als auch der nationalen Ebene nachgezeichnet.

onsfluss zu verbessern (vgl. Hülsken-Giesler 2010: 332–333). Dieses zentrale Merkmal neuer Technologien hat jedoch epochale Auswirkungen auf alle Menschen und verändert das pflegerische Selbstverständnis zunehmend (vgl. Friesacher 2010: 208; Hülsken-Giesler 2010: 333, 2007b: 167), denn: „Moderne Technik ist invasiv und dringt in den menschlichen Leib ein, unsere Mitwelt und Lebenswelt kann sich der technischen Welterschließung nicht entziehen."[2] (Friesacher 2010: 308) Für die professionelle Pflege zeigt sich, dass eine „grundlegende Ablehnung von Technik und Technikverwendung [...] vor diesem Hintergrund weder möglich noch sinnvoll" ist (Hülsken-Giesler 2007b: 167). Deshalb liegt der Fokus der gesellschaftlichen Auseinandersetzung auf der „Frage nach dem guten Leben und [den] sozialen Bedingungen, unter denen gelingendes menschliches Leben möglich ist" (Friesacher 2010: 308). Friesacher (2010) fordert, dass „pflegewissenschaftliche Expertise, eine kritische Haltung und auch die Perspektive der Betroffenen frühzeitig in die Prozesse der Technikentwicklung einbezogen und nicht erst in den Phasen der Erprobung und Evaluation berücksichtigt werden" (Friesacher 2010: 309).

Als grundsätzliche Voraussetzung für die Anwendung von neuen Technologien wird „Technikbereitschaft" (Neyer/Felber/Gebhardt 2012: 87) – sowohl der Pflegenden als auch der Menschen mit Pflegebedarf und deren Angehörigen – diskutiert. Unter Technikbereitschaft werden „individuelle Dispositionen [verstanden], die den Einsatz von Technik als kompensatorische primäre Kontrollstrategie[3] begünstigen" (Neyer/Felber/Gebhardt 2012: 89). Technikbereitschaft setzt sich zusammen aus „Technikakzeptanz", „Technikkompetenzüberzeugung" und „Technikkontrollüberzeugung" (Neyer/Felber/Gebhardt 2012: 88). Technikakzeptanz ist als „explizit repräsentiertes Einstellungsmerkmal, das die subjektive Bewertung technologischen Fortschritts widerspiegelt" (Neyer/Felber/Gebhardt 2012: 88) zu verstehen. Hier geht es um die individuelle Bedeutung von neuen Technologien und Technik[4] für die Person und ihr Interesse an Innovationen. Unter Technikkompetenzüberzeugung wird die „subjektive Erwartung von Handlungsmöglichkeiten in technikrelevanten Situationen" (Neyer/Felber/Gebhardt 2012: 88) verstanden, also die Disposition der Person und ihres Selbstkonzepts hinsichtlich ihrer erfahrenen Technik-Biographie. Das bedeutet die eigene Einschätzung der Anpassungsfähigkeit gegenüber neuen Herausforderungen. Technikkontrollüberzeugungen sind „individuelle Kontingenzwahrnehmungen, welche die subjektive Erwartung der Ergebnisse technikrelevanter Handlungen darstellt" (Neyer/Felber/Gebhardt 2012: 88). Sie stellt die Einschätzung dar, in welchem Maß die Person glaubt, neue Technologien beeinflussen und kontrollieren zu kön-

---

2 Zur Reichweite der neuen Technologien für das menschliche Leben siehe das Interview mit Risch in diesem Band.

3 Primäre Kontrollstrategie „im Sinne einer bedürfnisgerechten Umgestaltung der Umwelt" (Neyer/Felber/Gebhardt 2012: 88).

4 Zur näheren Begriffsbestimmung und Differenzierung von Technik und Technologie siehe Friesacher in diesem Band.

nen (vgl. Neyer/Felber/Gebhardt 2012: 88). Neyer/Felber/Gebhardt (2012) haben ein
valides Instrument entwickelt und getestet, um Technikbereitschaft einschätzen zu
können.

## 2.1 Einflüsse von Technisierung der Pflegepraxis auf Pflegebildung

In Bezug auf die Pflegepraxis ist der Einsatz neuer Technologien auf verschiedenen
Ebenen und mit unterschiedlichen Perspektiven zu denken – und für diesen Beitrag
immer in Bezug auf die dadurch notwendigen Konsequenzen für die unterschiedlichen Angebote der Pflegebildung.

Auf der Mikroebene der unmittelbaren Versorgung und Pflege soll Technik konkrete Handlungsabläufe und Arbeitsprozesse unterstützen, zur Verbesserung der
Lebensqualität von Menschen mit Pflegebedarf beitragen, die Versorgungssicherheit
gewährleisten sowie die Pflegepraxis verbessern (vgl. Hülsken-Giesler 2010: 333).
Dementsprechend stellen sich die Fragen nach der (Nach-)Qualifizierung der Pflegenden für die Anwendung neuer Technologien und der Befähigung der Pflegenden
zur kritischen Reflexion der dadurch entstehenden Arrangements. Dies zeigt sich als
dringend notwendig, da aktuell eine weit verbreitete affirmative Einstellung gegenüber dem Einsatz technischen Equipments im pflegerischen Alltag angemahnt wird,
die das komplexe Verhältnis von Pflege und Technik verkennt und den Blickwinkel
auf die reine Anwendungsorientierung reduziert (vgl. Hülsken-Giesler 2010: 331–332,
2008a: 254–255). Eine reflektierte Technikanwendung in der Pflegepraxis ist geboten,
um sinnvolle Technikarrangements zu generieren. Dabei ist die praktische Handhabung ebenso wie der fachgerechte Einsatz und die Reflexion komplexer gesellschaftli-
cher Zusammenhänge zu berücksichtigen (vgl. Hülsken-Giesler 2010: 333). Ein weiterer Aspekt sind die Beratungs- und Schulungsbedarfe von Menschen mit Pflegebedarf
und deren Angehörigen im Zusammenhang mit soziotechnischen Arrangements. Pflegende benötigen entsprechende Beratungs- und Schulungskompetenzen. Zudem ist
das Thema Datensouveränität von hoher Bedeutung – vor allem für die Menschen mit
Pflegebedarf.

Auf der Mesoebene der Einrichtung erfährt das Management durch den Einsatz
neuer Technologien Unterstützung durch individuenbezogenen Datenfluss über verschiedene Behandlungseinheiten oder Institutionen hinweg. Es erhält statistische
Erkenntnisse über Krankheits- und Versorgungsverläufe sowie übergreifende Daten
über das Leistungsgeschehen in der Pflege (vgl. Hülsken-Giesler 2010: 333). Im Zusammenhang mit dem Einsatz neuer Technologien geht es deshalb im Bereich der
Mesoebene schwerpunktmäßig um das Thema Organisationsentwicklung mit allen
seinen Facetten. Entsprechend haben Pflegebildungsangebote für das Pflegemanage-
ment diesem Zusammenhang Rechnung zu tragen. Darüber hinaus stellt sich auch
die Frage nach der aktuellen Ausstattung der Pflegeanbieter und der strategischen

Planung und Reflexion der zukünftigen Einbindung neuer Technologien. Diese Entscheidungen auf der Mesoebene wirken auf der Mikroebene in dem Sinne, welche neuen Technologien zur Verfügung stehen und mit welchen Artefakten und technischen Systemen Pflegende konfrontiert werden. Um einen Überblick zu erhalten, können technische und technologische Artefakte aus Sicht der Pflegewissenschaft wie folgt systematisiert werden: „konventionelle technische Hilfsmittel, Informationssysteme der Pflege, assistive Technologien/AAL-Systeme[5], robotische Systeme, E-Learning-Systeme" (Hülsken-Giesler 2015: 264). Beispielsweise stellt der Bereich E-Learning in der Pflegepraxis eine Möglichkeit des Angebots für Fortbildung der Pflegenden dar und Informationssysteme werden u. a. bezüglich der Dokumentation, Einsatzplanung sowie zur Unterstützung der Kommunikation verwendet (z. B. bei der Übergabe – intra- und interdisziplinär sowie mit Vorgesetzten, Angehörigen und Menschen mit Pflegebedarf).

Im Zusammenhang mit dem Einsatz neuer Technologien sind Strukturen zur Reflexion sowie zur Evaluation der Anwendung neuer Technologien zu implementieren, denn eine kritische Einschätzung geschieht nicht zwischen „Tür und Angel". Modelle zu ethischen Fragestellungen im Zusammenhang mit dem Einsatz neuer Technologien wie beispielsweise das Modell MEESTAR[6] können als Hilfestellungen für die Pflegepraxis eingesetzt werden, um strukturiert zu individuell adäquaten Ergebnissen zu kommen. Diese sind jeweils auf Sinnhaftigkeit der Anwendung für das jeweilige Pflegesetting zu prüfen sowie auf Einbeziehung in Pflegebildungsprozesse. Nicht zuletzt ist auf dieser Ebene der Datenschutz eine bedeutsame Komponente, v. a. in Bezug auf adäquate Verfahren und Strukturen zum Schutz sensibler Daten.

Um auf der Mikro- und Mesoebene handlungsfähig zu sein, sind auf der Makroebene entsprechende Voraussetzungen notwendig bzw. zu schaffen. Der Einsatz neuer Technologien kann auf Ebene der gesundheitspolitischen Entscheidungsfindung dazu beitragen, durch die Zusammenführung aller Daten einen verlässlichen Datenpool zu generieren und diesen als Grundlage gesundheitspolitischer Planungen und Entscheidungen einzusetzen (vgl. Hülsken-Giesler 2010: 333). Dazu muss der Handlungsspielraum des Einsatzes neuer Technologien gesetzlich definiert werden. Ebenso hat eine gesamtgesellschaftliche Auseinandersetzung und Einigung auf einen Mindeststandard an Ausstattung sowie auf Grenzen der Anwendung zu erfolgen. Die Verhandlung der Finanzierung kann nur so zielführend sein – auch unter dem

---

5 *AAL* steht als Abkürzung für „Ambient Assisted Living" (Manzeschke et al. 2013: 8). In Deutschland wird AAL häufig als Synonym für „Altersgerechte Assistenzsysteme" verwendet (Manzeschke et al. 2013: 8). Damit sind verschiedene technische Artefakte gemeint, die mit der Wohnumgebung verschmelzen, sodass sie nicht mehr erkennbar sind und zugleich „informations- und kommunikationsorientierte Dienstleistungen erbringen" (Manzeschke et al. 2013: 8). Manzeschke et al. 2013 bieten in ihrer Publikation „Ethische Fragen im Bereich Altersgerechter Assistenzsysteme" eine „pragmatische Annäherung" an den Begriff *AAL* (Manzeschke et al. 2013: 8–9).
6 Dieses Modell wird in Abschnitt 4 ausführlich erläutert.

ethischen Aspekt der Verteilungsgerechtigkeit. Als Grundlage für diese Überlegungen wäre eine wissenschaftlich basierte Digitalisierungsstrategie für das Gesundheitswesen wünschenswert – dabei ist eine Beteiligung u. a. der Pflegewissenschaft geboten. Dies zeigt, dass verstärkte (pflege-)wissenschaftliche Forschungstätigkeiten in diesem weiten Handlungsfeld notwendig sind – sowohl im Bereich der Grundlagenforschung als auch der angewandten Forschung sowie eine differenzierte Auseinandersetzung mit Fragestellungen, die im Zusammenhang mit dem Einsatz neuer Technologien in der Pflege auftreten. Aus diesen erforderlichen Entwicklungen ergeben sich wiederrum Implikationen für die Pflegebildung im Sinne der Notwendigkeit des Einbezugs der Dimension der Makroebene bei der Planung, Durchführung und Reflexion von Pflegebildungsangeboten, z. B. bei der Ausrichtung pflegewissenschaftlicher Studiengänge, der Ausbildung von Pflegefachpersonen und im Bereich der Fort- und Weiterbildung.

## 2.2 Pflegebildung – Lehren und Lernen mit und über Technik

Der Bereich der Pflegebildung umfasst die Elemente Ausbildung, Fort- und Weiterbildung im sekundären wie im tertiären Bildungssektor und fokussiert u. a. pädagogische Aspekte sowie Bildungsstrukturen.

Auf der Mikroebene der Pflegebildung ist durch den Einsatz neuer Technologien eine notwendige Konsequenz die (Weiter-)Qualifikation der Lehrenden. Lehrende müssen zum einen über neue Technologien informiert sein, die in der Pflegepraxis Anwendung finden. Für die Anwendung z. B. im Rahmen einer praktischen Lernbegleitung benötigen sie ggf. besondere Qualifikationen. Zum anderen benötigen Lehrende entsprechende Kompetenzen zum Einsatz neuer Technologien im bzw. für den Unterricht, dies kann beispielsweise ein modernes Skills-Lab (siehe Abschnitt 6) oder es können Multimedia-Tafeln bzw. interaktive Whiteboards sein. Neben den erforderlichen Technikkompetenzen und der Technikbereitschaft sind Kompetenzen in den Fachbereichen Medienpädagogik, Mediendidaktik und Medienwissenschaft gefragt.

Zudem ist der Einsatz von neuen Technologien in der Pflegebildung damit verknüpft, dass Schüler/-innen bestimmte qualifikatorische Voraussetzungen und Kompetenzen benötigen bzw. eine gewisse Technikbereitschaft, um beispielsweise bei einem Einsatz von E-Learning[7] nicht überfordert zu sein. An dieser Stelle ist sicherlich zu diskutieren, welche Grundqualifikationen die Schüler/-innen im Vorfeld erworben haben sollten und welche in der Ausbildung anzubahnen sind. Erkennbar wird hier die Verbindung zur allgemeinen Schulbildung sowie zur Fragestellung nach der Kom-

---

7 *E-Learning* wird als „Lernen mit Hilfe elektronischer Medien" definiert (Mandl/Winkler 2003 zit. in Hülsken-Giesler 2008b: 2), bezieht sich allerdings oft auf „Lernprozesse, die in einer internetgestützten Lernumgebung initiiert werden" (Hülsken-Giesler 2008b: 2).

petenzermittlung und geeigneten – möglicherweise auch technologiebasierten – Verfahren.

Auf der Mesoebene sind Überlegungen bezüglich des Themas neue Technologien Teil des Schulentwicklungsprozesses. Das Konzept *Schulentwicklung* stammt aus dem Bereich der Systemtheorie und umfasst die Elemente „Personalentwicklung", „Unterrichtsentwicklung" und „Organisationsentwicklung" (Gudjons/Traub 2016: 281). Im Bereich Organisationsentwicklung sind vor allem Überlegungen zur Implementierung von Informationssystemen (IuK[8]-Technik) gefragt – auch bezüglich der Anwendung von E-Learning-Einheiten oder spielbasiertem Lernen[9] – sowie zur Einrichtung von Skills-Labs, wenn es um simulationsbasiertes Lernen[10] geht. Zudem sind geeignete Strukturen zur Evaluation und Reflexion anzubahnen und zu verstetigen. Bezüglich der Unterrichtsentwicklung ist Curriculumentwicklung ebenso notwendig wie adäquate fachdidaktische Konzepte, die den Einsatz von neuen Technologien kritisch flankieren. Es gilt, sich sowohl im Bereich der Lehrenden als auch der Lernenden mit gemeinsamen Fachsprachen auseinanderzusetzen, um Kommunikation intra- und interdisziplinär zu ermöglichen sowie die Reflexion der zugrundeliegenden Dialektik zu fördern. Dabei ist das Element der Personalentwicklung nicht aus den Augen zu verlieren. Lehrende sind zu befähigen, mit diesen Entwicklungen umgehen zu können und den Anforderungen an ihre Kompetenzen gerecht zu werden.

Aus der Perspektive der Pflegebildung in Bezug auf die Fort- und Weiterbildung sind auf der Mesoebene geeignete kompetenzorientierte Qualifizierungsprogramme für Pflegefachpersonen zu entwickeln. Auch in diesem Zusammenhang stellt sich die Frage nach dem Umgang mit technischen und technologischen Artefakten auf der Ebene der in der Pflegepraxis verwendeten neuen Technologien und/oder ebenso im Bereich der Pflegebildung. Inwieweit sind Institutionen der Aus-, Fort- und Weiterbildung technisch auf dem neusten Stand? Dies stellt einen zentralen Punkt der Pflegebildung dar, denn wie bereits erwähnt, zeigen Studien einen positiven Zusammenhang zwischen der Technikbiographie und der Technikbereitschaft einer Person (vgl. Neyer/Felber/Gebhardt 2012: 94). Das bedeutet, wenn Personen bereits neue Technologien angewendet haben, steigt ihre Bereitschaft, sich auf weitere neue Technologien einzulassen und diese einzusetzen.

Die Makroebene des Pflegebildungsbereichs umfasst u. a. die Festlegung der Rahmenbedingungen der Pflegebildung und eine entsprechende Gesetzgebung bezüglich

---

**8** *IuK* steht als Abkürzung für Informations- und Kommunikationstechnologien (vgl. Hülsken-Giesler 2008b: 3). Diese werden im deutschen Sprachgebrauch auch als IKT und im angloamerikanischen Bereich als ICT abgekürzt.

**9** Sog. *Serious Games*, also ernsthafte Spiele, sind interaktive Computerspiele, die mit bestimmten pädagogischen Zielen eingesetzt werden (vgl. Dütthorn/Hülsken-Giesler/Pechuel 2018).

**10** Simulationen werden als Lehrmethoden eingesetzt, um Auszubildende und Studierende in einem geschützten Rahmen adäquat auf die (Pflege-)Praxis vorzubereiten (vgl. Cant/Cooper 2009: 3).

des Datenschutzes. In den jeweiligen Ländercurricula ist die Anbahnung von Technik-kompetenzen als Querschnittsthema einzubinden. Es sind Elemente wie E-Learning-bzw. Blended-Learning-Einheiten[11] und simulationsbasiertes Lernen zu diskutieren und in geeigneter Form zu fixieren. Darüber hinaus sind entsprechende Rahmungen zur Anbahnung einer kritischen Reflexionsfähigkeit und Auseinandersetzung mit Fra-gestellungen im Einsatz neuer Technologien (u. a. ethischer Art) zu setzen. In die-sem Zusammenhang ist auch die Notwendigkeit einer angemessenen Finanzierung als Grundlage zu nennen, um die jeweiligen Curricula auch umsetzen zu können. Im Bereich der Pflegebildung sind weitere Forschungsanstrengungen notwendig, um für den Einsatz neuer Technologien geeignete didaktische Konzepte zu entwickeln, zu im-plementieren und zu evaluieren und darauf aufbauend weiterzuentwickeln. Zudem sind Fragestellungen z. B. zur Technikbereitschaft, zu den Auswirkungen des Einsat-zes neuer Technologien bezüglich Schüler und Lehrer, zur Kompetenzmessung pfle-gewissenschaftlich aufzugreifen und zu erforschen.

Das bedeutet in der Konsequenz, dass für Überlegungen zur Pflegebildung die Einflüsse, die auf die verschiedenen Ebenen der Pflegepraxis wirken, ebenso in den Blick genommen werden müssen wie die Einflüsse auf die verschiedenen Ebenen der Pflegebildung. So zeigt sich, dass eine reine Zusammenstellung von „technischen In-halten" der Pflegepraxis für die Pflegeausbildung deutlich zu kurz greift. Die Pflege-bildung hat sich mittlerweile von der Verrichtungsorientierung zur Kompetenzorien-tierung weiterentwickelt mit dem generellen und berufsunabhängigen Bildungsziel der Persönlichkeitsentwicklung (vgl. Hülsken-Giesler 2010: 335). Daher muss gefragt werden, welche Kompetenzen für den Einsatz von Technik und neuen Technologien durch professionelle Pflegende anzustreben sind.

# 3 Technikkompetenzen in der professionellen Pflege

Neben dem internationalen Diskurs zum Thema Technikkompetenzen[12] ist vor dem Hintergrund des neuen Pflegeberufegesetzes besonders der Stand der Diskussion in Deutschland von Interesse. Eine eindeutige Definition des Begriffs Technikkom-petenzen erscheint in der Fachwelt schwierig, da zum einen die Definitionen des Kompetenzbegriffs und zum anderen die teilweise bereits identifizierten, relevanten Kompetenzen für die Anwendung neuer Technologien in der professionellen Pflege im nationalen und internationalen Diskurs erheblich differieren, beispielsweise in der

---

11 Mit *Blended Learning* sind „Lehr-/Lernkonzepte [gemeint; Anm. d. Verf.], die eine didaktisch sinn-volle Verknüpfung von ‚traditionellem Klassenzimmerlernen' und virtuellem bzw. Online-Lernen auf der Basis neuer Informations- und Kommunikationsmedien anstrebt." (Seufert-Mayr 2002: 23 zit. in Hülsken-Giesler 2008b: 3)
12 Ausführlich dargestellt von Hülsken-Giesler (2010).

Systematisierung und im Abstraktionsniveau (vgl. Hülsken-Giesler 2010: 335–341). Hülsken-Giesler (2010) konstatiert den häufigen Einsatz des Begriffs *Kompetenzen*[13] im Sinne von *Performanzen*[14] im deutschsprachigen Kompetenzdiskurs, um „beobachtbares Verhalten" (Hülsken-Giesler 2010: 335) zu benennen. Die Problematik des teilweisen synonymen Einsatzes der Begrifflichkeiten findet sich ähnlich auch im internationalen Diskurs. Ein weiteres wichtiges Unterscheidungsmerkmal ist: „Performanzen können u. a. durch Training erworben werden, die Aneignung von Kompetenzen erfolgt dagegen durch Persönlichkeitsentwicklung." (Hülsken-Giesler 2010: 335)

Dieses umfassende Bildungsziel der Persönlichkeitsentwicklung mit ihren Forderungen nach einer kritischen und reflektierenden Haltung findet auch auf internationaler Ebene wenig Beachtung (vgl. Hülsken-Giesler 2010: 335). Beispielsweise sind in den USA Basiskompetenzen im informationstechnischen Gebiet für alle Pflegenden gefordert und Expertenwissen auf Bachelor- sowie spezialisiertes Wissen auf Master-Niveau. Zum Jahrtausendwechsel entwickelten zwei US-amerikanische Pflegebildungsorganisationen „Richtlinien für die Berücksichtigung der informationstechnischen Entwicklungen in der Pflegeausbildung" (Hülsken-Giesler 2010: 337). Hier sind fünf Prinzipien festgelegt:

- „Unterrichten von Auszubildenden und Pflegepraktikern in Basiskompetenzen der Informationstechnologie,
- Ausstatten von Pflegenden mit speziellen Fertigkeiten in der Informationsverarbeitung,
- Verbesserung der Pflegepraxis und der Pflegebildung durch Einrichtung von Projekten im Bereich der Informationsverarbeitung,
- Ausbildung von Lehrenden im Bereich der Pflegeinformatik,
- gemeinsames Vorgehen der relevanten Akteure." (Gassert 1998 in Hülsken-Giesler 2010: 337–338)[15]

Im Rahmen einer Expertenbefragung identifiziert Hülsken-Giesler (2010) pflegerelevante Kompetenzen im Bereich innovativer AAL-Technologien und stellt diese vor dem Hintergrund aktueller Diskussionen eingebettet in das Konzept beruflicher Handlungskompetenzen dar.

> Auf der Ebene der Fachkompetenz wird ein grundlegendes Ingenieurswissen, Kenntnisse zur Informationspsychologie (*„Wie werden welche Informationen wahrgenommen, wie gut werden sie wahrgenommen"*), Kenntnisse zu Distribuierungsprozessen sowie zu Klassifikationssystemen

---

**13** Der Begriff *Kompetenz* bezieht sich auf „die Disposition, in immer wieder neuen (beruflichen) Situationen adäquate Handlungen zu generieren" und „erfolgt durch Persönlichkeitsentwicklung" (Hülsken-Giesler 2010: 335 mit Verweis auf Erpenbeck et al. 2003).

**14** Mit *Performanz* ist „das beobachtbare Verhalten" gemeint und kann „u. a. durch Training erworben werden" (Hülsken-Giesler 2010: 335 mit Verweis auf Erpenbeck et al. 2003).

**15** Es liegen weitere Kompetenzkataloge vor. Eine ausführliche Übersicht findet sich bei Hülsken-Giesler (2010: 336–341).

und Taxonomien in der Pflege angemahnt. Auf der Ebene der Methodenkompetenz erwarten die Befragten die sichere Beherrschung der jeweils verwendeten Geräte, Apparate und Systeme, die Befähigung zur Recherche von Informationen, die Fähigkeit zum analytischen Denken sowie zur Vermittlung von Theorie und Praxis. Auf der Ebene der *Personalkompetenz* erwarten die Befragten eine Bereitschaft, sich auf Technik/Technologie einzulassen, Fähigkeiten des analytischen und vernetzten Denkens sowie die Befähigung zur kritischen Reflexion der Sinnhaftigkeit von Technik. Nennungen, die auf der Ebene der *Sozialkompetenz* verortet werden könnten, erfolgten nicht. (Hülsken-Giesler 2010: 345)

Auch wenn zum Thema Sozialkompetenz keine Angaben durch die befragten Expert(inn)en gemacht worden sind, sind diese nicht zu vernachlässigen, gilt es doch im Zusammenhang mit dem Einsatz neuer Technologien adäquat zu kommunizieren und eine kritisch-reflexive Haltung einzunehmen.

Barakat et al. (2013) haben in einem zweitägigen Workshop Kompetenzen ermittelt, die Pflegefachpersonen für den Einsatz von eHealth-Technologie benötigen. Unter diesem Begriff sind Technologien wie persönliche Gesundheitsaufzeichnungen, Telemedizin, Ambient Assisted Living (AAL) etc. zusammengefasst. Folgende Ergebnisse liegen zu den benötigten Kompetenzen im Umgang mit eHealth- Technologien vor: „(1) the requirements for basic ICT[16], proficiency, qualitative analysis, and interpretation skills, (2) communication skills, (3) support and guidance for the patient (both for care support, computer, and ICT use, (4) knowledge of best practices, and (5) legal requirements concerning patient privacy and confidentiality" (Barakat et al. 2013: 7). Barakat et al. (2013) fordern eine Neubewertung der bereits vorhandenen Kompetenzen von Pflegefachpersonen vor dem Hintergrund der Anforderungen an professionelle Pflege im Rahmen des Einsatzes von eHealth-Technologien (vgl. Barakat et al. 2013: 7). Zum Beispiel ist der Bereich der kommunikativen Kompetenzen bereits in Pflegebildungsprozessen berücksichtigt. Dennoch ist anzunehmen, dass im Zusammenhang mit dem Einsatz neuer Technologien diese Fähigkeiten und Fertigkeiten, die diese Kommunikationskompetenzen umfassen, möglicherweise andere sind. Limitierend an dem Beitrag wirkt die affirmative Haltung der Autoren zum Thema eHealth. Kritisch-reflexive Kompetenzen[17] sind bei der Auflistung von Barakat et al. (2013) nicht berücksichtig. Stattdessen wird eine grundsätzlich positive Einstellung gegenüber der Anwendung von neuen Technologien gefordert (vgl. Barakat et al. 2013: 7 Tabelle 1).

Schüler et al. haben 2013 den zukünftigen Qualifikationsbedarf in der Pflege in einer vom Bundesministerium für Bildung und Forschung geförderten Studie erhoben (vgl. Schüler et al. 2013: 1137). Zentrale Ergebnisse waren der Bedarf an „interprofessionell, intersektoral und interkulturell ausgerichteten Koordinations- und Kommunikationskompetenzen" (vgl. Schüler et al. 2013: 1137). Der Begriff Technikkompe-

---

16 ICT siehe Fußnote 8.
17 Kritisch-reflexive Kompetenzen sind z. B. für die adäquate Auswahl neuer Technologien für konkrete Pflegeempfänger notwendig, da hier eine Bewertung der individuellen Situation erforderlich ist (vgl. Hülsken-Giesler 2010: 335).

tenz wird nicht explizit erwähnt, sondern verkürzt als elektronische Dokumentation, Anwendung von Medizintechnik in der ambulanten Pflege,[18] Unterstützung von Telemedizin sowie Anwendung von ambulanter Diagnostik und Intensivmedizin dargestellt. Als zusätzliche Limitationen der Erhebung von Schüler et al. (2013) können die synonyme Verwendung der Begriffe Qualifikation und Kompetenzen, sowie die arztzentrierte Perspektive genannt werden. Laut Schüler et al. (2013) sollen Pflegefachpersonen zukünftig auch zur weiteren Entlastung der Ärzteschaft eingesetzt werden (Delegation). Zudem zeigt sich eine geringe Differenzierung der unterschiedlichen untersuchten Berufsgruppen.

Die Systematisierung dieser unterschiedlichen Ergebnisse und die Einordnung zukünftiger Befunde zum Thema Technikkompetenzen in das komplexe Feld sollten formal und inhaltlich erfolgen (Hülsken-Giesler 2010: 347). Formal bietet sich das Konzept der beruflichen Handlungskompetenz an (vgl. Hülsken-Giesler 2010: 347). Die Dimensionen *Fachkompetenz, Methodenkompetenz, Sozialkompetenz* und *Personalkompetenz* würden der Strukturierung dienen. Hier verweist Hülsken-Giesler (2010) auch auf den Abschlussbericht der Studie „Pflege 2015" der Hans-Böckler-Stiftung von Klein/Gaugisch/Stopper (2008). Für die inhaltliche Differenzierung schlägt Hülsken-Giesler die pyramidenförmige hierarchische Systematisierung von Mayring et al. (2005) vor, mit den Dimensionen instrumentell-technische Kompetenzen, inhaltlich-kognitive Kompetenzen, sozial-kommunikative Kompetenzen, emotionale Kompetenzen und kritisch-reflexive Kompetenzen an der Spitze (Hülsken-Giesler 2010: 347). In Bezug auf die Anwendung im Bereich der Profession Pflege würde eine Ergänzung um die Stufen der Pflegekompetenz nach Benner (1984) sowie um die Unterscheidung von Anwendungs- und Beurteilungskompetenzen nach Kirkevold (2004) den unterschiedlichen Ebenen gerecht (vgl. Hülsken-Giesler 2010: 347).

Gründe für die mangelhaft strukturierte Anbahnung technischer Kompetenzen in der deutschen pflegerischen Ausbildung sieht Hülsken-Giesler (2010) auf Seiten der Lehrenden und Lernenden sowie der Bildungsinstitutionen und der Gesellschaft. Problematisch erweisen sich beispielsweise Ergebnisse einer Umfrage an Pflegeschulen in Deutschland, nachdem Informations- und Kommunikationstechnologie-Dozierende meist als Freiberufler/-innen ohne akademische Qualifikation oder pädagogische Ausbildung engagiert werden. Zudem werden bei Akkreditierungen pflegerischer Bildungsangebote Technikkompetenzen bislang nicht angemahnt (vgl. Hülsken-Giesler 2010: 344). Es ist festzustellen, dass in den analysierten Untersuchungen überwiegend Pflege-Studierende und -Lehrende berücksichtigt werden, wohingegen Pflegende mit Berufserfahrung kaum Gegenstand der Überlegungen zu notwendigen Technikkompetenzen für die Pflegepraxis sind (vgl. Hülsken-Giesler 2010: 336).

---

**18** Die Hälfte der befragten Expert(inn)en stimmte zu, dass „ambulant tätige Fachkräfte mit Medizintechnik nicht nur umgehen können, sondern auch in der Lage sein müssen, einfache Wartungsarbeiten durchzuführen [...]" (Schüler et al. 2013: 1138).

# 4 Ethische Kompetenzen und Modelle im Zusammenhang mit neuen Technologien

Die Förderung ethischer Kompetenzen ist notwendig, um als Pflegefachperson auf Konzepte zur Reflexion des Einsatzes neuer Technologien wie z. B. soziotechnischer Arrangements zurückgreifen zu können. Dies betrifft alle Bereiche der Pflegebildung. Rabe (2012) versteht unter ethischen Kompetenzen „Elemente wie die Fähigkeit zur Formulierung der eigenen moralischen Überzeugungen, die Fähigkeit zum Erkennen moralischer Probleme in der eigenen Praxis, Urteilsfähigkeit, Diskursfähigkeit, die Fähigkeit zum Perspektivenwechsel, Konflikt- und Kompromissfähigkeit, aber auch die Wachheit und den Mut, tatsächlich moralisch zu handeln und für die Rahmenbedingungen des eigenen Handelns Mitverantwortung zu übernehmen." (Rabe 2012: 115)

Pflegefachpersonen sind auf den unterschiedlichen Ebenen gefordert, ihre ethischen Kompetenzen zu zeigen und ihren Verantwortungsbereichen gerecht zu werden. Dies wird im neuen Pflegeberufegesetz (PflBG) in Paragraf 5 explizit zum Ausdruck gebracht, wenn es heißt: „Sie [die professionelle Pflege; Anm. d. Verf.] erfolgt [...] auf Grundlage einer professionellen Ethik." (§ 5 Abs. 2 Satz 2 PflBG)

Auf der Mikroebene geschieht dies bei der pflegerischen Verantwortungsübernahme für konkrete Patient(inn)en (vgl. Giese 2013: 66). In Zusammenhang mit dem Einsatz neuer Technologien geht es dabei u. a. um die Pflicht, technische Artefakte korrekt anzuwenden. Im Bereich der Meso-/Binnenebene sind ethische Kompetenzen gefragt, wenn es um die „Pflege als Arbeit und Mitverantwortung im Team und in einer konkreten Einrichtung" (Giese 2013: 69) geht. Hier sind Pflegende u. a. dafür verantwortlich, ihren Beitrag bei der Auswahl und Abstimmung geeigneter Angebote neuer Technologien zu leisten und den Einsatz kritisch zu reflektieren. Auf der Makroebene zeigen Pflegende ihre ethischen Kompetenzen bei der Aushandlung der „Bedingungen der Pflege als Fürsorgearbeit (Care) in einer konkreten gesellschaftlichen und historischen Situation" (Giese 2013: 71). Bereits Käppeli (1988) weist darauf hin: „Krankenpflege sollte aufhören, berufliche und politische Fragen so zu behandeln, als ob sie nicht auch moralische Fragen wären." (zit. in Giese 2013: 71) Auch hier zeigt sich die Notwendigkeit, kritisches Reflexionsvermögen und den Blick der Auszubildenden auch für größere und politische Zusammenhänge zu schulen, um diesen Anforderungen gerecht zu werden. In Bezug auf den Einsatz neuer Technologien ist damit u. a. das Einbringen in den gesellschaftlichen Diskurs zur Verteilungsgerechtigkeit zu verstehen, wenn es darum geht, wie der Zugang zu neuen Technologien gestaltet ist. Denn, so konstatiert Kohlen (2016): „Werden Machtfragen (politische Fragen) und Fragen der Zuständigkeiten sowie Verteilung von Verantwortlichkeiten nicht gestellt, kann Caring leicht eine Überforderung für Pflegende bedeuten." (Kohlen 2016: 19)

Eine „Ethik der Achtsamkeit" (Kohlen 2016: 23) ist die Aufforderung zur gestaltenden Partizipation Pflegender an „professionellen, gesellschaftlichen und politischen Rahmenbedingungen" (Kohlen 2016: 23). Kohlen (2016) bezieht sich v. a. auf die Care-Ethikerinnen Gilligan, Tronto und Conradi und postuliert als Grundlage der „Care-Praxis [...] Achtsamkeit" (Kohlen 2016: 22), Achtsamkeit gegenüber den Pflege-empfänger(inne)n aber auch gegenüber sich selber als Pflegefachperson. Diese Über-legungen führen zu der These, dass Achtsamkeit eine notwendige Voraussetzung sein könnte, um leibliche Regungen wahrnehmen und reflektieren zu können. Wenn Pfle-gende sich in ihrer Leiblichkeit[19] achtsam in die Pflegehandlungen einbringen, kön-nen sie Pflegesituationen gemeinsam mit den Pflegeempfängern gestalten. Um eine adäquate Care-Praxis zu ermöglichen, sind solche Ansätze einer Care-Ethik zu wäh-len, die „Macht, Ungleichheiten und Konflikte thematisieren" (Kohlen 2016: 24). Dazu ist ein grundlegendes „emanzipatorisches Verständnis von Pflege" (Kohlen 2016: 24) notwendig sowie der Mut, Partizipation einzufordern.

Neben den grundlegenden theoretischen Überlegungen zu ethischen Kompeten-zen und einer Care-Ethik der Achtsamkeit gibt es für die Pflegepraxis unterschiedli-che Modelle zur Bewertung des Einsatzes neuer Technologien. Exemplarisch sei hier ein „Modell zur ethischen Evaluation sozio-technischer Arrangements (MEESTAR)" (Manzeschke et al. 2013: 13) in der Pflege- und Gesundheitsversorgung angeführt, das Manzeschke et al. (2013) mit Blick auf das Gebiet Altersgerechte Assistenzsyste-me (AAL) entwickelt haben. Das Instrument MEESTAR soll zur Strukturierung und Systematisierung ethischer Fragestellungen im Zusammenhang „eines konkreten Arrangements eines oder mehrerer altersgerechter Assistenzsysteme" (Manzeschke et al. 2013: 21) beitragen sowie zur Diskussion und Reflexion der unterschiedlichen Perspektiven anregen. Zudem tragen 15 von Manzeschke et al. (2013) vorgeschla-gene „Ethische Leitlinien für den Einsatz von altersgerechten Assistenzsystemen" (Manzeschke et al. 2013: 22) als Orientierungspunkte zur Urteilsbildung und Ent-scheidungsfindung bei. Um die drei Betrachtungsebenen zu visualisieren, ist das Instrument MEESTAR dreidimensional dargestellt (x-Achse: Dimensionen der ethi-schen Bewertung; y-Achse: Stufen der ethischen Bewertung; z-Achse: Ebenen der ethischen Bewertung; s. Abb.1).

Die erste Ebene (y-Achse) thematisiert mögliche ethische Probleme durch die An-wendung altersgerechter Assistenzsysteme und ist in vier Stufen unterteilt. Stufe I ist neutral gehalten und besagt, dass aus ethischer Perspektive der Einsatz bedenkenlos möglich ist. Die weiteren Stufen verweisen auf negative Auswirkungen im Sinne von Hinweisen auf ethisch sensible Anwendungen. Dies kann bei Stufe II „in der Praxis entsprechend berücksichtigt werden" (Manzeschke et al. 2013: 14). Stufe III bildet die Grenze. Hier kann eine Anwendung mit erhöhter, dauerhafter Reflexion der Situation noch begründet erfolgen. Eine Ablehnung des Einsatzes altersgerechter Assistenzsys-teme ist auch eine mögliche Konsequenz. Die obligatorische und ethisch begründete Ablehnung der Anwendung erfolgt bei Erreichen der Stufe IV (vgl. Manzeschke et al. 2013: 20).

---

**19** Siehe hierzu auch den Aufsatz von Uzarewicz/Uzarewicz in diesem Band.

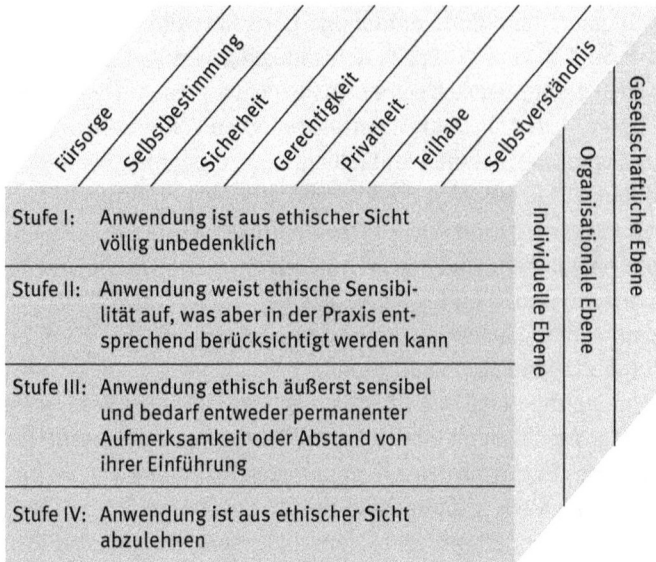

**Abb. 1:** MEESTAR: Ethische Fragen im Bereich altersgerechter Assistenzsysteme (Quelle: Manzeschke et al. 2013: 14).

Im Rahmen der Studie von Manzeschke et al. (2013) wurden für den Einsatz altersgerechter Assistenzsysteme sieben ethische Dimensionen als zentral identifiziert: „Fürsorge, Selbstbestimmung, Sicherheit, Gerechtigkeit, Privatheit, Teilhabe und Selbstverständnis" (Manzeschke et al. 2013: 14). Diese bilden die zweite Ebene (x-Achse) des Analyseinstruments MEESTAR. Sie sollen durch Gegenüberstellung möglicher Pro- und Contra-Argumente helfen, die nötige Tiefe in den Reflexionsprozess zu bringen. Die dritte Ebene (z-Achse) thematisiert die gesellschaftlichen, organisatorischen und individuellen Beobachtungsperspektiven (vgl. Manzeschke et al. 2013: 14–21).

# 5 Professionelles Pflegehandeln und das Konzept der Leiblichkeit

Neben den Überlegungen hinsichtlich der notwendigen Technikkompetenzen sowie der ethischen Kompetenzen und Modelle in Bezug auf neue Technologien bedarf es einer Reflexion der grundsätzlichen Anforderung an Pflegebildungsprozesse: die Anbahnung professionellen Pflegehandelns. Interaktion und Beziehung sind zentrale Elemente pflegerischen Handelns (vgl. Hülsken-Giesler 2014: 380). Die „doppelte Handlungslogik als Kern des beruflichen Pflegehandelns" (Hülsken-Giesler 2014: 396) kann zusammengefasst über den „Zusammenhang von Regelwissen und Fallverstehen, die Wechselseitigkeit von Begründungs- und Entscheidungszwängen, die Anerkennung der Autonomie der Lebenspraxis der Klienten, die subjektive Betroffenheit des Klienten, die analytische Distanz des Professionellen sowie den Umstand, dass sich vor dem Hintergrund dieser Aspekte keine vollständigen Handlungsstandards für das professionelle Handeln ableiten lassen, bestimmt werden" (Hülsken-Giesler 2014: 396).[20] Dabei geht es einerseits um das (empirische) Regelwissen. Pflegerische Interventionen werden daran ausgerichtet und begründet. Auf der anderen Seite der professionellen Handlungslogik steht der individuelle Mensch mit Pflegebedarf und das Verstehen seiner spezifischen Situation und Bedarfe. Voraussetzung einer gelingenden Pflegepraxis ist die kritische Reflexion von Nähe und Distanz (vgl. Hülsken-Giesler 2008b: 411). Als Grundlage dieser Reflexion kann das Konzept der Leiblichkeit herangezogen werden.

Das Konzept der Leiblichkeit wurde von dem Phänomenologen Hermann Schmitz mit Bezug auf die klassische und die Neue Phänomenologie weiterentwickelt und setzt dem „festen Körper" (Uzarewicz/Uzarewicz 2005: 89) einen spürbaren „Leib" (Uzarewicz/Uzarewicz 2005: 89) mit einer ganz eigenen und veränderlichen Struktur als Ergänzung entgegen. Uzarewicz/Uzarewicz (2005) konstatieren in Bezug auf die Pflege: „Der Leiblichkeitsbezug der Pflege geht weit über die durchschnittlich bloße objektivistische Körperorientierung der klassischen Medizin hinaus und verweist mit den daraus ermöglichten originären pflegerischen Handlungsdimensionen auf die Eigenständigkeit der Pflege als Profession, auf das eigentümliche Feld der Pflege." (Uzarewicz/Uzarewicz 2005: 175–176) Mit der Aussage „Leiblichkeit *ist* Kommunikation" (Uzarewicz/Uzarewicz 2005: 145) beziehen sie sich auf Schmitz (1989) und zitieren ihn wie folgt:

> Von leiblicher Kommunikation im Allgemeinen will ich immer dann sprechen, wenn jemand von etwas in einer für ihn leiblich spürbaren Weise so betroffen und heimgesucht wird, daß [sic] er mehr oder weniger in dessen Bann gerät und mindestens in Versuchung ist, sich unwillkürlich danach zu richten und sich davon für sein Befinden und Verhalten in Erleiden und Reaktion Maß geben läßt [sic]. (Schmitz 1989: 31 f. zit. in Uzarewicz/Uzarewicz 2005: 145)

Diese leiblichen Regungen sind Teil des Pflegealltags. Die Kunst der Pflege ist es nun, dieses vorreflexive eigenleibliche Spüren zu erfassen und es als dazugehörige Gesamtheit der pflegerischen Beziehungsgestaltung anzuerkennen, denn „Denken und Sprechen allein genügen nicht, um die wesentlichen Auseinandersetzungen mit sich selbst und der Welt zu erfassen" (Uzarewicz/Uzarewicz 2005: 89). Das durch das eigenleibliche Spüren erlangte Erfahrungswissen gilt es gleichberechtigt in die komplexe Vorgehensweise der Anwendung des Regelwissens im Zusammenhang mit dem individuellen Fallverstehen einzubeziehen als Merkmal einer professionellen Pflegehandlung. Uzarewicz (2017) spricht sogar von Kranken-Pflege als ästhetischer Aspekt.

---

**20** Hülsken-Giesler (2014) verweist auf ausführliche Darstellungen bei Raven (2007) und Weidner (1995) und auf die Ursprünge bei Oevermann.

Uzarewicz/Uzarewicz (2005) hinterfragen das im Gesundheitswesen auch für das Feld der professionellen Pflege verbreitete „funktionalistische und mechanistische ‚Menschenbild'" (Uzarewicz/Uzarewicz 2005: 48) kritisch. Die ausschließliche Ausrichtung auf Versorgung und die Konzentration auf körperdefizitorientierte Kompensations- und Substitutionsleistungen spiegelt sich in einer „defizitorientierte[n] Pflegehaltung" (Uzarewicz/Uzarewicz 2005: 49) wider. Bei diesem dualistisch geprägten Ansatz stellt sich die Frage, wer bei Pflegehandlungen im Mittelpunkt steht: die Menschen mit Pflegebedarf oder die reibungslosen Abläufe? Im Sinne einer leiborientierten Pflege wird angemerkt, den Einsatz von Technik nicht zur „Vermeidung einer pflegerischen Beziehung zu Patienten" (Uzarewicz/Moers 2012: 118) zu missbrauchen. Mit dem Einsatz von neuen Technologien ist die Sorge verbunden, das dualistische Menschenbild fortzuschreiben und seine Dominanz zu verstetigen. Denn um neue Technologien regelhaft anwenden zu können, ergeben sich bestimmte Anforderungen. Zum Beispiel ist die „Konstruktion von Wissensbeständen der Pflege [notwendig; Anm. d. Verf.], um diese einer computergestützten, systemischen Kommunikation zugänglich zu machen" (Hülsken-Giesler 2015: 263).[21] Hülsken-Giesler (2015) und Friesacher (2010) kritisieren in diesem Zusammenhang u. a. einen Informationsverlust der nichtmessbaren Pflegeanteile sowie Normierung. Als Korrektive einseitiger maschinenlogischer Vorgehensweisen sind das „leibliche Erkenntnisvermögen", „mimetische[22] Bewegung auf nicht-maschinisierte ‚Erscheinungen und Wesen'" sowie die „Bewusstwerdung und Bewusshaltung des eigenen Leides" [sic; vermutlich gemeint: ‚Leibes'; Anm. d. Verf.] anzunehmen (Hülsken-Giesler 2008a: 403–404). Diese Dialektik und Wechselwirkungen sind bei der Konzeption von Pflegebildungsprozessen zu berücksichtigen.

Paradoxerweise sind im Zusammenhang mit dem Einzug neuer Technologien in das Pflegegeschehen sowohl Professionalisierungs- als auch Deprofessionalisierungstendenzen zu erwarten (vgl. Hülsken-Giesler 2015: 276). Professionalisierung der Pflege im Sinne z. B. einer Begründung des pflegerischen Handelns mit objektiven und ggf. kontinuierlich erhobenen Daten, Stärkung des Kommunikationsflusses und einer verbesserten interdisziplinären Zusammenarbeit. Nicht übersehen werden dürfen in diesem Zusammenhang die Deprofessionalisierungstendenzen der Pflege z. B. hin-

---

**21** Siehe hierzu auch den Aufsatz von Zebbities/Güttler/Reinartz in diesem Band.

**22** Hülsken-Giesler (2008a) definiert Mimesis als ein „an dem Menschen eigenes Vermögen [...], einerseits die eigenen Bewusstseinsinhalte, verstanden als Korrelate einer subjektiven Welt, nachzuahmen und körperlich darstellend zum Ausdruck zu bringen (Selbstbezüglichkeit). Auf der anderen Seite bezeichnet Mimesis das Vermögen, sich nachahmend auf Phänomene einer Außenwelt zu beziehen und die entsprechende Erfahrung körperlich darstellend auszudrücken (Weltbezüglichkeit). Die Begriffe ‚Nachahmung' und ‚Darstellung' dürfen in diesem Zusammenhang nicht auf die Vorstellung einer bloßen Imitation reduziert werden, vielmehr wird mit ihnen auf das Verhältnis zum ‚Vorbild' angespielt." (Hülsken-Giesler 2008a: 107–108) Eine ausführliche Darstellung des Mimesis-Konzeptes ist bei Hülsken-Giesler (2010) zu finden.

sichtlich reduzierter Kontaktzeiten mit Menschen mit Pflegebedarf, Vernachlässigung von Emotions- und Beziehungsarbeit, Entwertung von Erfahrungswissen sowie Geringschätzung der körperlich-leiblichen Aspekte der Pflegearbeit (vgl. Hülsken-Giesler 2015: 276).[23]

# 6 Neue Technologien in der Pflegebildung

Nach der Darlegung des komplexen Feldes rund um das Thema neuer Technologien stellt sich die Frage, inwieweit der Einsatz neuer Technologien in der Pflegebildung dazu beitragen kann, professionelles Pflegehandeln anzubahnen. Während sich die Anwendung von Technik durch Regelhaftigkeit und Wiederholbarkeit auszeichnet (vgl. Hülsken-Giesler 2015: 263), liegt dem professionellen Handeln das hermeneutische Fallverstehen zugrunde, das keine festen Standards zulässt. Wie passt dies also zusammen?

Grundsätzlich ist für die Pflegebildung festzustellen: „Der Mehrwert digitaler Medien ergibt sich [...] nicht mit der Einführung des Mediums an sich, sondern hängt von der Qualität des didaktischen Konzepts ab." (Wienold/Kerres 2003: 325) Diese geeigneten Konzepte gilt es noch zu entwickeln. Wienold/Kerres (2003) sehen in der virtuellen Lehre verschiedene Chancen für die Pflegepädagogik. Neue Technologien bieten weitere (neue) Lernformen sowie ortsunabhängige Lernplattformen. Es entstehen neue Möglichkeiten wie z. B. „virtuelle Exkursionen, Planspiele und Simulationen oder – mit stärker interaktiver Komponente – telematische und virtuelle Laboratorien" (Wienold/Kerres 2003: 336).

Zum Thema simulationsbasiertes Lernen können Cant/Cooper (2009) in ihrem systematischen Review zeigen, dass alle zwölf eingeschlossenen Studien „medium and/or high fidelity" (Cant/Cooper 2009: 3) Simulationen als eine valide Unterrichtsmethode einschätzen. In sechs Studien konnte durch den Einsatz dieser Simulationen als Unterrichtsmethode der zusätzliche Anstieg des Wissens, der Fähigkeit zum kritischen Denken sowie der Zufriedenheit und Sicherheit nachgewiesen werden (vgl. Cant/Cooper 2009: 3). Simulationen sind eine „geschaffene ‚reale Welt' im Gegensatz zu einer tatsächlich realen Situation im Handlungsfeld" (Loewenhardt et al. 2014: 65). Es handelt sich dabei um eine Lehr-Lern-Methode, bei der Situationen aus dem beruflichen Alltag so realistisch wie möglich nachgestellt werden (vgl. Loewenhardt et al. 2014: 65). Zentrales Element dieser Lehr-Lern-Arrangements ist ein geschützter Rahmen für die Lernhandlungen, wie er in „Simulationszentren bzw. Skills-Labs" (Loewenhardt et al. 2014: 65) zu finden ist. Diese sind i. d. R. mit niedrig bis hochtechnisierten Simulationspuppen ausgestattet sowie mit zusätzlichem technischem Equipment wie z. B. der Möglichkeit der Videoaufzeichnung. Aktuell findet der Einsatz von

---

23 Siehe hierzu auch den Aufsatz von Bauer in diesem Band.

Simulationen zu Ausbildungszwecken in der Pflegebildung in Deutschland noch wenig Anwendung (vgl. Loewenhardt et al. 2014: 64).

Vlachopoulos/Makri (2017) setzen sich in ihrem systematischen Review mit der Anwendung von Spielen und Simulationen im Bereich der Hochschulbildung auseinander. Auch hier zeigt sich, dass „games and/or simulations" (Vlachopoulos/Makri 2017: 1) einen weitgehend[24] positiven Einfluss auf die Erreichung der Lernziele haben. Vlachopoulos/Makri (2017) sehen als Ergebnisse des Reviews die Möglichkeit, durch den Einsatz von Spielen und Simulationen eine unterstützende Lernumgebung zu schaffen sowie die Möglichkeit, Wissen personen- und disziplinübergreifend auszutauschen. Empirische Evidence wurde für den Bereich „cognitive learning outcomes" (Vlachopoulos/Makri 2017: 25) gefunden. Dies beinhaltet die Wissensaneignung und konzeptuelle Anwendung sowie kontextuelles Verstehen und anwendungsorientiertes Lernen. Die Ergebnisse zeigen auch, dass eine Einbettung in traditionelle Vorlesungen (Blended Learning) den Studierenden hilft, theoretische Konzepte mithilfe von Spielen besser zu verstehen. Hier zeigt sich ein positiver Effekt für beide Seiten – Studierende und Lehrende. Weiter wurden positive Auswirkungen auf Verhaltensweisen und Gefühle gefunden und zusammengetragen. Allerdings zeigt sich der Beitrag wenig kritisch bezüglich möglicher negativer Auswirkungen.

Dütthorn/Hülsken-Giesler/Pechuel (2018) setzten sich mit didaktischen und methodischen Möglichkeiten und Grenzen neuer Technologien in der Pflegebildung auseinander. Es wird u. a. untersucht, inwieweit der Einsatz sog. Serious Games dazu beitragen kann, durch ihre „authentischen digitalen Simulationen [...] Lernende mit komplexen, mehrdimensionalen Pflegesituationen zu konfrontieren, sie handlungsdruckentlastet zur Erprobung und Einübung verschiedener Handlungs- und Problemlösungsmuster zu motivieren und dabei die Entwicklung von pflegerelevanten Kompetenzen [...] zu fördern" (Dütthorn/Hülsken-Giesler/Pechuel 2018: 83–84).

Sie identifizieren folgende vier gravierende Herausforderungen bei der Entwicklung von Lernspielen: Als erstes ist zu berücksichtigen, dass „zeit- und ortsunabhängige, selbstgesteuerte Lernprozesse [...] zu einer Entstrukturalisierung von Lernprozessen" (Dütthorn/Hülsken-Giesler/Pechuel 2018: 97) führen werden. Zweitens ist das „technisch induzierte Wohlbefinden" (Dütthorn/Hülsken-Giesler/Pechuel 2018: 97), das durch Serious Gaming u. a. erzeugt wird, bei kritischer Betrachtung ein Akt der Täuschung und führt zum „Konflikt mit ethischen Fragen von Wahrheit und Wahrhaftigkeit" (Dütthorn/Hülsken-Giesler/Pechuel 2018: 97). Drittens erhöht sich die Bedeutung des Themas Datenschutz und Datensicherheit exponentiell, wenn Elemente mobiler Datenübertragung und die Analyse dieser Daten ins Spiel kommen. Und viertens reduziert sich Pflege in „virtuellen Lernkontexten auf eben jene Aspekte [...], die mit dem Stand der jeweiligen technischen Möglichkeiten zu kommunizieren sind"

---

24 Die Autoren merken an, dass die Mehrheit der Forscher übereinstimmend zu diesem Ergebnis gekommen sei.

(Dütthorn/Hülsken-Giesler/Pechuel 2018: 97). Es hängt somit zum einen vom Stand der Technik ab, inwieweit und ob überhaupt sinnlich-leibliche Aspekte der Pflegearbeit zukünftig computerbasiert simulierbar werden können oder ob sie ggf. aufgrund technischen Unvermögens oder aufgrund einer einseitigen technischen Ausrichtung der Lernangebote aus dem Lehr-Lern-Prozess verdrängt werden. Zum anderen ist der Einsatz von digitalen interaktiven Lernspielen in der Pflegeausbildung von den didaktischen und technischen Kompetenzen der Lehrenden abhängig. Auch bei den Lehrenden sind Technikkompetenzen auf unterschiedlichen Abstraktions- und Taxonomieebenen gefragt. Diese Befunde ergeben folgende Konsequenzen für die Pflegebildung.

# 7  Implikationen für die Pflegebildung

Grundsätzlich ist festzuhalten: Von einer Subsumtion einzelner Kompetenzen, beispielsweise im Sinne von isolierten Anpassungsfortbildungen, rät Hülsken-Giesler (2010) eindringlich ab. Die von ihm befragten Expert(inn)en plädieren für eine curriculare Verankerung der Vermittlung von „Grundlagenkenntnisse[n] zu den Themen Technik und Informatik" (Hülsken-Giesler 2010: 344) in der pflegerischen Ausbildung und für „eine Auseinandersetzung mit Fragen der Pflegeinformatik" (Hülsken-Giesler 2010: 344) in jeder pflegerischen „Aus-, Fort- und Weiterbildung (insbesondere im Bereich der akademischen primärqualifizierenden Ausbildung)" (Hülsken-Giesler 2010: 344). Zudem, so fordern die Expert(inn)en, sollen „technikspezifische Spezialisierungen innerhalb der Profession Pflege [etabliert werden], um Multiplikatoren und Netzwerker auszubilden und in einen Dialog mit Vertretern der Technikentwicklung und -verwendung treten zu können" (Hülsken-Giesler 2010: 344). Ausreichend Raum für die kritische Auseinandersetzung und Reflexion ethischer Aspekte im Zusammenhang mit dem Einsatz neuer Technologien muss zentraler Bestandteil in Aus-, Fort- und Weiterbildungsmaßnahmen in der Pflege sein (vgl. Klein/Gaugisch/Stopper 2008: 78–79). Zudem ist zur Förderung der Technikkompetenzen beruflich Pflegender – u. a. aufgrund der typischen Geschlechterverteilung in diesem Berufsfeld – der Fokus auf genderspezifische Besonderheiten zu legen und zu thematisieren (vgl. Hülsken-Giesler 2010: 347).

Im Bereich der grundständigen Pflegeausbildung gilt es, die erhobenen Befunde auch in Hinblick auf die Umsetzung des neuen Pflegeberufegesetzes (PflBG) in die curricularen Veränderungsprozesse mit einzubeziehen. Aktuell findet das Thema Anbahnung von Technikkompetenzen noch kaum Berücksichtigung. Beispielsweise haben das Bayerisches Staatsministerium für Unterricht und Kultus und das Staatsinstitut für Schulqualität und Bildungsforschung (2012) ein Konzept zum Schulversuch „Generalistische Pflegeausbildung mit beruflichem Schwerpunkt" in Bayern erarbeitet, das seit 2012 als Grundlage weiterer Schulversuche dient. Signalen aus dem bayerischen Kultusministerium zufolge soll dieses Konzept bei der Umsetzung des Pflegeberufegesetzes auf Landesebene ggf. als Grundlage des Rahmenlehrplans dienen. Das Thema Technikkompetenz findet in dem genannten Beitrag keine Berücksichtigung. Einzig der Begriff Medizintechnologie (Bayerisches Staatsministerium für Unterricht und Kultus/Staatsinstitut für Schulqualität und Bildungsforschung 2012: 55) im Lernfeld 21 „Lebensbedrohlichen Situationen im intensivmedizinischen Arbeitsfeld begegnen" (Bayerisches Staatsministerium für Unterricht und Kultus/ Staatsinstitut für Schulqualität und Bildungsforschung 2012: 55) gibt einen Hinweis auf das Vorkommen des Themas Technik in der Pflege. Positiv hervorzuheben ist die angedachte Reflexionseinheit zur „eigenen Technikfaszination und/oder Technikabwehr" (Bayerisches Staatsministerium für Unterricht und Kultus/Staatsinstitut für Schulqualität und Bildungsforschung 2012: 55), allerdings lediglich begrenzt auf den Bereich der Medizintechnik. In der Publikation „Pflegeausbildung in Bewegung"[25] findet das Thema „neue Technologien" keine Berücksichtigung.

Was bei diesen Modellprojekten fehlt, ist die gezielte Anbahnung von Technikkompetenzen über das gesamte Curriculum hinweg – sozusagen als Querthema, das sich spiralförmig über die drei Jahre der Ausbildung verteilt. Die Erarbeitung einer kritischen Reflexionsfähigkeit ist dabei unabdingbar. Dies gilt es nachzubessern, denn emanzipative Persönlichkeitsbildung und kritische Reflexion gelten als Kernkompetenzen der Pflegebildung (vgl. Dütthorn 2013: 25–26). Zeitgemäße Pflegeausbildungen bahnen eine reflektierte zwischenleibliche Kommunikation an, die angemessenes Pflegehandeln ermöglicht (vgl. Dütthorn 2013: 35; Uzarewicz/Moers 2012: 109) – dies gilt es sowohl für die berufliche als auch für die hochschulische Erstausbildung zu berücksichtigen sowie für alle weiteren Pflegebildungsprozesse zu prüfen.

Selbstgesteuertes Lernen ist ein notwendiger Teil der Pflegebildung. Konzeptionen eines E-Learning sollten jedoch besser als Blended-Learning-Angebote implementiert werden, um auch Elemente mit einzubeziehen, die körperlich-leibliches Erfahrungswissen auf der Interaktionsebene anbahnen (vgl. Hülsken-Giesler 2008b: 5; Wienold/Kerres 2003: 324).

Das Thema Beratung gewinnt im Zusammenhang mit professioneller Pflege zunehmend an Bedeutung. Besonders in der gemeindenahen Pflege ist dies eine Kernaufgabe. Im Rahmen von Beratungsgesprächen werden neue Technologien zukünftig auch Thema sein. Deshalb ist es notwendig, Pflegefachpersonen bereits in Fort-, Aus- und Weiterbildung auf diese Aufgabe vorzubereiten und sie zu befähigen, qualifiziert und reflektiert beraten zu können. Für den Bereich der Fortbildung haben Klein/ Gaugisch/Stopper (2008) in ihrem Projekt „Pflege 2015" beispielhaft eine Anpassungsqualifizierung „Neue Technologien in der Pflege" erstellt. Die sehr anwendungsori-

---

25 „Pflegeausbildung in Bewegung. Ein Modellvorhaben zur Weiterentwicklung der Pflegeberufe. Schlussbericht der wissenschaftlichen Begleitung" – eine Publikation des Bundesministeriums für Familie, Senioren, Frauen und Jugend (2008).

entierte eintägige Fortbildung soll Pflegefachpersonen aus stationären Einrichtungen für das Thema „neue Technologien" sensibilisieren und legt den Fokus auf pflegerische Belange.

Neben den grundlegenden Beratungskompetenzen ist es wichtig, dass Lernende ihre eigene Technik-Einstellung identifizieren und reflektieren, um ihren Standpunkt in ihrem zukünftigen bzw. aktuellen Berufsfeld behaupten zu können. Sie sollen u. a. lernen, sich kritisch mit dem Sinn und Nutzen eines Technikeinsatzes im pflegerischen Kontext auseinanderzusetzen und „Voraussetzungen eines fachgerechten Einsatzes in der jeweils konkreten (Pflege)Situation [zu] klären" (Hülsken-Giesler 2010: 344). Dies soll Lernende in der Pflege dazu befähigen, die Komplexität der Prozesse im Zusammenhang mit der Verwendung von Technik zu durchdringen, damit sie sich kritisch-konstruktiv in interdisziplinäre Diskurse einbringen können und nicht Opfer pflegefremder Interessen werden (vgl. Hülsken-Giesler 2010: 344). Für eine qualifizierte Beratung ist eine entsprechende Auseinandersetzung mit dem Thema essentiell.

# 8 Fazit und Ausblick

Angesichts der dargestellten Auswirkungen eines Technikeinsatzes auf alle Ebenen des Gesundheitswesens und der Gesellschaft mit tiefgreifenden und weitreichenden Folgen, ist ein Grundsatzdiskurs in der professionellen Pflege hinsichtlich ihrer beabsichtigten Entwicklungstendenzen dringend geboten. Die professionelle Pflege muss sich positionieren und ihre Handlungsspielräume nutzen und erweitern. Je nach Ausrichtung – auf Grundlage vorangegangener interner Abstimmungsprozesse – wird dies Einfluss auf das zukünftige pflegerische Selbstverständnis haben. Beispielsweise könnte die Ausrichtung tendenziell stärker in die medizinisch-pflegerische oder mehr sozial-pflegerische Richtung zeigen und somit den körperlich-leiblichen Zugang zum Menschen in bedürftigen Situationen befördern oder vernachlässigen. Zudem werden durch die Positionierung Weichen im Professionalisierungsprozess der Pflege gestellt. Die professionelle Pflege im Allgemeinen und die Pflegewissenschaft und Pflegebildung je im Speziellen sind aufgefordert, durch Reflexion den Einsatz neuer Technologien kritisch zu hinterfragen und die damit verbundene Dialektik zu berücksichtigen. Das bedeutet nicht, den Einsatz grundsätzlich abzulehnen, sondern gründlich abzuwägen, welche Auswirkungen und welcher Nutzen – sowohl auf der Binnenebene als auch auf der gesellschaftlichen Ebene – zu erwarten sind. Zudem ist zu berücksichtigen, Menschen mit Pflegebedarf und deren Angehörigen bei Entscheidungssituationen zu Technikfragen, die sie betreffen, miteinzubeziehen.

Bei der curricularen Umsetzung des neuen Pflegeberufegesetzes ist die Anbahnung von Technikkompetenzen im Sinne von Grundlagenkenntnissen einzuplanen.

Damit sind auch ein „kritisches Bewusstsein für eine sinnvolle Verwendung im Einzelfall sowie ein reflektiertes Bewusstsein für die Auswirkungen des Technikeinsatzes auf die Weiterentwicklung der Profession [gemeint; Anm. d. Verf.]" (Hülsken-Giesler 2010: 346). Es handelt sich sozusagen um ein Querschnittsthema, das wie z. B. das Thema Kommunikation über den gesamten Bildungsprozess hinweg mitgedacht werden muss. Zudem sind empirische Erhebungen dringend notwendig, um die Wirkungsweise des Einsatzes neuer Technologien im Pflegebildungsbereich besser einschätzen und verstehen zu können und es gilt, die vereinzelten theoretischen und empirischen Befunde systematisch zu erfassen und bestehende Forschungsdesiderata zu reduzieren.

Zur Umsetzung der Digitalisierungsstrategie ist eine grundlegende Förderung der technischen Ausstattung sowohl der Pflegeschulen als auch der unterschiedlichen Praxissettings der Pflege notwendig, um eine moderne Pflegeausbildung zu erreichen. Skills-Labs sollten zumindest für den Teil der schulischen Ausbildung Standard werden und könnten auch für die praktischen Ausbildungsbetriebe eine handlungsdruckentlastende Einrichtung darstellen. Auch die Fort- und Weiterbildung könnte von Skills-Labs profitieren.

Im Hinblick auf die geplante generalistische Pflege-Ausbildung ist bei der curricularen Entwicklung die Planung von ausreichend Raum für die Anbahnung und Förderung umfassender Technikkompetenzen als notwendige Basiskompetenzen unabdingbar, um die zukünftigen Pflegefachfrauen und -männer auf die Herausforderungen der Zukunft adäquat vorzubereiten. Die Möglichkeit, neue Technologien für die Pflegebildung einzusetzen, „stellt in Aussicht, ggf. auch komplexe Herausforderungen eines hermeneutischen Fallverstehens in der Pflege über komplexe Simulationen authentischer Szenarien zu vermitteln und handlungsdruckentlastet einzuüben" (Dütthorn/Hülsken-Giesler/Pechuel 2018: 97).

Hülsken-Giesler (2008b) konstatiert: „Inwieweit sich das konkrete Subjekt auf eine mimetische Bewegung an die Maschine einlässt, hängt wesentlich davon ab, in welcher Dichte es von maschinellen Gegenständen und maschinenlogischen Prozessen umgeben ist und in welcher Weise sich diese präsentieren." (Hülsken-Giesler 2008b: 210–211) Das bedeutet im Umkehrschluss aber auch, dass eine Mimesis an Subjekte – also die Nachahmung von Lebendigem – ebenso forciert werden kann. Daraus lässt sich folgern, dass es stark auf die Ausgewogenheit der Angebote ankommt, die Lernende präsentiert bekommen. Hier ist das Spannungsfeld zu erkennen, es kommt auf die Bewegung zwischen den Polen Mimesis an die Natur und Mimesis an die Maschine an. Und es ist der „Dialektik der Aufklärung" (Horkheimer/Adorno 2013 [1944]) geschuldet, dass ein Zurück hinter bereits erfolgte Entwicklungen nicht möglich ist. Deshalb ist es notwendig, als Lernende/-r sowohl Anregungen zur Nachahmung der Natur als auch der Maschine zu erhalten, sich dieses Spannungsfelds durch Reflexion immer wieder bewusst zu werden und sich damit aus der „Verstrickung in blinder Herrschaft" (Horkheimer/Adorno 2013 [1944]: 6) zu lösen. Diese hohen Anforderungen sind an die Entwicklung eines notwendigen pflegedidaktischen Konzepts zur Vermittlung von Technikkompetenzen zu stellen, denn es gilt, beide Pole zu berücksichtigen, um den Kern der professionellen Pflege nicht aus dem Blick zu verlieren.

# Literatur

Barakat, Ansam; Woolrych, Ryan D.; Sixsmith, Andrew; William, Kearns und Kort, Helianthe SM (2013). eHealth Technology Competencies for Health Professionals Working in Home Care to Support Older Adults to Age in Place: Outcomes of a Two-Day Collaborative Workshop. In: *Medicine 2.0*, 2(2):e10. ULR: http://www.medicine2020.com/2013/2012/e2010/ (letzter Aufruf: 29.12.2017).

Bayerisches Staatsministerium für Unterricht und Kultus and Staatsinstitut für Schulqualität und Bildungsforschung (2012). *Konzept zum Schulversuch „Generalistische Pflegeausbildung mit beruflichem Schwerpunkt" in Bayern*. URL: https://www.isb.bayern.de/download/15213/konzept_gen._pflegeausb._homepage_2012_04_02.pdf (letzter Aufruf 27.08.2017).

Bundesministerium für Familie, Senioren, Frauen und Jugend (2008). *Pflegeausbildung in Bewegung. Ein Modellvorhaben zur Weiterentwicklung der Pflegeberufe. Schlussbericht der wissenschaftlichen Begleitung*. Bundesministerium für Familie, Senioren, Frauen und Jugend, Berlin.

Cant, Robyn P. und Cooper, Simon J. (2009). Simulation-based learning in nurse education: systematic review. In: *Journal of Advanced Nursing*, 66(1):3–15.

Dütthorn, Nadin (2013). Herausforderungen beruflicher Didaktiken personenbezogener Dienstleitungsberufe: Vom Entwicklungsweg der jungen Disziplin Pflegedidaktik. In: *Haushalt in Bildung und Forschung*, 2013(1):25–39.

Dütthorn, Nadin; Hülsken-Giesler, Manfred und Pechuel, Rasmus (2018). Game Based Learning in Nursing – didaktische und technische Perspektiven zum Lernen in authentischen, digitalen Fallsimulationen. In: Pfannstiel, Mario A.; Krammer, Sandra und Swoboda, Walter, Hrsg., *Digitale Transformation von Dienstleistungen im Gesundheitswesen IV. Impulse für die Pflegeorganisation*, S. 83–101. Wiesbaden.

Friesacher, Heiner (2010). Pflege und Technik – eine kritische Analyse. In: *Pflege und Gesellschaft*, 15(4):293–313.

Giese, Constanze (2013). Wissen – Können – Sollen: Ethik in der Pflegebildung als Ethik eines Careberufes. Vorüberlegungen zur Förderung (pflege)ethischer Kompetenz. In: Linseisen, Elisabeth und Uzarewicz, Charlotte, Hrsg., *Aktuelle Pflegethemen lehren. Wissenschaftliche Praxis in der Pflegeausbildung*, S. 59–77. Stuttgart.

Gudjons, Herbert und Traub, Silke (2016). *Pädagogisches Grundwissen: Überblick – Kompendium – Studienbuch*. Bad Heilbrunn, 12., akt. Auflage.

Hielscher, Volker; Kirchen-Peters, Sabine und Sowinski, Christine (2015). Technologisierung der Pflegearbeit? Wissenschaftlicher Diskurs und Praxisentwicklungen in der stationären und ambulanten Langzeitpflege. In: *Pflege und Gesellschaft*, 20(1):5–19.

Horkheimer, Max und Adorno, Theodor W. (2013). *Dialektik der Aufklärung. Philosophische Fragmente*. Frankfurt/M., 21. Auflage. [1944].

Hülsken-Giesler, Manfred (2007a). Pflege und Technik – Annäherung an ein spannungsreiches Verhältnis. Zum gegenwärtigen Stand der internationalen Diskussion. 1. Teil. In: *Pflege*, 20:103–112.

Hülsken-Giesler, Manfred (2007b). Pflege und Technik – Annäherung an ein spannungsreiches Verhältnis. Zum gegenwärtigen Stand der internationalen Diskussion. 2. Teil. In: *Pflege*, 20:164–169.

Hülsken-Giesler, Manfred (2008a). *Der Zugang zum Anderen. Zur theoretischen Rekonstruktion von Professionalisierungsstrategien pflegerischen Handelns im Spannungsfeld von Mimesis und Maschinenlogik.* Göttingen.

Hülsken-Giesler, Manfred (2008b). Selbstgesteuertes Lernen mit Neuen Medien – Pflege(aus)bildung zwischen Persönlichkeitsbildung und Bildungstechnologie. In: *bwp@Spezial*, 4:1–6. 2008b, URL: http://www.bwpat.de/ht2008/eb/huelsken-giesler_ft09-ht2008_spezial4. pdf (letzter Aufruf: 28.01.2018).

Hülsken-Giesler, Manfred (2010). Technikkompetenzen in der Pflege – Anforderungen im Kontext der Etablierung Neuer Technologien in der Gesundheitsversorgung. In: *Pflege und Gesellschaft*, 15(4):330–352.

Hülsken-Giesler, Manfred (2014). Professionalisierung der Pflege: Möglichkeiten und Grenzen. In: Becker, Stefanie und Brandenburg, Herman, Hrsg., *Lehrbuch Gerontologie für Pflegende und Sozialarbeitende: Gerontologisches Fachwissen für Pflege- und Sozialberufe – Eine interdisziplinäre Aufgabe*, S. 377–408. Bern.

Hülsken-Giesler, Manfred (2015). Technik und Neue Technologien in der Pflege. In: Brandenburg, Hermann und Dorschner, Stephan, Hrsg., *Pflegewissenschaft 1. Lehr- und Arbeitsbuch zur Einführung in das wissenschaftliche Denken in der Pflege*, S. 377–408. Bern, 3. überarb. und erw. Auflage.

Klein, Barbara; Gaugisch, Petra und Stopper, Kathrin (2008). *Pflege 2015: Neue Arbeitsanforderungen und zukünftige Qualifizierungsbedarfe.* Stuttgart.

Kohlen, Helen (2016). Plädoyer für eine widerständige Care-Praxis – Zur Entwicklung von Care-Ethiken im internationalen Vergleich und ihrem Status in der Pflege. In: Kleibel, Veronika und Urban-Huser, Catherine, Hrsg., *Caring – Pflicht oder Kür? Gestaltungsspielräume für eine fürsorgliche Pflegepraxis*, S. 15–26. Wien.

Loewenhardt, Christine; Wendorff, Jörg; Büker, Christa und Keogh, Jan Johannes (2014). Simulations-Netzwerk Ausbildung und Training in der Pflege e. V. – Simulation in der Pflegebildung. In: *Pädagogik der Gesundheitsberufe*, 1:64–68.

Manzeschke, Arne; Weber, Karsten; Rother, Elisabeth und Fangerau, Heiner (2013). *Ergebnisse der Studie „Ethische Fragen im Bereich Altersgerechter Assistenzsysteme".* URL: http://feag-elkb. de/system/files/dateien/ethik-broschure.pdf (letzter Aufruf: 02.01.2019).

Neyer, Franz J.; Felber, Juliane und Gebhardt, Claudia (2012). Entwicklung und Validierung einer Kurzskala zur Erfassung von Technikbereitschaft. In: *Diagnostica*, 58(2):87–99.

Rabe, Marianne (2012). Die Vermittlung von Ethik in der Pflege. In: Monteverde, Settimio, Hrsg., *Handbuch Pflegeethik. Ethisch denken und handeln in den Praxisfeldern der Pflege*, S. 109–123. Stuttgart.

Schüler, Gerhard; Klaes, Lothar; Rommel, Alexander; Schröder, Helmut und Köhler, T. (2013). Zukünftiger Qualifikationsbedarf in der Pflege. Ergebnisse und Konsequenzen aus dem BMBF-Forschungsnetz FreQueNz. In: *Bundesgesundheitsblatt – Gesundheitsforschung – Gesundheitsschutz*, 56(8):1135–1144.

Uzarewicz, Charlotte (2017). Kranken-Pflege als ästhetische Arbeit. In: *Eulenfisch*, 10(19):30–34.

Uzarewicz, Charlotte und Moers, Martin (2012). Leibphänomenologie für Pflegewissenschaft – eine Annäherung. In: *Pflege und Gesellschaft*, 17(2):101–110.

Uzarewicz, Charlotte und Uzarewicz, Michael (2005). *Das Weite suchen. Einführung in eine phänomenologische Anthropologie für Pflege.* Stuttgart.

Vlachopoulos, Dimitrios und Makri, Agoritsa (2017). The effect of games and simulations on higher education: a systematic literature review. In: *International Journal of Educational Technology in Higher Education*, 14:1–33.

Wienold, Kirsten und Kerres, Michael (2003). Lernen mit digitalen Medien in der Pflegepädagogik. In: Falk, Juliane und Kerres, Andrea, Hrsg., *Didaktik und Methodik der Pflegepädagogik. Handbuch für innovatives Lehren im Gesundheits- und Sozialbereich*, S. 323–338. Weinheim.

Teil II: **Pflege 4.0 in der Praxis – Berichte aus Projekten**

Benjamin Kinast, Nils Orschulik, René Heuven, Thomas Schüler,
Bernhard Birmes, Jessica Heuven, Miriam Cabrita
und Monique Tabak

# Virtual Reality in der Schmerztherapie – Status quo und Perspektiven

**Zusammenfassung:** Virtual Reality (VR) steht in erster Linie für die nächste Revolution in der Unterhaltungsindustrie, dabei genießen seriöse VR-Applikationen in gesundheitsbezogenen Anwendungsgebieten bisher nur in Fachkreisen Aufmerksamkeit. Verschiedene Studien legen jedoch nahe, dass es sich bei VR keineswegs nur um eine technische Spielerei handelt, sondern VR-Umgebungen in Pflege und Medizin einen vielseitig nutzbaren, innovativen Ansatz bieten. Ein vielversprechendes Einsatzgebiet stellt insbesondere die Gruppe der schmerzleidenden Patienten dar. Pflegende und Mediziner stellen sich hierbei die berechtigte Frage: Was ist der konkrete Mehrwert für die Patienten, lässt sich VR überhaupt effektiv in meinen klinischen Alltag integrieren? Eine Bestandsaufnahme von VR-Konzepten in der Behandlung von verschiedenen Schmerzen soll hierüber Auskunft geben und erste Integrationsansätze aufzeigen.

## 1 Einführung

Benjamin Kinast

In Zeiten, in denen private Investoren mit Milliardenbeträgen die Entwicklung futuristischer Raketen und Raumschiffe vorantreiben, unsere Häuser und Wohnungen längst per Sprachkommando die Raumtemperatur regeln oder wir beim Online-Versandhändler Waschmittel nachbestellen, die ersten Generationen von Tablets und Smartphones bereits recycelt wurden und Gegenstände im 3D-Drucker augenscheinlich aus dem Nichts entstehen, scheinen einige Träume und Visionen von Science-Fiction-Autoren vergangener Dekaden zunehmend Realität zu werden – virtuelle Realität.

Der englische Begriff Virtual Reality, kurz VR, steht für computergenerierte, künstliche Umgebungen, in denen Kreativität und Experimentierfreudigkeit keine Grenzen gesetzt sind: Beginnen Sie den Tag mit einem virtuellen Spaziergang im Himalaya, machen Sie mittags einen Segeltörn um das Kap Hoorn und bummeln Sie am Abend durch die Gassen Venedigs. Was wie Zukunftsmusik klingen mag, ist bereits heute mit einer handelsüblichen Virtual-Reality-Brille möglich. Ein technologischer Trend, der, wenn man Unternehmensgründern wie Mark Zuckerberg oder Bill Gates Glauben schenken darf, nicht weniger im Sinn hat, als die Unterhaltungsindustrie zu revolutionieren.

https://doi.org/10.1515/9783110558388-005

Anfangs als technische Spielerei abgetan, profitieren mittlerweile verschiedenste Branchen von den Milliardeninvestitionen der Unterhaltungsbranche. So entdeckt auch die Medizin zunehmend das didaktische Potential virtueller Umgebungen. Interaktive virtuelle Operationssimulationen oder 3D-Videoaufzeichnungen echter Operationen unterstützen bereits heute vielerorts in der Aus- und Weiterbildung des medizinischen und pflegerischen Nachwuchses. Doch auch Patienten sollen künftig von den vielseitigen Anwendungsmöglichkeiten und dem fortschreitenden Reifegrad der VR-Technologie profitieren. Als eines der ersten Anwendungsgebiete wurde z. B. die Therapie psychologischer und neurologischer Erkrankungen identifiziert. Innovative Konzepte und erste Prototypen besitzen das Potenzial, die Therapie von Angststörungen oder die Rehabilitation von Schlaganfallpatienten zu unterstützen.

Wer bereits selbst erste Erfahrungen mit virtuellen Umgebungen gemacht hat, wird sich wahrscheinlich besonders an den Moment erinnern, in dem er die VR-Brille absetzte und begeistert von den neuen Eindrücken in die reale Welt „zurückkehrte". Von diesem einnehmenden sowie fesselnden Charakter virtueller Welten könnte zukünftig eine Patientengruppe besonders profitieren: Schmerzpatienten. Erste vielversprechende Studien zeigen auf, dass virtuelle Umgebungen in der Schmerztherapie oder im Rahmen schmerzhafter medizinischer Prozeduren ein realistisches, ansprechendes und personalisiertes Therapieumfeld bereitstellen können. Dieses kann sowohl zur Motivation der Patienten beitragen als auch die Schmerzwahrnehmung reduzieren und langfristig im Umgang mit Schmerzen unterstützen.

Im folgenden Beitrag werden die technischen Grundlagen und Entwicklungstrends von Virtual Reality Hard- und Software erläutert, vielversprechende aktuelle VR-Konzepte und Anwendungsszenarien in der Schmerztherapie vorgestellt, um abschließend zukünftige Perspektiven, aber auch Grenzen im klinisch-therapeutischen und heimischen Umfeld aufzuzeigen.

# 2 Funktionsweise Virtual Reality

Thomas Schüler

Seit etwa fünf Jahren erlebt die Virtual-Reality-Technologie einen zweiten Schub. Es begann mit einer äußerst erfolgreichen Crowdfunding-Kampagne von Palmer Luckey, der im März 2013 die erste Entwicklerversion seiner Oculus Rift vorstellte. Er hatte erkannt, dass der technologische Fortschritt im Bereich hochauflösender Smartphone-Displays, integrierter Sensorik sowie immer leistungsfähigerer Prozessoren und Grafikkarten die Entwicklung von Datenbrillen in alltagstauglicher Qualität zu Preisen möglich macht, durch welche diese Technologie für Heimanwender erschwinglich ist. Das war der Beginn eines neuen Massenmarkts für Virtual Reality, in dem inzwischen zahlreiche weitere Unternehmen (u. a. Microsoft, Facebook, HTC, Samsung) entsprechende Endgeräte anbieten.

Dabei ist die Technologie gar nicht neu. Bereits in den 1980er-Jahren waren viele Computerenthusiasten überzeugt, dass die bis heute typische Darstellung von digitalen Informationen auf Monitoren sehr bald durch das Eintauchen (Immersion) in dreidimensionale, virtuelle Welten abgelöst werde (Stone 2009). Bereits damals wurden Datenbrillen (engl. head-mounted displays) angeboten, die wie heute im Prinzip eine Taucherbrille mit Bildschirmen anstelle der Brillengläser darstellen. Der Träger einer solchen Datenbrille nimmt somit fortan über das visuelle System ausschließlich digital erzeugte Sinnesreize wahr. Ergänzt wird dies mit Kopfhörern und Sensoren, die Bewegungen erfassen können. Mithilfe dieser Medien wird dann ähnlich wie in einem Computerspiel eine plausible, virtuelle Umgebung dargestellt, in welcher die Nutzer sich ganz natürlich bewegen und verhalten können.

Die frühen hohen Erwartungen wurden enttäuscht. Die verfügbare Hardware war lange Zeit so schlecht, dass kein echtes Gefühl von Anwesenheit (Präsenz) in der virtuellen Umgebung aufkommen konnte. Im Gegenteil wurde den meisten Nutzern dieser ersten Endgeräte schlicht übel. Das Phänomen der sog. Bewegungskrankheit (engl. Motion Sickness; LaViola 2000) ist unmittelbar mit der Technologie verbunden und vor allem von der Zeitverzögerung (Latenz) abhängig, die zwischen einer Bewegung des Nutzers und der entsprechenden Veränderung des auf der Datenbrille dargestellten Teiles der virtuellen Umgebung besteht (Dörner et al. 2014). Erst heute ist durch die oben genannten Fortschritte der verwendeten Hardware eine so geringe Latenz möglich, dass die Bewegungskrankheit auch bei längerer Verwendung von Datenbrillen zuverlässig vermieden werden kann.

Eine Alternative zur Datenbrille stellt die stereoskopische Projektion auf große Leinwände dar. Diese Technologie ist in 3D-Kinos mittlerweile weit verbreitet und wird beispielsweise von der Automobilindustrie für die virtuelle Produktabsicherung genutzt (Lawson/Salanitri/Waterfield 2016). Einige Unternehmen statten Räume so aus, dass auf drei Wände, den Boden und die Decke jeweils das Bild der virtuellen Umgebung projiziert werden kann. Ein solcher Aufbau wird als CAVE (CAVE Automatic Virtual Environment) bezeichnet. Die stereoskopische Projektion hat gegenüber der neuen Generation von Datenbrillen allerdings entscheidende Nachteile: hohe Kosten, großer Platzbedarf und schlechte Verfügbarkeit. Für klinische Anwendungsbereiche eignen sie sich daher nicht.

Der heute typische Aufbau eines Virtual-Reality-Systems besteht aus einem leistungsfähigen Rechner (ein aktueller „Gaming-Rechner" ist hierfür ausreichend), einer mit diesem Rechner kabelgebundenen oder per Funk verbundenen Datenbrille, zweier vom Nutzer in den Händen gehaltenen Steuergeräten (Controller) sowie einer Vorrichtung zur Erfassung der Position von Datenbrille und Controllern im Raum. Letzteres macht es möglich, die virtuelle Umgebung frei zu begehen und mit dargestellten Objekten auf natürliche Weise zu interagieren. Ein solches System ist derzeit für etwa 2.000 Euro erhältlich.

Ein wesentlicher Schritt für die Alltagstauglichkeit der Geräte war die Vereinfachung des für die Positionserfassung benötigten Aufbaus. Hier hat vor allem die von

HTC und Valve gemeinsam entwickelte Datenbrille „Vive" einen neuen Maßstab gesetzt. Zwei Lichtemitter, die sog. Lighthouses, werden in gegenüberliegenden Ecken des Raumes in etwa zwei Metern Höhe angebracht. Sie strahlen ein Lichtmuster aus, welches von den Sensoren der Datenbrille und der Controller erfasst wird, sodass eine millimetergenaue Positionserkennung im Raum möglich ist. Das Einrichten dieses Systems ist für jedermann sehr einfach und in wenigen Minuten durchzuführen.

Neben den Fortschritten im Bereich der benötigten Hardwareausstattung haben sich die Möglichkeiten für das Erzeugen virtueller Umgebungen stark verbessert. Die Anzeige in der Datenbrille wird mittels Computergrafik berechnet. Hierbei sind die Ausgangsbasis geometrische Beschreibungen der Objekte in der virtuellen Welt sowie mathematische Operationen, mit denen Positionsänderungen im dreidimensionalen Raum beschrieben werden. Angetrieben durch den in den vergangenen 15 Jahren rasant gewachsenen Markt für Computerspiele gibt es für Softwareentwickler heute Programmierumgebungen, die umfassende Grundfunktionen zur einfachen Wiederverwendung anbieten. Mit diesen sog. Game Engines kann somit ein größerer Teil der Entwicklung auf das Erschaffen einer reichhaltigen und plausiblen Umgebung sowie einer überzeugenden Geschichte der virtuellen Welt konzentriert werden. Denn wichtiger als eine hohe visuelle Qualität der Darstellung ist es für das Eintauchen in die Welt, dass die Umgebung für den Nutzer stimmig und sinnvoll erscheint. Das Erschaffen virtueller Welten ähnelt in dieser Hinsicht dem Schreiben eines Romans oder der Inszenierung eines Theaterstücks. Moderne Game Engines bieten für diese Aufgaben starke Hilfestellung.

Wo geht die Reise hin? Nach dem anfänglichen Hype zeigen die vergangenen zwei Jahre eine robuste Weiterentwicklung des Virtual-Reality-Marktes. Es wird deutlich, dass Anwendungs- und Spieleentwickler für diese Technologie ganz neue Angebote schaffen können. Herkömmliche Muster der Mensch-Computer-Interaktion werden dabei aufgebrochen. Zwar gibt es heute noch keine Anwendungen, die im breiten Massenmarkt täglich eingesetzt werden, die Grundlagen dafür sind jedoch gelegt. Im Bereich der Datenbrillen sehen wir seit 2013 bereits die vierte Generation mit stets verbesserten Spezifikationen. Prognosen gehen von einer weiteren Steigerung der Auflösung, der Integration von Eyetracking-Technologie und einer schnurlosen Datenübertragung aus.

# 3 Status quo

Benjamin Kinast

Betrachtet man den Verlauf medizinischer Publikationen zum Thema Virtual Reality auf der Fachdatenbank Pubmed von 1985–2017, wird schnell ersichtlich, dass sich zunehmend mehr Wissenschaftler mit dem vergleichsweise jungen Forschungsgebiet der Virtual Reality befassen. Neben dem möglichen Einsatz in der Diagnostik oder der

Aus- und Fortbildung von medizinischem Personal werden häufig Anwendungsmöglichkeiten zu therapeutischen Zwecken diskutiert. Dennoch gelten die konkreten Wirkungsmechanismen virtueller Umgebungen in der Therapie als vage und größtenteils unerforscht. Einen immer wiederkehrenden Ansatz stellt die Schmerzreduktion durch Ablenkungen dar. Weitgehend nachgewiesen ist, dass der Schmerzwahrnehmung eine starke psychologische Komponente inhärent ist (vgl. Gupta/Scott/Dukewich 2018). Um Schmerz empfinden zu können, ist eine bewusste Wahrnehmung erforderlich. Es hat sich gezeigt, dass sich die individuelle Schmerzwahrnehmung durch gezielte Ablenkungen und visuelle Täuschungen beeinflussen lässt. Bringt man Schmerzpatienten also dazu, ihre Aufmerksamkeit auf andere Gedanken zu konzentrieren, ist weniger Aufmerksamkeit für den Schmerz verfügbar – so zumindest die Theorie. Die folgenden Abschnitte beschreiben Konzepte und Forschungsergebnisse, die auf diesem Ansatz basieren und eine vorübergehende oder nachhaltige Schmerzlinderung bei verschiedenen Schmerzarten anstreben.

## 3.1 Verbrennungsschmerz
Nils Orschulik

Nach Angaben der Deutschen Gesellschaft für Verbrennungsmedizin e. V. (2007) leiden deutschlandweit jedes Jahr etwa 20.000 Menschen unter Verbrennungsverletzungen, deren Schweregrad unterschiedlich ausgeprägt sein kann. Dabei sind sowohl Kinder als auch Erwachsene betroffen. 16.149 Patient(inn)en mussten im Jahr 2005 aufgrund von Verbrennungen oder Verätzungen stationär behandelt werden. Nach Informationen des statistischen Bundesamts erlagen 484 Personen in jenem Jahr den Folgen ihrer Verbrennungs- oder Verbrühungsverletzungen. 141 Menschen sind durch Einfluss von elektrischem Strom verstorben (vgl. Krause/Loerbroks 2008).

Besonders problematisch in der Behandlung von Verbrennungen sind die übermäßigen Schmerzen, die die Patient(inn)en während der Wundbehandlung durchstehen. Über Wochen müssen zum Schutz vor Infektionen sowie zur Unterstützung der Heilung täglich die Wunden gereinigt und die Verbände gewechselt werden (vgl. Hoffmann et al. 2011). Opiumhaltige Schmerzmittel helfen oft nur unzureichend, die Schmerzen während des Prozesses zu lindern (vgl. Hoffmann et al. 2000). Zudem kann die Anwendung über einen längeren Zeitraum zur Gewöhnung des Körpers an die Schmerzmittel führen, sodass diese langfristig nicht mehr die beabsichtigte Wirkung erzielen (vgl. Hoffmann et al. 2011). Deshalb kommen unterstützende Anwendungen zum Einsatz, um die Patient(inn)en von den Schmerzen abzulenken, wie z. B. Hypnose oder das Abspielen eines Videos (vgl. Hoffmann et al. 2000).

Bisherige Studien haben ergeben, dass Schmerzen während der Wundbehandlungen auch durch das Eintreten der Patient(inn)en in virtuelle Umgebungen reduziert werden können. Im Gegensatz zu Ablenkungsmaßnahmen in Form von Videospielen haben die Patient(inn)en innerhalb der virtuellen Welt keine Möglichkeit, die Wunden während der Behandlung anzuschauen. Dadurch kann das Bewusstsein für die Schmerzen gesenkt und die Gedanken, die während der Behandlung auf den Schmerz gerichtet sind, können eingeschränkt werden (vgl. Hoffmann et al. 2000). Die Ursache hierfür liegt in der Kenntnis, dass Schmerzen bewusster wahrgenommen werden, wenn ein(e) Patient(in) die Aufmerksamkeit auf die Behandlung richtet. Während der Virtual-Reality-Anwendung wird ein Großteil der limitierten Aufmerksamkeitskapazität der Patient(inn)en für die Interaktionen innerhalb der Virtual Reality aufgewendet. Folglich ist nur ein geringes Maß an Aufmerksamkeit verfügbar, welches auf eingehende Schmerzsignale gerichtet werden kann. So ergaben Untersuchungen, dass Patient(inn)en durch Anwendung der virtuellen Realität über eine um 35–50 % gesunkene Schmerzwahrnehmung während der Behandlung berichten (nach Hoffmann et al. 2011).

SnowWorld ist die erste virtuelle Welt, die für die Therapie von Schmerzpatienten entwickelt wurde (vgl. Hoffmann et al. 2011). Durch SnowWorld soll die Effektivität der virtuellen Therapie während der Wundbehandlung gesteigert werden. Die Eislandschaft soll während der Behandlung der Wunden von der ständigen Erinnerung der Patient(inn)en an die Schmerzerfahrung ablenken. In SnowWorld[1] fliegen die Patient(inn)en durch eine virtuelle Eislandschaft, in der sie Schneebälle werfen können. Werden umstehende Schneemänner, Pinguine oder Iglus von diesen Schneebällen getroffen, kommt es zu speziellen Effekten, sodass z. B. ein getroffener Pinguin ein bestätigendes Schnattern von sich gibt (vgl. Hoffmann 2004).

Zusammenfassend konnten Virtual-Reality-Anwendungen bereits zeigen, dass sie im Stande sind, Menschen bei der Kontrolle ihrer Schmerzen zu unterstützen (vgl. Hoffmann 2004). Allerdings ist es notwendig, durch weitere umfangreichere Studien, die einen längeren Zeitraum umfassen, den Mehrwert von Virtual Reality für die tägliche Behandlung in der Verbrennungsmedizin herauszustellen (vgl. Hoffmann et al. 2011).

## 3.2 Phantomschmerz

René Heuven, Jessica Heuven

Phantomschmerz bezeichnet den Eindruck von Schmerz an amputierten Gliedmaßen ohne sensorischen Einfluss. Zwar haben Wissenschaftler noch keinen konkreten Grund für das Auftreten solcher Schmerzen entdeckt, doch hat sich erwiesen, dass Patienten mit Phantomschmerz oftmals nicht die Fähigkeit besitzen, sich die Bewegung des fehlenden Gliedes vorzustellen.

Medikamentöse Behandlungen, wie sie in der Regel nach der Rehabilitation verschrieben werden, sind nicht nur teuer, sondern bringen häufig auch erhebliche Ne-

---

[1] Siehe URL: https://www.youtube.com/watch?v=jNIqyyypojg und https://www.youtube.com/watch?v=BclBXe7v8xE (letzter Aufruf 30.07.2018).

benwirkungen mit sich. Erfolg ohne Nebenwirkungen verspricht dagegen in der rehabilitativen Behandlung und Nachsorge bisher vor allem das Training mit der sog. Spiegeltherapie. Dabei wird mittels eines parallel zur Körpermitte angeordneten Spiegels die fehlende Gliedmaße optisch simuliert und dem Gehirn des Patienten vorgetäuscht, sie sei noch vorhanden.

Die Spiegeltherapie hat einige Einschränkungen, weil Patienten sich körperlich vor einen Spiegel setzen müssen, die gleiche Bewegung auf engstem Raum mit beiden Händen gleichzeitig machen und die Augen auf den Spiegel richten. Die Illusion kann leicht gestört werden. Mit der virtuellen Realität eröffnen sich neue Chancen, eine überzeugendere Illusion zu schaffen.

Zur Linderung der Phantomschmerzen sehen die Patienten eine virtuelle Projektion ihres eigentlich fehlenden Körperteils. Das System dahinter nutzt Bewegungserfassung, um die Bewegung des gesunden Gliedes auf das fehlende Glied zu übertragen. Die Virtual Reality erweckt so die Illusion der willentlichen Bewegung des amputierten Gliedes bei den Patienten.

In einem Literaturreview von Dunn aus dem Jahr 2017 wurden insgesamt acht Studien ausgewertet, von denen sechs Studien quantitative und zwei Studien qualitative Daten erhoben. Bei allen Probanden konnte über die acht Studien hinweg eine verringerte Schmerzwahrnehmung mit VR- und AR-Behandlung[2] für Phantomschmerzen beobachtet werden. Darüber hinaus beschränkten sich die beobachteten Nebenwirkungen auf die Simulatorkrankheit. Diese wurde bei einem Patienten festgestellt (vgl. Dunn et al. 2017). Trotz der positiven Ergebnisse beschränkten sich alle Studien auf Fallstudien, wodurch die Aussagekraft der Studienergebnisse vorerst eingeschränkt bleibt.

Obwohl die Wirksamkeit noch nicht vollständig nachgewiesen werden konnte, birgt VR- und AR- Technologie hohes Potential, Phantomschmerzen zukünftig effektiver und kostengünstiger zu behandeln und zu lindern, als es mit der herkömmlichen Therapie von Phantomschmerzen möglich ist. Mit der Integration in ein Telerehabilitationskonzept unter Begleitung eines Therapeuten könnten die Betroffenen selbstständig die Therapie fortsetzen. Durch ein virtuelles Übungs- und Trainingsprogramm sowie Videoanleitungen ließe sich die Therapie eigenständig, aber kontrolliert zu Hause weiterführen, um auch nach der Entlassung einen nachhaltigen Therapieerfolg sicherzustellen.

## 3.3 Chronische Rückenschmerzen
Benjamin Kinast, Bernhard Birmes, Monique Tabak, Miriam Cabrita, Jessica Heuven

Chronischer Schmerz ist definiert als „Schmerz, der länger als 3 Monate anhält oder über den erwarteten Zeitraum der Heilung der Gewebepathologie hinausgeht" (Turk/

---

2 AR bedeutet Augmented Reality.

Okifuji 2009). Chronischer Schmerz, insbesondere chronischer Rückenschmerz, ist ein dringliches Problem für die öffentliche Gesundheit: Im Jahr 2009 lag die Prävalenz für Rückenschmerzen (mindestens drei Monate fast täglich) bei Frauen zwischen 20–47 %, bei Männern zwischen 12–47 % bei einer annähernd linearen Korrelation mit zunehmendem Alter (vgl. Raspe 2012). Die Behandlungsergebnisse von Rückenschmerzen zeigen jedoch nur schwache bis mäßige Verbesserungen (vgl. Turk/Wilson/Cahan 2011). Ein multimodaler Therapieansatz wird gefordert (vgl. Turk/Wilson/Cahan 2011).

Virtuelle Realität kann im Rahmen eines multimodalen Therapieprogramms ein realistisches, ansprechendes und personalisiertes Trainingsumfeld bieten, um die Motivation der Patienten zu steigern und Behandlungserfolge zu festigen. Immersive virtuelle Realität (ein am Kopf getragenes Display) erhält daher zunehmende Aufmerksamkeit von Therapeuten und Medizinern. So wurde VR-Technologie beispielsweise erfolgreich als Ablenkungsinstrument für akuten Schmerz bei Verbandswechsel mit signifikanten Auswirkungen auf die Schmerzerfahrung angewandt.[3] Durch das Hervorrufen eines Gefühls von Präsenz wird die Aufmerksamkeit des Patienten durch eine virtuelle Welt besetzt und der Benutzer wird von eingehenden Schmerzsignalen abgelenkt (vgl. Riva et al. 2016).

Bisherige Forschungsergebnisse zeigen jedoch, dass konventionelle Ablenkungsmechanismen aufgrund ihrer komplexen und anhaltenden Schmerzerfahrung nicht für chronische Schmerzen geeignet sind.[4] Die Anwendung der virtuellen Realität für chronische Schmerzen hingegen zeigt hier vielversprechende Perspektiven, eben weil sie mehr ist als bloße Ablenkung (vgl. Keefe et al. 2012). In der VR-Welt kann der Benutzer ein bestimmtes Szenario – wie das Bewegen oder Greifen von Dingen – virtuell trainieren, welches normalerweise zu Schmerzen führt.

Bisher werden jedoch keine evidenzbasierten VR-Lösungen in der Therapie chronischer Schmerzen eingesetzt. Ziel des Projektes VIREP (Virtual Reality for Pain Therapy) ist es daher, aus klinischer Perspektive eine ansprechende VR-gestützte Trainingsumgebung für die Rehabilitation chronischer Schmerzen zu entwickeln.

Die Forschung zeigt durchgängig, dass chronischer Schmerz nicht allein durch tatsächliche Gewebeschäden oder Beeinträchtigungen erklärt werden kann, sondern von einer Vielzahl biopsychosozialer Faktoren abhängt (vgl. Gatchel et al. 2007). Der therapeutische Fokus liegt auf der Verbesserung der Funktionsfähigkeit und der Reduzierung von Schmerzeinflüssen in physischen, psychischen, sozialen und beruflichen Lebensbereichen (vgl. Gatchel et al. 2014). Die Fähigkeit, auf den eigenen Körper zu hören, kann die Wahrnehmung von chronischem Schmerz verändern. Die Verwendung von VR zur Schulung der Körperwahrnehmung könnte Patienten helfen, andere Signale und Reize als Schmerz wahrzunehmen (vgl. Steen/Haugli 2001).

---

3 Vgl. Garrett et al. (2014); Hoffmann et al. (2011); Morris/Louw/Grimmer-Somers (2009).
4 Vgl. Jones/Moore/Choo (2016); Loreto-Quijada et al. (2014).

Die VIREP VR-Umgebung wurde von verschiedenen Therapeuten in zwei Therapiezentren in den Niederlanden und Deutschland konzipiert und entwickelt. In einer ersten Phase im Mai 2016 wurden Ärzte, Physiotherapeuten und Ergotherapeuten interviewt, um zu untersuchen, wie sich eine virtuelle Realität am besten für den derzeitigen Behandlungspfad chronischer Schmerzen integrieren ließe.

Nach den ersten Expertenbefragungen wurde entschieden, dass die VR im Einklang mit der physiotherapeutischen Praxis die idealen Mittel zur Simulation von Alltagsaktivitäten bieten würde. Auf dieser Grundlage wurden in der zweiten Phase eine Reihe von VR-Prototypen entwickelt. Diese Prototypen wurden mit Therapeuten und VR-Experten getestet. Jeder Prototyp wurde in vier Bereichen analysiert: (1) Eignung für die Therapie chronischer Schmerzen, (2) Stärken, (3) Schwachstellen und (4) Verbesserungsideen. Die Ergebnisse zeigten, dass die Prototypen mit der größten Bewegungsfreiheit am besten für die Therapie chronischer Schmerzen geeignet sind. Aus den Anforderungen während der Ideenfindung resultierte das „Dinner is ready!"-Spielkonzept.

Zu Beginn des Spiels befindet sich der Spieler in einer vertrauten häuslichen Umgebung – Wohnzimmer, Küche und Garten sind die Räume, die erkundet werden können. Auf einer Pinnwand steht die Hauptaufgabe: Bereiten Sie eine Mahlzeit für eine Gruppe von Freunden vor, die zum Abendessen kommen werden. Für das Abendessen ist die Zubereitung einer Suppe vorgesehen. Um diese Aufgabe zu erfüllen, muss der Spieler mehrere Arten von Obst und Gemüse aus dem Garten vor dem Haus sammeln. Die Ernte des Gemüses wurde ausgewählt, um Bewegungen aus der klinischen Praxis zu ähneln: Karotten (in die Hocke gehen und nach unten greifen), Tomaten (Greifen auf mittlerer Höhe) und Birnen (hohes Greifen) ernten. Abbildung 1 zeigt die Aufgabe, Karotten zu ernten. Nach erfolgreicher Ernte kann der Spieler in der Küche mit der Zubereitung der Suppe beginnen und schließlich das Essen am Tisch servieren. Da

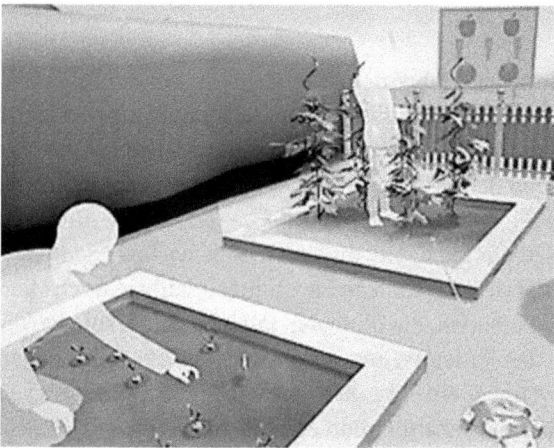

**Abb. 1:** „Karotten sammeln" ist eine der Teilaufgaben, die der Spieler in der virtuellen Umgebung zur Zubereitung der Suppe absolviert. Diese Aufgabe erfordert Kniebeugen oder das Bücken zum Boden (Quelle: eigene Darstellung).

niemand Freunde in einem unordentlichen Haus willkommen heißt, muss der Spieler das Wohnzimmer aufräumen und die Bücher in ein Bücherregal stellen.

Der Patient wird für das erfolgreiche Abschließen der Übungen mit einem Deko-Element für das Haus oder einem spielerischen Gegenstand (Basketball, Teddybär etc.) belohnt, was einen positiven Einfluss auf die Motivation des Patienten ausüben soll. Auf Wunsch der Therapeuten wurden verschiedene Arten von Ablenkungen im Spiel implementiert. Zum Beispiel kann eine Gruppe von Bienen in das Sichtfeld des Spielers fliegen oder das Wetter kann sich plötzlich ändern. Diese Ablenkungen können vom Therapeuten zufällig generiert oder vordefiniert werden. Die Intensität ist ebenfalls konfigurierbar (z. B. wird der Ton leiser oder lauter).

Ein weiteres einzigartiges Element des Spiels ist ein Raum, in dem sich der Patient entspannen kann. Zu diesem Zweck wurde ein virtueller separater Raum geschaffen, in dem der Patient in eine himmlische Umgebung eintaucht und mit tibetischen Klangschalen Musik erzeugen kann (siehe Abb. 2).

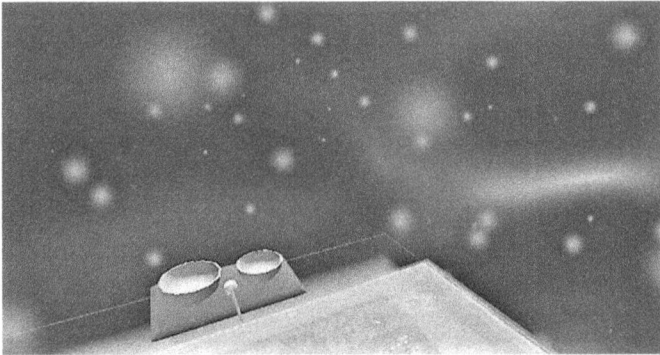

**Abb. 2:** Entspannungsraum, eine Umgebung zur Entspannung des Spielers (Quelle: eigene Darstellung).

Ergänzend zur VR-Umgebung wurde ein Webportal implementiert, um die Therapeuten bei der Planung von Trainingseinheiten zu unterstützen und die Leistung während des Therapieverlaufs zu dokumentieren. Zusätzlich können die Therapeuten über das Portal jede Sitzung an die speziellen Bedürfnisse der Patienten anpassen. Die Anzahl der gesammelten Zutaten, die Höhe des Gemüses und die Dauer, um die Aufgaben zu erfüllen, sind nur ein Ausschnitt der Elemente, die vom medizinischen Fachpersonal personalisiert werden können. Der hohe Grad an Flexibilität erlaubt es auch Menschen im Rollstuhl und sitzenden Personen, die Übungen durchzuführen, solange die Höhe der virtuellen Elemente an den Patienten angepasst ist. Dies ist gleichzeitig ein wichtiger Vorteil der VR-Trainingsumgebung, da dies eine breitere Anwendung von VR-Applikationen in der Therapie bzw. Rehabilitation ermöglicht.

In Zukunft soll das VR-gestützte Training nach dem Blended-Care-Prinzip in den Trainingsräumen von Rehabilitationszentren oder Physiotherapiepraxen zur Unterstützung von Menschen mit chronischen Schmerzen eingesetzt werden. Darüber hinaus könnte der Patient zu Hause eine einfache Version des VR-Trainings anwenden, um den Genesungsprozess zu unterstützen oder die Fortsetzung der Behandlungseffekte nach Abschluss des Programms sicherzustellen.

## 3.4 Zahnschmerzen

Benjamin Kinast

Kariesbehandlung, Füllungstherapie, Wurzelbehandlung, Parodontitisbehandlung, prothetische Versorgung oder Zahnextraktionen sind nur ein kleiner Ausschnitt aus dem Repertoire von Zahnärztinnen und -ärzten – alles mit dem Ziel, dem Patienten ein Lächeln auf die Lippen zu zaubern. Die Realität sieht jedoch häufig anders aus. Beim sterilen Praxisgeruch, dem Anblick von Mundspiegeln, Zahnsonden, Spritzen oder spätestens beim surrenden Geräusch eines Bohrers vergeht vielen Patienten das Lächeln – Angstschweiß setzt ein und Unwohlsein macht sich breit. Patientenschmerzen und die Angst vor Schmerzen stellen im zahnärztlichen Alltag oftmals eine große Herausforderung dar. Trotz bewährter Behandlungsmethoden und Fortschritte in der Zahntechnik fürchten viele Menschen aufgrund von Schmerzen oder der Angst vor Schmerzen den Zahnarztbesuch. In der Vergangenheit hat sich der Einsatz eines Analgetikums oder einer Hypnosetechnik trotz möglicher Nebenwirkungen als bewährte Behandlungsmethode etabliert. Doch auch dieses altbewährte Vorgehen könnte zukünftig durch den Einsatz von virtuellen Umgebungen revolutioniert werden.

Im Rahmen einer Studie des Virtual Reality Medical Centers in San Diego untersuchte die Forschungsgruppe um Wiederhold, wie sich der Einsatz von VR auf die Kontrolle von Zahnschmerzen vor und nach einer zahnärztlichen Behandlung auswirkt. Der Studienaufbau sah vor, dass fünf volljährige Patienten vor der Behandlung Auskunft über ihr Angstempfinden geben. Während der Behandlung wurden über Sensoren Vitalwerte wie Körpertemperatur, Hautleitwert, Herz- und Atemfrequenz gemessen. Die Zahnärzte führten die Routinebehandlung zuerst fünf Minuten ohne VR und anschließend weitere fünf Minuten mit VR-Einsatz durch. Hierbei wurden den Patienten virtuelle Strände, Wälder und Berglandschaften und weitere entspannende Umgebungen vorgespielt, durch die sie eigenständig navigieren konnten. Anschließend wurden die Probanden erneut um Auskunft über ihr Angstempfinden gebeten. Nach Auswertung der Daten kamen Wiederhold und Kollegen zu dem Ergebnis, dass der Einsatz von VR zur Ablenkung bei zahnärztlichen Eingriffen einen signifikanten Einfluss auf die Verringerung des wahrgenommenen Schmerzes haben kann und somit u. a. eine vorteilhafte Behandlungsmethode für Patienten mit leichter bis mittelschwerer Angst im Zusammenhang mit Zahnbehandlungen darstellen könnte (vgl. Wieder-hold/Gao/Wiederhold 2014).

Zu einem ähnlichen Ergebnis kam eine Forschungsgruppe der Case Western Reserve University School of Dental Medicine, Cleveland, USA. Furman und Kollegen untersuchten an 38 Patienten die analgetische Wirkung durch VR-Einsatz während einer Parodontitisbehandlung (Zahnsteinentfernung unter dem Zahnfleischrand und Wurzelglättung). Dazu wurde der Mundinnenraum der Probanden in drei Bereiche aufgeteilt. Die Behandlung der drei Bereiche erfolgte jeweils unter drei unterschiedlichen Bedingungen: dem Einsatz einer VR-Brille, dem Vorspielen eines Films und zur Kontrolle ohne den Einsatz eines Mediums. Nach der Behandlung wurden die Probanden gebeten, anhand einer Visuellen Analogskala (VAS) Angaben zu Beschwerden und Schmerzen während der dreiteiligen Behandlung zu machen. Zusätzlich wurden sie gefragt, welche Behandlungsbedingung sie präferieren. Die Ergebnisse zeigten, dass die Mehrzahl der Probanden die VR-Bedingung bevorzugte. Ferner konnte festgestellt werden, dass die Schmerzwahrnehmung unter der VR-Bedingung signifikant geringer als unter Einspielung des Films und ohne Bedingung der Fall war. Furman und Kollegen schlussfolgerten, dass der Einsatz von VR eine effektive Methode darstelle, um Schmerzen während einer Parodontitis-Behandlung zu kontrollieren (Furman et al. 2009).

Die Ergebnisse beider Studien scheinen vielversprechend, beziehen sich aber zugleich nur auf vergleichsweise einfache zahnärztliche Eingriffe. Ob sich virtuelle Umgebungen künftig als wirksames Substitut für Analgetika in den zahnärztlichen Berufsalltag integrieren lassen, bleibt abzuwarten (vgl. Gupta/Scott/Dukewich 2018).

# 4 Perspektiven

Die folgenden Abschnitte gehen auf Möglichkeiten der Integration von Virtual Reality in den klinisch-therapeutischen Alltag ein. Zudem werden Virtual-Reality-eHealth-Anwendungsmöglichkeiten vorgestellt.

## 4.1 Integration von VR in den klinisch-therapeutischen Alltag

René Heuven, Jessica Heuven

Im Enterprise- und Healthcare-Bereich werden Investitionen anhand eines messbaren Returns on Investment (ROI) bewertet. Dieser Bewertung werden sich künftig auch marktreife VR-Anwendungen stellen müssen (vgl. Swaney 2017). Als vielversprechendste Anwendungsgebiete gilt die Behandlung von Schmerz und Angstzuständen. Im Inova Mount Vernon Hospital in Alexandria, Virginia, wurden über einen längeren Zeitraum verschiedene VR-Anwendungen im klinischen Alltag erprobt (vgl. Insights

Samsung 2017). So wurde unter Verwendung einer VR-Applikation eine innovative Schmerztherapie entwickelt, die es erlaubt, Medikamente für einige Patienten zu substituieren und so Kosten zu reduzieren. Auch in der neu errichteten Notaufnahme wurden virtuelle Umgebungen genutzt, um bei Kindern sowie Erwachsenen schmerzbedingte Stress- und Angstzustände kontrolliert zu reduzieren. Dies hatte nach Beobachtungen des Personals sowohl auf den Krankenhausbesuch der Patienten, das Befinden der Patienten sowie auf die Kommunikation zwischen Patienten und dem medizinischen Personal positive Auswirkungen (vgl. Jones/Moore/Choo 2016).

Bei der Bereitstellung von VR empfiehlt es sich, den anfänglichen Projektfokus übersichtlich zu halten und ein Projekt mit geringer Eintrittsbarriere zu wählen. Zur Bewertung des Projekterfolges gilt es, länderspezifische, messbare Ziele festzulegen und eine zuverlässige Methode zum Verfolgen und Messen der Projektergebnisse zu erstellen. Der ideale Outcome besteht in einem verbesserten Behandlungsergebnis bei gleichzeitiger Kostenreduzierung.

Durch die Nutzung zusätzlicher Mobilgeräte für VR-Anwendungen steigen jedoch zugleich die Anforderungen an die IT-Abteilungen der Kliniken. Immer professionellere Cyberangriffe stellen für verwundbare Ziele wie Kliniken eine besondere Bedrohung dar. Denn gerade im Gesundheitsbereich können IT-Sicherheitsvorfälle fatale Folgen haben. Sicherheitskonzepte müssen nach aktuellen Standards wie ITIL (Information Technology Infrastructure Library), ISO27001 und BSI (Bundesamt für Sicherheit in der Informationstechnik) ausgerichtet sein. Mobile-Device-Management (MDM)-Systeme können dabei unterstützen, die besonders schwierig zu überwachenden, mobilen Geräte zu schützen.

Aber viele mobile Endgeräte sowie VR-Brillen sind primär als Verbrauchergerät konzipiert. Dementsprechend sind die Betriebssysteme nicht für Mobile-Device-Management (MDM)-Systeme entwickelt worden. Trotzdem wächst das Marktvolumen für MDM-Software und -Services rasant. Mobilgeräteverwaltungssysteme ermöglichen es den IT-Abteilungen, Daten und Software vor Verlust zu sichern (Backup), ggf. Apps, Daten und Firmware wieder auf die Geräte laden zu können (Update over the air), gestohlene oder verlorene Geräte zu bereinigen (Remote lock und Wipe), Zugangsrechte zu zentralen Daten zu verwalten (Policy und Provisioning) und die Nutzung zu überwachen und zu administrieren (Logging und Accounting).

Der technologische Entwicklungstrend für VR-Billen lässt vermuten, dass VR-Brillen zukünftig drahtlos genutzt werden können. Dies hat sowohl auf die Benutzerfreundlichkeit aber auch die Mobilität, z. B. zur Nutzung in verschiedenen Patientenzimmern, positive Auswirkungen.

Erste VR-Brillen unterstützen bereits das hochauflösende Bildformat 4K. Die drahtlose Übermittlung hochauflösender Bilder wird eine weitere Herausforderung darstellen, denn dadurch würden die WLAN-Verbindungen in Kliniken und anderen Einrichtungen extrem belastet. Hier empfiehlt sich zukünftig die Implementierung separater WLAN-Netze, um die Performance anderer, ggf. lebenswichtiger Anwendungen nicht einzuschränken. Richtlinien wie die Technische-Richtlinie-Sicheres-WLAN

(TR-S-WLAN) können die Verantwortlichen hierbei unterstützen (vgl. Bundesamt für Sicherheit in der Informationstechnik o. J.).

Es gibt jedoch nicht nur technische Risiken. Naturgemäß haben VR-Brillen durch das Auf- und Abnehmen häufigen Handkontakt, sodass eine Kontamination und Verbreitung von Krankheitserregern möglich erscheint. Bei der Auswahl von VR-Brillen für klinische Anwendungen sollte daher darauf geachtet werden, dass Geräte für die Reinigung mit desinfizierenden Mitteln geeignet sind und sie dadurch keinen Schaden nehmen.

Auch funktionale Aspekte der VR-Anwendungen sind im Rahmen eines VR-Projektes zu beachten. Sollen VR-Anwendungen in der Klinik zum Einsatz kommen, werden diese Geräte als Medizinprodukt eingestuft. Dementsprechend müssen die Systeme im europäischen Raum nach der Richtlinie 93/42/EWG zertifiziert sein und die CE-Kennzeichnung tragen (mindestens Klasse I nach Medizinproduktegesetz). Leider gibt es im Moment (2018) noch wenige als Medizinprodukt zertifizierte VR-Anwendungen. Auch die Kompatibilität zwischen VR-Anwendungen und VR-Hardware kann abhängig von Programmiersprache und Hardwareschnittstellen problematisch sein. Es bleibt abzuwarten, ob sich Interoperabilitätsprobleme durch spezielle App Stores für VR-eHealth-Apps überwinden lassen. Bisher haben sich noch keine derartigen Plattformen am Markt etabliert. Diese hätten zudem den Vorteil, dass die Qualität und die Wirksamkeit einer VR-Anwendung durch Zertifikate nachweisbar wären. Diese könnten auch pflegendes und medizinisches Personal in Kliniken und Praxen dabei unterstützen, wirksame medizinische/therapeutische VR-Anwendungen von herkömmlichen VR-Anwendungen für Unterhaltungszwecke zu unterscheiden und somit eine sichere Implementierung zu gewährleisten.

Implementierung in der klinischen Praxis umfasst dabei jedoch nicht nur Anbindung an die technologische Infrastruktur der Klinik, sondern auch die Integration in existierende Arbeitsprozesse und Leitlinien. Wenn der Patient künftig einen Teil der Therapie zu Hause ausüben könnte, werden gleichzeitig auch neue, innovative Behandlungskonzepte ermöglicht. Diese erfordern die Berücksichtigung einer Vielzahl von Gefahrenpotentialen wie möglichen Nebenwirkungen durch Motion Sickness oder Ausschlusskriterien wie Epilepsie und Gleichgewichtsstörungen zur Vermeidung von Stürzen.

Klar ist, dass vor der dauerhaften Einführung und Implementierung von nutzenstiftenden VR-Anwendungen in klinische Strukturen eine Vielzahl von organisatorischen, technologischen und rechtlichen Hürden zu überwinden ist. Fraglich bleibt hierbei allerdings nicht, ob, sondern vielmehr wann diese Hürden überwunden werden.

Trotz vieler Hürden wird für VR-Anwendungen ein Wachstum prognostiziert. Der Markt für AR- und VR-Anwendungen im Gesundheitswesen wird von 769,2 Millionen USD im Jahr 2017 auf 4.997,9 Millionen USD im Jahr 2023 anwachsen (CAGR 36,6 %) (vgl. Business Wire 2018).

## 4.2 VR-eHealth-Anwendungsmöglichkeiten

Nils Orschulik

Die Anwendungsmöglichkeiten von Virtual-Reality-Technologien sind vielfältig und wurden in den vorangegangenen Abschnitten beschrieben. Beispielsweise kann Virtual Reality zur Behandlung von Angststörungen eingesetzt werden (vgl. Freeman et al. 2017) oder eine Steigerung der körperlichen Aktivität herbeiführen.[5] Bezugnehmend auf die Anwendung von VR in der Schmerztherapie können chronische sowie akute Schmerzen behandelt werden (vgl. Jones/Moore/Choo 2016). In der medizinischen Ausbildung wird die Lehre bereits durch die Simulation virtueller Operationen zu Schulungs-, Trainings- und Planungszwecken unterstützt.[6]

Obwohl die VR-Geräte in unterschiedlichsten Disziplin angewandt werden und die Technik das Erstellen verschiedenster Anwendungsszenarien ermöglicht, „steht die Verbreitung von VR-Geräten momentan noch am Anfang. Endverbraucher kaufen wenig VR-Geräte, da es kaum exklusive Inhalte gibt. Die exklusiven Inhalte fehlen, weil die großen Entwicklerstudios und Produzenten von Inhalten keinen großen Absatzmarkt vorfinden." (Wegner 2017: 132) Hinzu kommt, dass empirische Belege zur Wirksamkeit und zur Akzeptanz von Virtual Reality nicht im erforderlichen Umfang existieren. Lediglich vereinzelte Studien weisen auf einen positiven Zusammenhang zwischen VR-Anwendungen und Heilungsprozess (bei unterschiedlichen Krankheitsbildern) hin.[7]

Auch der Bereich der Rehabilitation von Patient(inn)en im Gesundheitssektor wird von VR beeinflusst. In Zukunft wird der virtuellen Rehabilitation als junges Forschungsgebiet, in dem motorische und kognitive Defizite im Vordergrund stehen, eine wesentliche Bedeutung zukommen (vgl. Schüler 2015). Gövercin et al. (2011) konnten in einem Überblicksartikel über klinische Studien zur Durchführbarkeit von virtueller Rehabilitation (VRH) und Telerehabilitation (TR) der oberen Extremität herausarbeiten, dass in 27 Artikeln ein positiver Zusammenhang zwischen Rehabilitationserfolg und VRH oder TR festgestellt wurde und auch ältere Menschen im heimischen Umfeld davon profitieren können. Sie fassen zusammen, „dass sich viele VR-Ansätze zur Rehabilitation von Dysfunktionen der oberen Extremität bei Älteren in einem klinischen (oder Labor-) und teilweise sogar im häuslichen Setting eignen" (Gövercin et al. 2011: 95).

Daher sind systematische sozial- und pflegewissenschaftliche Evaluationsstudien zur Wirksamkeit und Akzeptanz von Virtual-Reality-Anwendungsmöglichkeiten von hoher Relevanz für die Implementierung von VR-Applikationen in unserer Gesellschaft. Zusätzlich müssen rechtliche Rahmenbedingungen (z. B. Datenschutz) im

---

5  Vgl. Chen et al. (2015); Miller et al. (2014).
6  Vgl. Heesen (2016); Nagendran et al. (2013).
7  Vgl. Corbetta/Imeri/Gatti (2015); Li et al. (2011); Lin/Kelleher/Engsberg (2013); Miller et al. (2014).

Zusammenhang mit VR geklärt und Geschäftsmodelle (Nachweis von Effektivität und Effizienz) entwickelt werden. In diesem Zusammenhang wäre auch die ethische Frage der Verteilungsgerechtigkeit gesamtgesellschaftlich zu diskutieren.

Mehler-Bicher/Steiger (2017) resümieren, dass „die hard- und softwaretechnischen Voraussetzungen gegeben sind, um nahezu beliebige Szenarien zu entwickeln und zu einem adäquaten Preis anzubieten. Die ethische Vertretbarkeit ist jedoch zu hinterfragen." (Mehler-Bicher/Steiger 2017: 140) Darüber hinaus sind sich die Autor(inn)en einig über die ausgehende Suchtgefahr von VR, welche bis dato als gänzlich unerforscht gilt.[8]

Insgesamt hat VR das Potenzial, den Therapieverlauf (z. B. bei einem Schlaganfall oder bei chronischen Rückenschmerzen) positiv zu beeinflussen, indem die Motivation der Patient(inn)en durch Spaß an der Therapie gesteigert wird. Die Herausforderung besteht folglich darin, die Motivation durch Begeisterung mittels spannender Szenarien über den gesamten Behandlungsablauf hinweg aufrecht zu erhalten oder sogar zu verstärken. Der Mehrwert von VR besteht außerdem in der Möglichkeit, die herkömmliche Therapie zu ergänzen, d. h. die Patient(inn)en können von zu Hause aus individuell trainieren und sich mit den Therapeut(inn)en abstimmen. Gerade die ambulante Rehabilitation ist oftmals aufgrund der hohen Kosten nur eingeschränkt möglich, wodurch der Behandlungsverlauf erheblich beeinflusst wird (vgl. Gövercin et al. 2011). Die Möglichkeiten der Anwendung von Virtual Reality in der heimischen Therapie sind vielfältig, müssen allerdings noch ausreichend untersucht werden, um eine reibungslose und praxistaugliche Integration in den therapeutischen Alltag zu ermöglichen.

# 5 Fazit

Benjamin Kinast

Schmerzhafte Verbandswechsel bei Verbrennungsverletzungen, intraoperative Schmerzen bei Zahnbehandlungen, Phantomschmerzen nach Amputationen und das Volksleiden chronische Rückenschmerzen – diese und weitere schmerzhafte Behandlungen werden in naher Zukunft dank Virtual Reality „Schnee von gestern" sein.

Zugegeben, dabei handelt es sich um eine sehr optimistische Prognose über die weitere Entwicklung von VR-Anwendungen in der Behandlung von Schmerzen. Viele Studienergebnisse aus namenhaften Forschungsinstitutionen legen jedoch nahe, dass mit Virtual Reality eine innovative, aufregende Technologie mit nahezu unbegrenzten Einsatzmöglichkeiten Einzug in die Schmerztherapie/-behandlung nehmen könnte. Um derartige Konzepte in der Praxis umzusetzen, mangelt es jedoch in den

---

8 Vgl. Mehler-Bicher/Steiger (2017); van Looy (2017).

meisten Fällen noch an hinreichenden Nachweisen über Evidenz. Wenngleich viele überschaubare Studien mit unterschiedlichen kreativen Ansätzen für verschiedene Anwendungsgebiete zu positiven Ergebnissen kommen, werden im nächsten Schritt weiterführende (Fall-Kontroll-)Studien an größeren Probandengruppen signifikante Ergebnisse hervorbringen müssen. VR-Konzepte werden sich dabei gegenüber bewährten Behandlungsmethoden behaupten und ihre Vorteile klar hervorheben müssen, bevor sowohl auf Seiten von Medizinern und Therapeuten aber auch seitens der Patienten das nötige Vertrauen in die noch junge Technologie hergestellt sein wird. Unabhängig vom Erfolg im Gesundheitswesen wird der Siegeszug der VR-Technologie im Entertainment-Bereich weiter voranschreiten und damit voraussichtlich seinen Beitrag zur allgemeinen gesellschaftlichen Akzeptanz von VR-Anwendungen leisten.

So kam es im Rahmen der Verleihung des Nobelpreises für Physiologie oder Medizin 2017 zu einer Überschneidung von Entertainment und Medizin: Die Medienagentur der Nobelstiftung, Nobel Media, gestaltete gemeinsam mit HTC Vive das VR-Erlebnis „The Circadian Rhythm", um die preisgekrönte Forschung von Hall, Rosbach und Young zur Entdeckung der molekularen Mechanismen, die den Biorhythmus kontrollieren, virtuell zu visualisieren. Die VR entführt den Betrachter in das Innere einer Zelle, beschreibt die biologische Uhr und vermittelt interaktiv ein besseres Verständnis zur Arbeit der Nobelpreisträger Hall, Rosbach und Young (vgl. Gepp 2017).

Diese Zusammenarbeit belegt eindrucksvoll, welch enormes Potential Virtual Reality in sich birgt. Betrachtet man die nahezu grenzenlosen Möglichkeiten der Technologie, ist dies nicht verwunderlich. Virtual Reality lässt heute schon Träume wahr werden – zumindest virtuell. Somit scheint auch der Traum von der Verleihung des Nobelpreises für Physiologie oder Medizin an eine bahnbrechende Forschungsarbeit zu VR in der (Schmerz-)Therapie in den kommenden Jahrzehnten nicht unrealistisch.

# Literatur

Bundesamt für Sicherheit in der Informationstechnik (o. J.). *BSI TR–03103 Sicheres Wireless LAN.* URL: https://www.bsi.bund.de/DE/Publikationen/TechnischeRichtlinien/tr03103/index_htm.html (letzter Aufruf: 29.01.2018).

Business Wire (2018). *Global Healthcare Augmented and Virtual Reality Market 2017–2023: Growing Need to Reduce the Healthcare Costs – ResearchAndMarkets.com.* URL: https://www.businesswire.com/news/home/20180201005633/en/Global-Healthcare-Augmented-Virtual-Reality-Market-2017-2023 (letzter Aufruf: 25.01.2018).

Chen, Karen; Ponto, Kevin; Tredinnick, Ross und Radwin, Robert G. (2015). Virtual Exertions: Evoking the Sense of Exerting Forces in Virtual Reality Using Gestures and Muscle Activity. In: *Human Factors*, 57(4):658–673.

Corbetta, Davide; Imeri, Frederico und Gatti, Roberto (2015). Rehabilitation that incorporates virtual reality is more effective than standard rehabilitation for improving walking speed, balance and mobility after stroke: a systematic review. In: *Jorunal of Physiotherapy*, 61:117–124.

Deutsche Gesellschaft für Verbrennungsmedizin (2007). *Empfehlungen der Deutschen Ge-sellschaft für Verbrennungsmedizin e. V. zur Rehabilitation Brandverletzter*. URL: https://www.verbrennungsmedizin.de/leitlinien-rehabilitation-brandverletzter.php (letzter Aufruf: 03.01.2018).

Dörner, Ralf; Broll, Wolfgang; Grimm, Paul und Jung, Bernhard, Hrsg. (2014). *Virtual und Augmented Reality (VR/AR)*. Berlin, Heidelberg.

Dunn, Justin; Yeo, Elizabeth; Moghaddampour, Parisah; Chau, Brian und Humbert, Sarah (2017). Virtual and augmented reality in the treatment of phantom limb pain: A literature review. In: *NeuroRehabilitation*, 40(4):595–601.

Freeman, D.; Reeve, S.; Robinson, A.; Ehlers, A.; Clark, D.; Spanlang, B. und Slater, M. (2017). Virtual reality in the assessment, understanding, and treatment of mental health disorders. In: *Psychological Medicine*, 47(14):2393–2400.

Furman, Elena; Jasinevicius, Theresa Roma; Bissada, Nabil F.; Victoroff, Kristin Z.; Skillicorn, Robert und Buchner, Marc (2009). Virtual reality distraction for pain control during periodontal scaling and root planing procedures. *In: Journal of American Dental Association*, 140(12):1508–1516.

Garrett, Bernard; Taverner, Tarnia; Masinde, Wendy; Gromala, Diane; Shaw, Christopher und Ne-graeff, Michael (2014). A rapid evidence assessment of immersive virtual reality as an adjunct therapy in acute pain management in clinical practice. In: *Clin J Pain*, 30(12):1089–1098.

Gatchel, Robert; McGeary, Don; McGeary, Cindy und Lippe, Ben (2014). Interdisciplinary chronic pain management: past, present, and future. In: *American Psychologist*, 69(2):119.

Gatchel, Robert J.; Peng, Yuan Bo; Peters, Madelon L.; Fuchs, Perry N. und Turk, Dennis C. (2007). The biopsychosocial approach to chronic pain: scientific advances and future directions. In: *Psychol Bull*, 133(4):581–624.

Gepp, Matthew (2017). *Nobel Prize and HTC Vive Partner To Debut The First VR Experience For The 2017 Nobel Prize*. URL: https://blog.vive.com/us/2017/12/05/nobel-prize-htc-vive-partner-debut-first-vr-experience-2017-nobel-prize/ (letzter Aufruf: 23.02.2018).

Gövercin, Mehmet; Missala, Isabell M.; Marschollek, Michael und Steinhagen-Thiessen, Elisabeth (2011). Virtuelle Rehabilitation und Telerehabilitation der oberen Extremität: Ein geriatrischer Überblick. In: Kocka, Jürgen und Staudinger, Ursula M., Hrsg., *Altern in Deutschland*, Band 6, S. 87–109. Stuttgart. Nova Acta Leopoldina NF 104, Nr. 368.

Gupta, Anita; Scott, Kevin und Dukewich, Matthew (2018). Innovative Technology Using Virtual Real-ity in the Treatment of Pain. Does It Reduce Pain via Distraction, or Is There More to It? In: *Pain medicine (Malden, Mass.)*, 19(1):151–159.

Heesen, Jessica (2016). *Handbuch Medien- und Informationsethik*. Stuttgart.

Hoffmann, Hunter G. (2004). Virtual Reality Therapy. In: *Scientific America*, 291(2):58–62.

Hoffmann, Hunter G.; Chambers, Gloria T.; Meyer III, Walter J.; Arceneaux, Lisa L.; Russel, William J.; Seibel, Eric J.; Richards, Todd L.; Sharar, Sam R. und Patterson, David R. (2011). Virtual Reality as an Adjunctive Non-pharmacologic Analgesic for Acute Burn Pain During Medical Procedures. In: *Annals of Behavioral Medicine*, 41(2):183–191.

Hoffmann, Hunter G.; Doctor, Jason N.; Patterson, David R.; Carrougher, Gretchen J. und Furness, Thomas A. (2000). Clinical note – Virtual reality as an adjunctive pain control during burn wound care in adolescent patients. In: *Pain*, 85(1–2):305–309.

Insights Samsung (2017). *Virtual Reality in Healthcare: How Inova Mount Vernon Hospital Puts Emer-gency Room Patients at Ease*. URL: https://insights.samsung.com/2017/08/03/virtual-reality-healthcare-inova-mount-vernon-hospital-puts-emergency-room-patients-ease/ (letzter Aufruf: 29.01.2018).

Jones, Ted; Moore, Todd und Choo, James (2016). The Impact of Virtual Reality on Chronic Pain. In: *Plos One*, 11(12):e0167523.

Keefe, Francis; Huling, Dane A.; Coggins, Michael J.; Keefe, Daniel F.; Rosenthal, Zachary M.; Herr, Nathaniel R. und Hoffman, Hunter G. (2012). Virtual reality for persistent pain: a new direction for behavioral pain management. In: *Pain*, 153(11):2163–2166.

Krause, Thorsten und Loerbroks, Tobias (2008). Prähospitalphase. In: Wappler, Frank und Spilker, Gerald, Hrsg., *Verbrennungsmedizin. Vom Unfallort bis zur Rehabilitation*, S. 19–28. Stuttgart.

LaViola, Joseph J. (2000). A discussion of cybersickness in virtual environments. In: *ACM SIGCHI Bulletin*, 32(1):47–56.

Lawson, Glen; Salanitri, Davide und Waterfield, Brian (2016). Future directions for the development of virtual reality within an automotive manufacturer. In: *Applied Ergonomics, Part B*, 53:323–330.

Li, Angela, S.; Montaño, Zorash; Chen, Vincent J. und Gold, Jeffrey I. (2011). Virtual reality and pain management: current trends and future directions. In: *Pain Management*, 1(2):147–157.

Lin, Janice; Kelleher, Caitlin L. und Engsberg, Jack R. (2013). Developing Home-Based Virtual Reality Therapy Interventions. In: *Games for Health Journal: Research, Development, and Clinical Applications*, 2(1):34–38.

Loreto-Quijada, Desirée; Gutiérrez-Maldonado, José; Nieto, Rubén; Gutiérrez-Martínez, Olga; Ferrer-García, Marta; Saldaña, Carmina; Fusté-Escolano, Adela und Liutsko, Liudmila (2014). Differential effects of two virtual reality interventions: distraction versus pain control. In: *Cyberpsychol Behav Soc Netw*, 17(6):353–358.

Mehler-Bicher, Anett und Steiger, Lothar (2017). Augmentierte und Virtuelle Realität. In: Hildebrandt, Alexandra und Landhäußer, Werner, Hrsg., *CSR und Digitalisierung. Der digitale Wandel als Chance und Herausforderung für Wirtschaft und Gesellschaft*, S. 127–142. Wiesbaden.

Miller, Kimberly J.; Adair, Brooke S.; Pearce, Alan J.; Said, Catherine M.; Ozanne, Elisabeth und Morris, Meg M. (2014). Efectiveness and feasibility of virtual reality and gaming system use at home by older adults for related domains: a systematic review. In: *Age and Aging*, 43:188–195.

Morris, Linzette Deidré; Louw, Quinette Abegail und Grimmer-Somers, Karen (2009). The effectiveness of virtual reality on reducing pain and anxiety in burn injury patients: a systematic review. In: *Clin J Pain*, 25(9):815–826.

Nagendran, Myura; Gurusamy, Kurinchi Selvan; Aggarwal, Rajesh; Loizidou, Marilena und Davidson, Brian R. (2013). Virtual reality training for surgical trainees in laparoscopic surgery (Review). In: *Cochrane Database of Systematic Reviews*, 8: CD006575.

Raspe, Heiner (2012). *Rückenschmerzen*. Robert-Koch-Institut. Gesundheitsberichterstattung des Bundes, 53, Berlin. URL: https://www.gbe-bund.de/pdf/Rueckenschmerzen.pdf (letzter Aufruf: 23.02.2018).

Riva, Giuseppe; Baños, Rosa M.; Botella, Cristina; Mantovani, Fabrizia und Gaggioli, Andrea (2016). Transforming Experience: The Potential of Augmented Reality and Virtual Reality for Enhancing Personal and Clinical Change. In: *Front Psychiatry*, 7:164.

Schüler, Thomas (2015). *Abstrakte virtuelle Illusion für die Schlaganfalltherapie. Wie mit Hilfe virtueller Umgebungen motorisches Lernen gefördert werden kann*. Wiesbaden.

Steen, Eldri und Haugli, Liv (2001). From pain to self-awareness – a qualitative analysis of the significance of group participation for persons with chronic musculoskeletal pain. In: *Patient education and counseling*, 42(1):35–46.

Stone, Robert (2009). Serious games: virtual reality's second coming? In: *Virtual Reality*, 13(1):1–2.

Swaney, Ronda (2017). Can Virtual Reality Technology Deliver Healthcare ROI and Results? In: *Insights Samsung: Healthcare*. URL: https://insights.samsung.com/2017/12/05/can-virtual-reality-technology-deliver-healthcare-roi-and-results/ (letzter Aufruf: 29.01.2018).

Turk, Dennis C. und Okifuji, Akiko (2009). Pain terms and taxonomies of pain. In: Fishman, Scott M.; Ballantyne, Jane C. und Rathmell, James P., Hrsg., *Bonica's Management of Pain*, S. 13–23. New York.

Turk, Dennis C.; Wilson, Hillary D. und Cahan, Alex (2011). Treatment of chronic non-cancer pain. In: *Lancet*, 377(9784):2226–2235.

van Looy, Alexander (2017). Der digitale Raum: Augmented und Virtual Reality. In: Stengel, Oliver; van Looy, Alexander und Wallaschkowski, Stephan, Hrsg., *Digitalzeitalter – Digitalgesellschaft. Das Ende des Industriezeitalters und der Beginn einer neuen Epoche*, S. 51–63. Wiesbaden.

Wegner, Kai (2017). Augmented Reality und Virtual Reality in Veranstaltungen. In: Knoll, Thorsten, Hrsg., *Veranstaltungen 4.0. Konferenzen, Messen und Events im digitalen Wandel*. Wiesbaden.

Wiederhold, Mark D.; Gao, Kenneth und Wiederhold, Brenda K. (2014). Clinical Use of Virtual Reality Distraction System to Reduce Anxiety and Pain in Dental Procedures. In: *Cyberpsychol Behav Soc Netw*, 17(6):359–364.

Miriam Peters

# Digitales Lernen in der Pflegebildung – Serious Games als spielerischer Zugang zu Kompetenzerwerb

**Zusammenfassung:** Die Integration digitaler und mobiler Technologien in die Kontexte der Pflegebildung wird aktuell durch veränderte Rahmenbedingungen der Pflegearbeit vorangetrieben, die in verminderte Patientenkontakte münden. So wird es Berufsanfängern derzeit erschwert, pflegerelevante Fähigkeiten und Fertigkeiten kontinuierlich zu erproben und einzuüben. Technologische Entwicklungen stellen hier neue Möglichkeiten des Lernens im beruflichen Alltag in Aussicht. Der Beitrag fragt nach dem aktuellen Entwicklungsstand von Serious Games im Kontext beruflicher Pflege und stellt exemplarisch einen möglichen Ansatz vor. Die Fragestellung wurde mittels systematischer Literaturrecherche bearbeitet. Die Ergebnisse deuten darauf hin, dass digitale Lernspiele sichere Lernumgebungen zur Anbahnung berufsrelevanter Kompetenzen bereitstellen können. Darüber hinaus scheinen digitale Lernspiele eine Methode darzustellen, die Lernende auf verschiedenen Kanälen anspricht und neben formalen auch informelle Outcomes generiert.

## 1 Einleitung

E-Learning-Formate im Allgemeinen, aber auch Serious Games im Speziellen gewinnen vor allem international in der Bildung an Bedeutung. In diesem Kontext finden sich auch im Bereich der Pflegebildung unterschiedliche Formate von diversen Anbietern von Serious Games für verschiedene Zielgruppen. Hierbei stellt sich die Frage, weshalb Serious Games für den Bereich der Pflegebildung ein attraktives Lernmedium darstellen können.

Michael/Chen (2006) argumentieren, dass Spielen die Basis unserer kulturellen Errungenschaften darstellt. Darüber hinaus ist die jüngere Generation mit Videospielen aufgewachsen und es gibt Hinweise darauf, dass darüber nicht nur Wissen vermittelt werden kann, sondern auch informelle Lernziele generiert werden können (wie z. B. die Erhöhung der Lerngeschwindigkeit oder die Ausdauer beim Lernen). Gerade die Generation der „digital natives", worunter man die Generation der nach 1983 Geborenen versteht,[1] scheint alternative Lehr-Lernmethoden für erfolgreiches Lernen zu bevorzugen (Boctor 2013).

---

1 Vgl. Day-Black et al. (2015); Boctor (2013).

https://doi.org/10.1515/9783110558388-006

Diskurse um alternative Lehr-Lernformen sind nicht neu, werden im Rahmen der zunehmenden Digitalisierung allerdings neu belebt, auch getriggert durch entsprechende Forschungsförderprogramme (Berufsbildung 4.0 – den digitalen Wandel gestalten; Bundesministerium für Wirtschaft und Energie 2014). Der vorliegende Beitrag nimmt zunächst eine Begriffsbestimmung von „Serious Games" vor. Im Anschluss daran werden ausgewählte Ergebnisse einer systematischen Literaturrecherche vorgestellt.

# 2 Simulation based learning und Serious Games

In einem breiteren Kontext lassen sich Serious Games unter die Kategorie simulationsbasiertes Lernen subsumieren. Nach Guise wird unter Simulation eine Technik, ein Endgerät oder eine Aktivität verstanden, die authentische Nachbildungen von Charakteren, Prozessen oder Erfahrungen ermöglichen mit dem Ziel, Wissen, Fähigkeiten und Fertigkeit zu lehren, respektive sich diese anzueignen (Guise/Chambers/Valimaki 2012: 411). Somit ist darunter eine breite Palette an Anwendungen zu subsumieren. Dazu gehören papier- oder videobasierte Fallstudien, anatomische Modelle, Spiele und computerbasierte Systeme sowie Rollenspiele mit simulierten Patienten und Umgebungen. Dem simulationsbasierten Lernen lassen sich auch sog. virtuelle Welten (De Gagne et al. 2013) zuordnen, die als „a sychronous, persistent network of people, represented by avatars, faciliated by computers" (De Gagne et al. 2013: 392) definiert werden. Auch dort können spielerische Elemente zum Einsatz kommen.

Serious Games, was in einer wörtlichen Übersetzung „ernste Spiele" bedeuten würde, zählen im Allgemeinen zur Kategorie der Videospiele und verfolgen, neben der Unterhaltung, ein edukatives Ziel. Eine Definition von Zyda (2005) lautet: *„Serious game*: a mental contest, played with a computer in accordance with specific rules, that uses entertainment to further government or corporate training, education, health, public policy, and strategic communication objectives" (Zyda 2005: 25). Bei Hogan findet sich folgende Definition: „[A] game in which education (in its various forms) is the primary goal, rather than entertainment" (Michael/Chen 2006, zit. nach Hogan 2011: 4). Folglich ist es der Zweck, der ein Serious Game als solches charakterisiert, weniger der Inhalt (Michael/Chen 2006). Dieser Vorstellung folgt auch Marsh:

> Serious games are digital games, simulations, virtual environments and mixed reality/media that provide opportunities to engage in activities through responsive narrative/story, gameplay or encounters to inform, influence, for well-being, and/or experience to convey meaning. The quality or success of serious games is characterized by the degree to which purpose has been fulfilled. Serious games are identified along a continuum from games for purpose at one end, through to experiential environments with minimal or no gaming characteristics for experience at the other end. (Marsh 2011: 62)

Nach Goertz (2011) ist es vor allem die Mischung aus Unterhaltung und nützlichen Elementen, die für Serious Games konstituierend ist. Einer Übersichtsarbeit zu Serious Games von Susi/Johannesson/Backlund (2007) lässt sich entnehmen, dass bis dato keine einheitliche Definition von Serious Games konsentiert werden konnte. Dennoch lässt sich über alle Einsatzbereiche hinweg ein Kern identifizieren, der allen Beschreibungen von Serious Games eigen ist: „that serious games are (digital) games used for purposes other than mere entertainment" (Susi/Johannesson/Backlund 2007: 1). Die vorliegende Arbeit orientiert sich in ihrem Verständnis an der Übersichtsarbeit von Susi/Johannesson/Backlund (2007).

Spiele weisen einige konstituierende Elemente auf. So verfolgt ein Spiel in der Regel ein Ziel (Hogan 2011) und die Spieler müssen sich mit der Spielidee vertraut machen (Kerres/Bormann/Vervenne 2009). Des Weiteren gibt es Regeln innerhalb des Spiels (Kerres/Bormann/Vervenne 2009) und Freiwilligkeit stellt ein Element des Spielens dar. Eine umfassende Darstellung des Spiels nimmt Huizinga aus einer geschichtswissenschaftlichen Perspektive (Böss et al. 2008) in seiner Studie Homo ludens vor. Dort wird das Spiel als grundlegende menschliche Aktivität angesehen. Als freie und sinnvolle Tätigkeit, durchgeführt allein für ihren eigenen Zweck, räumlich und zeitlich getrennt von den Anforderungen des praktischen, alltäglichen Lebens. Drei konstituierende Elemente sind hierbei: Regeln, die grundsätzliche Möglichkeit der Wiederholung und Wettbewerb. Das Spiel ist über den reinen Selbstzweck hinaus auch ein Element der Konstitution der Gesellschaft: „So ermöglichen Spiele, ob ihrer eigenen Kraft (Spieltrieb), sowie der Sublimierung anderer Triebe und Bedürfnisse überhaupt erst Ordnung, Kultur und damit Gesellschaft" (Böss et al. 2008: 10) und des Individuums, sprich des Selbstbewusstseins. Denn das Spiel dient auch zur Auseinandersetzung mit der inneren Realität und kann eine Art Katharsis bewirken, wenn innere Konflikte im Spiel in einer bestimmten Form ausgelebt werden (Böss et al. 2008). Leemkuil/de Jong/Ootes schließen daran an:

> Games are competitive, situated (learning) environments based on a set of rules and/or an underlying model, in which, under certain constraints, some goal state must be reached. Games are situated in a specific context that make them (more or less) realistic, appealing and motivating for the players. Important elements that are related to the situatedness of games are validity/fidelity, complexity, risk, uncertainty, surprise, unexpected events, role-play, access to information, and the representation form of the game. (Leemkuil/de Jong/Ootes 2000: 34)

Im Bereich der Pflegebildung ist der Einsatz von Spielen keinesfalls neu und wird bereits lange praktiziert (Hogan 2011). Dennoch stellt die zunehmende Digitalisierung – auch von Spielen – die Lehrenden im Bereich der Pflegebildung vor neue Möglichkeiten wie Flexibilisierung von Lernort und -zeit, Präsentation von Lerninhalten und Herausforderungen, beispielsweise der Entgrenzung des Lernens (Hülsken-Giesler 2015).

# 3 Ausgewählte Ergebnisse einer systematischen Literaturrecherche zu Serious Games in der Pflegebildung

Zur Erhebung des aktuellen Entwicklungsstandes im Umfeld des Einsatzes von Serious Games in der Pflegebildung wurde eine systematische Literaturrecherche durchgeführt. Sie stellt ein integratives Review dar, in das sowohl empirische als auch theoretische Arbeiten eingeschlossen werden können und Fragen des Untersuchungsgegenstandes Vorrang vor methodischen Aspekten erhalten (Whittemore/Knafl 2005). Dem Untersuchungsgegenstand wird so der Vorzug gegenüber (in der Pflegewissenschaft durchaus umstrittenen) Evidenzhierarchien gegeben (Aveyard 2014). Zur Analyse der identifizierten Publikationen werden nach Whittemore/Knafl (2005) sechs Schritte durchgeführt. Zunächst erfolgt die Festlegung der Fragestellung. An diese schließt sich im zweiten Schritt die Literatursuche an. Der dritte Schritt umfasst die Evaluation der Daten, an die sich die Datenanalyse und Kategorisierung anschließen. Die Kategorienbildung erfolgt im Rahmen der Analyse induktiv, d. h. aus dem Material heraus. In einem letzten Schritt werden die Ergebnisse zusammengefasst und ein Ausblick vorgenommen.

Als Ausgangspunkt der systematischen Literaturrecherche zu Serious Games wurden folgende Fragen herangezogen: In welcher Form und zu welchem Zweck werden Serious Games derzeit im Berufsfeld Pflege genutzt?[2] Für den deutschsprachigen Raum ließ sich dabei lediglich eine geringe Anzahl an Publikationen zu Serious Games im Kontext der Pflege identifizieren[3], was auf einen begrenzten Entwicklungsstand zu Serious Games in der Pflege(-bildung) verweist. Für den internationalen Raum zeigt sich ein zunehmend entwickelter Diskurs.

Anhand der gewählten Ein- und Ausschlusskriterien konnten insgesamt 24 einschlägige Publikationen identifiziert und analysiert werden. Im Folgenden werden ausgewählte zentrale Ergebnisse der Analysen vorgestellt.

In diesem Beitrag werden die ausgewählten induktiv gebildeten Kategorien[4] „veränderte Rahmenbedingungen" sowie „Lernen und Lehren" vorgestellt. In den folgenden Abschnitten werden diese beiden Kategorien näher beschrieben.

---

2 Durchgeführt wurde die systematische Recherche im Frühjahr 2017 in den Datenbanken „Pubmed", „CINAHL" und „ScienceDirect". Darüber hinaus wurde eine Schneeballsuche in verschiedenen Standortbibliotheken durchgeführt. Die Suche erfolgte mit den Suchbegriffen „Serious Games" und „nursing" bzw. „nursing education". Für die deutschsprachige Suche wurde ebenfalls der Terminus „Serious Games" verwendet in Kombination mit dem Suchbegriff „Pflege".

3 Vgl. Dütthorn/Hülsken-Giesler/Pechuel (2018).

4 Darüber hinaus konnten neben den vorgestellten Kategorien zwei weitere identifiziert werden. Die eine fokussiert auf methodische Fragen und differenziert sich in Stärken und Schwächen sowie die Generalisierbarkeit der Ergebnisse. Die andere greift die dargestellten Inhalte der Spiele auf.

**Tab. 1:** Ein- und Ausschlusskriterien der systematischen Literaturrecherche (Quelle: eigene Darstellung).

|  | Einschlusskriterien | Ausschlusskriterien |
|---|---|---|
| **Variablen** | Serious Games, digitale Lernspiele | Analoge Lernspiele |
| **Bevölkerungsgruppe** | Auszubildende der GuK, Altenpflege, Hebammen, Fort- und Weiterbildungsteilnehmer | Andere Gesundheitsfachberufe, Mediziner, Patienten |
| **Setting** | Bildungseinrichtungen Pflege |  |
| **Publikationsart** | Studien, Reviews, Forschungsberichte, theoretische Literatur | Nicht wissenschaftliche Literatur |
| **Publikationszeitraum** | 2010– | –2009 |
| **Sprache** | Deutsch, Englisch | Andere Sprachen |
| **Verfügbarkeit** | Abstract verfügbar | Kein Abstract verfügbar |

# 4 Veränderte Rahmenbedingungen

Die Kategorie der veränderten Rahmenbedingungen teilt sich in gesellschaftliche Rahmenbedingungen und technische Veränderungen. Die gesellschaftlichen Rahmenbedingungen wiederum können nochmal in die Veränderung der Pflegebildung und die Veränderung der Lernenden selbst unterteilt werden.

Eine Kategorie aus der Analyse der eingeschlossenen Literatur ist die Verbreitung von digitalen Lernmethoden aufgrund veränderter Rahmenbedingungen, sie lässt sich anhand verschiedener Facetten beschreiben. So sind es gesellschaftliche Bedingungen, worunter veränderte Rahmenbedingungen in der Pflegebildung selbst zu subsumieren sind, aber auch eine Veränderung der Auszubildenden, die andere Anforderungen an das Lernen stellen. Die Veränderungen im Bereich der Pflegebildung äußern sich u. a. in kürzeren Aufenthalten der Patient(inn)en, der raschen Entwicklung neuer Technologien, der höheren Arbeitsdichte des examinierten Personals und den daraus resultierenden minimierten Chancen, im Rahmen des tatsächlichen Patientenkontakts Fähigkeiten einzuüben.[5] Vor dem Hintergrund der sich zunehmend etablierenden digitalen Technologien, auch in Prozessen der Versorgungspraxis, können die digitalen Lernspiele auch dazu dienen, künftige Berufsangehörige auf die kompetente Nutzung dieser neuen (digitalen) Technologien vorzubereiten. Berufsangehörige in Pflege und Gesundheitsberufen sollten digitale Technologien nicht nur anwenden können, es sollte vielmehr ein kritisch-reflektierter Einsatz derselben erfolgen.[6]

---

5 Vgl. Cook et al. (2012); Foronda/Godsall/Trybulski (2013); Guise/Chambers/Valimaki (2012); Schwarz et al. (2013).
6 Vgl. auch Beitrag Hauck in diesem Band.

Die „neuen" Generationen von Lernenden in der Pflegeausbildung unterscheiden sich von ihren Vorgängern nicht nur im Lernstil, sondern vor allem in der Nutzung digitaler Medien: „Millenials expect instantaneous responses and multi-task with ease but often have difficulty in focusing on one activity. Active, engaging learning activities are preffered over lecture or other teacher-centric approaches." (Boctor 2013: 96) Ein Grund für diese fundamentalen Veränderungen des Lernens, Arbeitens und Spielens scheint vor allem die ubiquitäre Verfügbarkeit neuer digitaler Technologien zu sein (Cardoza 2011), die inzwischen auch in die Pflegebildung Einzug genommen haben. „More recently, advances in technology, faster internet speeds, lower cost, and more sophisticated technologies have enabled simulation approaches to move from the classroom to a virtual Internet classroom." (Cant/Cooper 2014: 1435) So werden zunehmend Simulationen in der Pflegebildung genutzt (Guise/Chambers/Valimaki 2012). Daneben werden weitere Tools zu Lernzwecken eingesetzt, wie z. B. Podcasts, Webcasts, Webinare, Diskussionsforen (Pilcher/Bedford 2010).

Im Bereich der technischen Veränderungen liegen jedoch auch Herausforderungen vor, denn es scheinen bei Weitem nicht alle Applikationen und Anwendungen intuitiv bedienbar, und viele Anwendungen sind nur unter optimalen Bedingungen – dazu zählt beispielsweise die Ausstattung mit Breitbandinternet – möglich. Als hemmende Faktoren werden langsame Internetverbindung, schwache Audio- oder Videoqualität, schwierige Navigation, niedrige technische Qualität bei der Klangwiedergabe und Konstruktionsfehler im Design identifiziert. Daraus können Stress und Frustration bei den Lernenden resultieren. Computerfehler stören möglicherweise eine effektive Kommunikation unter den Lernenden, aber auch zwischen Lernenden und Lehrenden (De Gagne et al. 2013: 394).

# 5 Zentrale Konzepte für Serious Games – Lernen und Lehren

Neben den veränderten Rahmenbedingungen ist eine weitere Kategorie, die im Rahmen der Analyse identifiziert werden konnte, das Lernen und Lehren im Kontext pflegerischer Bildung. Diese Kategorie wird ausdifferenziert in die Subkategorien „Kompetenzen", „didaktische Konzepte im Vergleich zu traditionellen Lehrmethoden", „Learning Analytics" und „sichere Lernumgebung".

## 5.1 Kompetenzen

Die Kategorie der Kompetenzen betrifft die anzubahnenden Fähigkeiten und Ziele der beschriebenen Anwendungen. Da die Kategorienbildung induktiv erfolgte und die eingeschlossenen Arbeiten sowohl nationale als auch internationale Publikationen umfassen, wurde kein ausgewähltes Kompetenzverständnis vorab zugrunde gelegt. Für die Analyse wurden Formulierungen und theoretische Rahmungen aus den Texten herangezogen. Eine umfassende Darstellung des komplexen Kompetenz-diskurses in Bezug auf berufliche Handlungskompetenz kann bei Erpenbeck et al. (2017) nachgelesen werden. Eine Auseinandersetzung mit spezifisch pflegerischer Handlungskompetenz nimmt Dütthorn (2014) vor. Aus der Analyse folgt, dass die identifizierten Arbeiten kein einheitliches Verständnis von Kompetenzen vorweisen. Einige Arbeiten verorten die Ziele in einem Kompetenzmodell und definieren den in-tendierten Erkenntniszuwachs über Taxonomien, andere Arbeiten lassen dies völlig offen. Aufgrund dieser Tatsache können hier nur Tendenzen vorgestellt werden, die häufig genannt werden.

Mögliche positive Effekte durch die Anwendung von Simulationen/Serious Games zeigen sich in der Verknüpfung von Theorie und Praxis, dem Einüben von kritischem Denken und der Verbesserung *klinischer Urteilsbildung*.[7] „Learners are actively invol-ved in making choices and they offer opportunities to learners to participate in peer teaching. [...] The aid revision by identifying gaps in knowledge and can strength-en the link between theory and practice" (Gibson/Douglas 2013: 1613). Cant/Cooper (2014) kommen zu dem Schluss, dass sich die Anbahnung klinischer Urteilsbildung in digitalen Spielen derzeit vorwiegend anhand der Vermittlung prozeduraler Fähig-keiten gestaltet. Dies ist möglicherweise auch den zugrunde liegenden didaktischen Konzepten geschuldet. Diese didaktischen Konzepte konnten im Rahmen der Analyse ebenfalls als relevant identifiziert werden.

## 5.2 Didaktische Konzepte im Vergleich zu konventionellen Lehrmethoden

Als didaktische Methode bieten Spiele die Möglichkeit, Interesse zu wecken und Ver-knüpfungen verschiedener Lerninhalte herzustellen.[8] Eine Frage, die sich hier an-schließt, ist jene nach dem potentiellen Mehrwert im Vergleich mit traditionellen Lehr-Lernformen. Dieser Aspekt ist aus den analysierten Arbeiten heraus allerdings kaum zu beantworten, da wenige der eingeschlossenen Arbeiten die Effektivität der Inter-ventionen, sowohl was die intendierten Lehrziele als auch den Vergleich zu traditio-nellen/alternativen Lehr-Lernmethoden betrifft, untersuchen. In einigen Artikeln ist dieser Umstand als Limitation aufgeführt und ein entsprechendes Forschungsdeside-rat formuliert,[9] andere verweisen auf positive Effekte, was die Ergebnisse der Usabili-

---

7 Vgl. Petit dit Dariel et al. (2013); Cant/Cooper (2014); Cook et al. (2012); De Gagne et al. (2013); Fo-ronda/Godsall/Trybulski (2013); Gibson/Douglas (2013); Pilcher/Bedford (2010).

8 Vgl. Foronda/Godsall/Trybulski (2013); Pilcher/Bedford (2010); Stanley/Latimer (2011).

9 Vgl. Cant/Cooper (2014); Guise/Chambers/Valimaki (2012); Hogan et al. (2011); Schwarz et al. (2013); Verkuyl et al. (2016).

tytests sowie der Prä-/Postvergleiche anbelangt (Popil/Dillard-Thompson 2015; Stanley/Latimer 2011) und deklarieren Serious Game als attraktive Lehr-Lernmethode, ohne auf die Effektivität der Methode im Vergleich zu anderen, traditionellen Lehr-Lernformen einzugehen. Wenn es in den analysierten Studien Interventions- und Kontrollgruppen gibt, lässt sich nicht immer ein Unterschied im Outcome nachweisen (Cant/Cooper 2014). Hierbei ist allerdings zu berücksichtigen, dass die Lehr-/Lernmethode des Serious Game andere Lerninhalte und -fortschritte hervorbringen kann. Hier sind vor allem informelle Lernziele zu nennen, wie auch Michael/Chen (2006) argumentieren, die mit traditionellen Lehr-/Lernformen möglicherweise nicht zu erreichen sind. Deshalb kann und sollte ein Vergleich hinsichtlich der Effektivität nur in Bezug auf die formalen Inhalte vorgenommen werden. Um die Breite der informellen Lerneffekte abzubilden, können explorative Studien zur Hypothesengenerierung durchgeführt werden. Eine Idee, wie diese informellen Lernziele zu erfassen sind, konnte im Rahmen der Analyse ebenfalls herausgearbeitet und in der Subkategorie Learning Analytics beschrieben werden.

## 5.3 Learning Analytics

Unter Learning Analytics ist nach jener Definition, die auf der ersten „Conference on Learning Analytics and Knowledge" konsentiert wurde, folgendes zu verstehen: „Learning analytics is the measurement, collection, analysis and reporting of data about learners and their contexts, for purposes of understanding and optimising learning and the environments in which it occurs" (Ferguson 2012: 305). Learning Analytics lassen sich als spezifische Form des Data Mining bezeichnen, welche jedoch in besonderer Weise den Bildungskontext fokussiert. Beim Data Mining werden mit Hilfe von statistischen Algorithmen aus Nutzerdaten digitaler Technologien Trends, Muster oder Gesetzmäßigkeiten abgeleitet, wie sie – intial – z. B. für das Anlegen von Käuferprofilen und -prognosen genutzt werden. Bei der Nutzung von digitalen Lerntechnologien produzieren Lernende ebenfalls eine Vielzahl an Daten, die im Rahmen gezielter Analysen, den Learning Analytics, potenziell nutzbar gemacht werden können. Learning Analytics strukturiert und ordnet also technologiebasiert die im Bildungskontext gesammelten Daten, um sie für weitere Analysen und Prognosen fruchtbar zu machen.[10]

Obwohl in den untersuchten Arbeiten der Begriff Learning Analytics selbst nicht unmittelbar fällt, kann geschlossen werden, dass Prozesse von Learning Analytics intendiert sind. Zu entnehmen ist dies Lernstandsanalysen und Feedbacks, die vor allem im Spiel selbst (ingame) als positiv gewertet werden. Einen Effekt scheint dies nicht nur auf die Motivation der Lernenden zu haben, die digitalen Spiele tatsächlich zu

---

10 Vgl. Taraghi et al. (2017); Schön/Ebner (2013); Swertz (2018); Barberi/Missomelius/Swertz (2018).

nutzen (De Gagne et al. 2013), sondern auch auf das Outcome (Foss et al. 2013). In den analysierten Arbeiten sind dies unter anderem mathematische Fähigkeiten, Stressreduktion und verbessertes Selbstbewusstsein (Foss et al. 2013).

## 5.4 Sichere Lernumgebung

Simulationen könnten als eine Antwort auf die veränderten Bedingungen als Möglichkeit genutzt werden, sichere Lernumgebungen zur Verfügung zu stellen, ohne realen Patienten potentiellen Schaden zuzufügen oder die Auszubildenden Situationen auszusetzen, in denen sie selbst Schaden nehmen würden.[11] Einen Vorschlag bieten beispielsweise Anwendungen wie PULSE (Cook et al. 2012) – ein Spiel, bei dem Prozesse und Techniken im Kontext der Notfallversorgung trainiert werden können, das der Logik von Ego-Shootern[12] folgt – die Möglichkeit, realitätsnahe Szenarien zu erleben, zu denen Lernende in der Realität mangels Gelegenheit keinen Zugang hätten. Cant/Cooper (2014) betonen die Möglichkeit der vielfachen Wiederholung, wodurch Lernende ebenfalls Sicherheit gewinnen können. Ein weiterer Vorteil entsteht über die erlebte Bedeutung der eigenen Entscheidung im Spiel, deren Konsequenzen jedoch im virtuellen Setting verbleiben, sodass reale Personen nicht zu Schaden kommen. Lernende können so für sie bedeutsame Aspekte in interaktiven Übungen trainieren (De Gagne et al. 2013). Auf diese Weise stellen digitale Spiele auch die Möglichkeit der Individualisierung des Lernprozesses in Aussicht.

Ein konkretes Beispiel für die Umsetzung einer solchen Konzeption wird im Forschungsprojekt „Game-based learning in nursing (GaBaLEARN)" erarbeitet.

# 6 Game-based learning in nursing (GaBaLEARN)

Professionelles Handeln in Gesundheit und Pflege zeichnet sich vor allem durch die Übersetzungsleistung aus, allgemein gültiges explizites Regelwissen situativ angemessen und einzelfallbezogen zur Anwendung zu bringen. Am Beispiel des vom BMBF geförderten Projektes „Game-based learning in nursing (GaBaLEARN)" werden nun abschließend Möglichkeiten eines Serious Games zur Ausbildung professioneller Kompetenzen in Gesundheit und Pflege aufgezeigt.

Das BMBF-Projekt „Game Based Learning in Nursing – Spielerisch Lernen in authentischen, digitalen Pflegesimulationen" (GaBaLEARN 2016–2019) „zielt auf die

---

11 Vgl. Cant/Cooper (2014); Cook et al. (2012); Gibson/Douglas (2013); Pilcher/Bedford (2010).

12 „Bei dieser Art des Spielens sieht der Spieler durch die Augen der Spielfigur, d. h. er sieht auf dem Bildschirm nicht die Figur, die er verkörpert, sondern lediglich deren Waffe. Dies soll das Gefühl des tatsächlichen Erlebens der Spielsituation erzeugen." (Chiossi 2013).

Entwicklung und Erprobung eines computerbasierten Lernspiels, das für eine komplexe pflegerische Fallarbeit im Rahmen der Pflegeausbildung eingesetzt werden kann. Damit soll die Möglichkeit geschaffen werden, beruflich relevante Kompetenzen in praxisnah digital simulierten Arbeitswelten zu erproben und einzuüben. Die Entwicklung, Erprobung und Evaluation dieses Lernspiels erfolgt in realen Lernkontexten der pflegeberuflichen Bildung. Das Vorhaben zielt auf das breite Feld der pflegeberuflichen Ausbildung (Altenpflege, Gesundheits- und Krankenpflege, Gesundheits- und Kinderkrankenpflege) und wird exemplarisch am Beispiel der Versorgung dementiell veränderter Menschen im Kontext stationärer Langzeitversorgung erprobt" (Peters et al. 2018: 985), konkret über die Simulation eines Wohnbereichs eines Altenheims. Der Projektverbund setzt sich zusammen aus Vertretern der Philosophisch-Theologischen Hochschule Vallendar[13], der Fachhochschule Münster[14] und dem Team für innovative Bildungslösungen der Ingenious Knowledge GmbH Köln[15].

Anhand der spielerischen Bearbeitung von komplexen virtuellen Einzelfällen in der Pflege sollen Auszubildende zentrale berufstypische Kompetenzen ausbilden und damit auf reale Anforderungen der Pflege im Bereich der Interaktions- und Beziehungsarbeit, der Zusammenarbeit in einem multiprofessionellen Team oder auch der ethischen Entscheidungsfindung vorbereitet werden. Die Lernenden proben in diesem Zusammenhang, sich situationsgerecht und einzelfallorientiert relevante Informations- und Wissensquellen zu erschließen. Anhand komplexer pflegerelevanter Problemstellungen sind die Lernenden aufgefordert, im Rahmen des Lernspiels situationsbezogen auf die Unterstützung „durch erfahrene (virtuelle) Kolleginnen und Kollegen im Team, auf (z. B. biografisches) Hintergrundwissen und Erfahrungen der (virtuellen) Pflegebedürftigen sowie von (virtuellen) Angehörigen der zu pflegenden Menschen oder auch gezielt auf (reale) Fachliteratur zurückzugreifen" (Peters et al. 2018). Intendiert ist das spielerische Erleben komplexer Problemstellungen in der Pflege, die selten eindeutig und klar definiert sind, sondern sich häufig durch Vielschichtigkeit, Mehrperspektivität und Uneindeutigkeit auszeichnen. So werden die Lernenden im Spielkontext aufgefordert, „begründet Prioritäten zu setzen und das verfügbare Wissen über die identifizierte Problemstellung kontextsensibel zu nutzen, um eine einzelfallgerechte Entscheidungsfindung in Bezug auf das weitere pflegerische Handeln vorzubereiten" (Peters et al. 2018: 985). Ein zentrales (Lern-)Ziel besteht also darin, „dass die Lernenden die Aushandlung von Situationsdefinitionen und Handlungsprioritäten unter der Prämisse von Multiperspektivität einüben, etwa den Interessen von Dienstleistungsnehmern (Perspektive der Pflegebedürftigen und/oder Angehörigen), Dienstleistungserbringern (fachliche Perspektive der Pflege), Kostenträgern und Prüfinstanzen (z. B. Pflegekassen und Medizinischer Dienst) sowie

---

13 Verbundleitung, Lehrstuhl für gemeindenahe Pflege, Prof. Dr. Manfred Hülsken-Giesler.
14 Lehrstuhl für Berufspädagogik, Prof. Dr. Nadin Dütthorn, sowie dem Lehrstuhl für Medienpädagogik, Prof. Dr. Bernward Hoffmann.
15 CEO Rasmus Pechuel.

weiteren Anspruchsgruppen" (Peters et al. 2018: 985). Analog zu den oben skizzier-
ten Ergebnissen soll die Ausbildung pflegerischer Urteilsbildung als Voraussetzung
von implizitem Erfahrungswissen angebahnt werden (Peters et al. 2018). Die Nutzung
des Spiels erfolgt in Unterrichtskontexten, sodass die Erlebnisse der Auszubildenden aus dem Spiel in Präsenzveranstaltungen mit den Lehrenden aufgegriffen und
gemeinsam reflektiert werden können. Hierzu sind die Lehrenden ebenfalls auf die
adäquate Nutzung des Spiels über Fortbildungen vorzubereiten. Ob die Lernenden
die entwickelten Kompetenzen auch in die Versorgungspraxis übertragen können, ist
in weiteren Studien zu erforschen.

# 7 Fazit und Ausblick

Die vorliegenden Ergebnisse weisen darauf hin, dass Vorhaben wie das zu entwickeln-
de Lernspiel im Projekt GaBaLEARN dazu dienen können, eine sichere Lernumgebung
bereitzustellen. In dieser haben die Lernenden die Möglichkeit, vom Handlungsdruck
entlastet Strategien auszuprobieren und potentiell in unendlicher Wiederholung einzuüben. Darüber hinaus können in Übereinstimmung mit vorhandenen Arbeiten zum
Thema Serious Games im Kontext der Pflegebildung (1) die Entwicklung und Verbesserung der klinischen Urteilsbildung, (2) die kritische Reflexion der eigenen Rolle und
Handlungen sowie (3) die Reduktion von Unsicherheit und Angst zentrale Lernziel
sein. Hierzu stellt ein Feedbacksystem im Sinne von Learning Analytics eine Möglichkeit dar, um die intendierten Reflexionen sowohl innerhalb derartiger Spiele anzusto-
ßen als auch die Ergebnisse aufzunehmen und in Präsenzveranstaltungen einzubinden. Ein weiterer Schluss, der sich aus den beschriebenen Ergebnissen ziehen lässt, ist
die Notwendigkeit der Einordnung in einen strikten theoretischen Rahmen, nicht nur
in Bezug auf die Contententwicklung, sondern auch mit Blick auf Evaluationskriteri-
en. Zentral scheint auch die Einbindung eines klar formulierten Kompetenzmodells.
Noch wenig erforscht ist die Entwicklung informeller Lernergebnisse wie die Erhöhung der Lerngeschwindigkeit, die Ausdauer oder die Motivation beim Lernen. Gerade diese scheinen allerdings den „Mehrwert" gegenüber traditionellen Lehrmethoden
auszumachen. Ein weiteres Forschungsdesiderat stellt schließlich die Vorbereitung
der Lernenden auf den kritisch-reflexiven Umgang mit neuen (digitalen) Technologien
in der Versorgungspraxis anhand von digitalen Spielen dar. Insgesamt fehlen derzeit
noch differenzierte Untersuchungen an großen und homogenen Stichproben mit homogenen Forschungsdesigns und daraus resultierende Replikationsstudien, um ge-
neralisierbare Aussagen über Serious Games in der Pflegebildung, vor allem zur Effektivität der Anwendungen, treffen zu können.

# Literatur

Aveyard, Helen (2014). *Doing a literature review in health and social care: A practical guide*. Maidenhead, 3. Auflage.

Barberi, Alessandro; Missomelius, Petra und Swertz, Christian (2018). *Educational Data Mining und Learning Analytics*. URL: http://www.medienimpulse.at/articles/view/1210?navi=1, (letzter Aufruf: 10.06.2018).

Boctor, Lisa (2013). Active-learning strategies: the use of a game to reinforce learning in nursing education. A case study. In: *Nurse education in practice*, 13(2):96–100.

Böss, Daniel; Cisowska, Anna; Compagna, Diego; Derpmann, Stefan; Klein, Irmgard; Kubischok, Nils und Maibaum, Arne (2008). *Soziologische Perspektiven auf Digital-Game und -Gaming*. Duisburg.

Bundesministerium für Wirtschaft und Energie (2014). Digitale Agenda 2014–2017.

Cant, Robin P. und Cooper, Simon J. (2014). Simulation in the Internet age: The place of Web-based simulation in nursing education. An integrative review. In: *Nurse Education Today*, 34(12):1435–1442.

Cardoza, Maureen P. (2011). Neuroscience and Simulation: An Evolving Theory of Brain-Based Education. In: *Clinical Simulation in Nursing*, 7(6):e205–e208. Special Issue: Gaming.

Chiossi, Clarissa (2013). *Neuronale Grundlagen der Persönlichkeit nach Gray: Ein Vergleich von Ego-Shooter-Spielern und -Nicht-Spielern*. Dissertation, Julius-Maximilian-Universität Würzburg. URL: https://opus.bibliothek.uni-wuerzburg.de/opus4-wuerzburg/frontdoor/deliver/index/docId/9309/file/Dissertation_ClarissaChiossi.pdf (letzter Aufruf: 15.04.2018).

Cook, Neal F.; McAloon, Toni; O'Neill, Philip und Beggs, Richard (2012). Impact of a web based interactive simulation game (PULSE) on nursing students' experience and performance in life support training – A pilot study. In: *Nurse Education Today*, 32(6):714–720.

Day-Black, Crystal; Merrill, Earlene B.; Konzelman, L.; Williams, T. T. und Hart, N. (2015). Gamification: An Innovative Teaching-Learning Strategy for the Digital Nursing Students in a Community Health Nursing Course. In: *The ABNF journal: official journal of the Association of Black Nursing Faculty in Higher Education, Inc*, 26(4):90–94.

De Gagne, Jennie; Oh, Jina; Kang, Jeongae; Vorderstrasse, Allison A. und Johnsson, Constance M. (2013). Virtual Words in Nursing Education: A Synthesis of the Literature. In: *Journal of Nursing Education*, 52(7):391–406.

Dütthorn, Nadin (2014). *Pflegespezifische Kompetenzen im Europäischen Bildungsraum. Eine empirische Studie in den Ländern Schottland, Schweiz und Deutschland*. Göttingen.

Dütthorn, Nadin; Hülsken-Giesler, Manfred und Pechuel, Rasmus (2018). Game Based Learning in Nursing – didaktische und technische Perspektiven zum Lernen in authentischen, digitalen Fallsimulationen. In: Pfannstiel, Mario A.; Krammer, Sandra; Swoboda, W. und Walter, Hrsg., *Digitalisierung von Dienstleistungen im Gesundheitswesen II*, S. 83–101. Wiesbaden.

Erpenbeck, John; von Rosenstiel, Lutz; Grote, Sven und Sauter, Werner, Hrsg. (2017). *Handbuch Kompetenzmessung. Erkennen, verstehen und bewerten von Kompetenzen in der betrieblichen, pädagogischen und psychologischen Praxis*. Stuttgart.

Ferguson, Rebecca (2012). Learning analytics: Drivers, developments and challenges. In: *International Journal of Technology Enhanced Learning*, 4(5–6):304–316.

Foronda, Cynthia; Godsall, Lyndon und Trybulski, Jo Ann (2013). Virtual Clinical Simulation: The State of the Science. In: *Clinical Simulation in Nursing*, 9(8):e279–e286. Special Issue: Gaming.

Foss, Brynjar; Mordt, Ba Petter; Oftedal, Bjorg und Lokken, Atle (2013). Medication calculation: the potential role of digital game-based learning in nurse education. In: *Computers, informatics, nursing: CIN*, 31(12):589–593.

Gibson, Vanessa und Douglas, Margaret (2013). Criticality: The experience of developing an interactive educational tool based on board games. In: *Nurse Education Today*, 33(12):1612–1616.

Goertz, Lutz (2011). Spielerisch lernen und Zusammenhänge erkunden. In: *Personalführung*, 2:58–65.

Guise, Veslemoy; Chambers, Mary und Valimaki, Maritta (2012). What can virtual patient simulation offer mental health nursing education? In: *Journal of psychiatric and mental health nursing*, 19(5):410–418.

Hogan, Michelle; Kapralos, Bill; Christancho, Syra; Finney, Ken und Dubrowski, Adam (2011). Bringing Community Health Nursing Education to Life with Serious Games. In: *International Journal of Nursing*, 8:1–13.

Hülsken-Giesler, Manfred (2015). Technik und Neue Technologien in der Pflege. In: Brandenburg, Hermann, Hrsg., *Pflegewissenschaft: Lehr- und Arbeitsbuch zur Einführung in die Pflegewissenschaft*, S. 262–294. Bern.

Kerres, Michael; Bormann, Mark und Vervenne, Marcel (2009). Didaktische Konzeption von Serious Games: Zur Verknüpfung von Spiel- und Lernangeboten. In: *MedienPädagogik: Online-Zeitschrift für Theorie und Praxis der Medienbildung*. URL: http://www.medienpaed.com/globalassets/medienpaed/2009/kerres0908.pdf (letzter Aufruf: 01.03.2018).

Leemkuil, Hendrik; de Jong, Ton und Ootes, Susanne (2000). *Review of Educational Use of Games and Simulations*. URL: http://doc.utwente.nl/28235/1/review_of_educational.pdf (letzter Aufruf: 15.02.2018).

Marsh, Tim (2011). Serious games continuum: Between games for purpose and experiential environments for purpose. In: *Serious Games Development and Applications*, 2(2):61–68.

Michael, David und Chen, Sande (2006). *Serious Games: Games That Educate, Train, and Inform*. Boston.

Peters, Miriam; Hülsken-Giesler, Manfred; Dütthorn, Nadin; Hoffmann, Bernward; Jeremia, Cornelia; Knab, Cornelius und Pechuel, Rasmus (2018). Mobile Learning in der Pflegebildung: Entwicklungsstand und Herausforderungen am Beispiel des Projektes ‚Game Based Learning in Nursing'. In: DeWitt, Claudia und Gloerfeld, Christina, Hrsg., *Handbuch Mobile Learning*, S. 971–992. Heidelberg.

Petit dit Dariel, Odessa J.; Raby, Thibaud; Ravaut, Frédéric und Rothan-Tondeur, Monique (2013). Developing the Serious Games potential in nursing education. In: *Nurse Education Today*, 33(12):1569–1575.

Pilcher, Jobeth und Bedford, Laurie (2010). Educational strategies in the NICU. Podcasts, webcasts, Sims, and more: new and innovative ways for nurses to learn. In: *Neonatal Network*, 29(6):396–399.

Popil, Inna und Dillard-Thompson, Darlene (2015). A game-based strategy for the staff development of home health care nurses. In: *Journal of continuing education in nursing*, 46(5):205–207.

Schön, Martin und Ebner, Martin (2013). Das Gesammelte interpretieren – Educational Data Mining und Learning Analytics. In: Schön, Martin und Ebner, Martin, Hrsg., *Lehrbuch für Lernen und Lehren mit Technologien*. Graz. URL: http://l3t.tugraz.at/index.php/LehrbuchEbner10/article/download/119/117 (letzter Aufruf: 14.03.2018).

Schwarz, Daniel; Stourac, Petr; Komenda, Martin; Harazim, Hana; Kosinova, Martina; Gregor, Jakub; Hulek, Richard; Smekalova, Olga; Krikava, Ivo; Stoudec, Roman und Dusek, Ladislav (2013). Interactive algorithms for teaching and learning acute medicine in the network of medical faculties MEFANET. In: *Journal of medical Internet research*, 15(7): e135.

Stanley, David und Latimer, Karen (2011). 'The Ward': A simulation game for nursing students. In: *Nurse education in practice*, 11(1):20–25.

Susi, Tarja; Johannesson, Mikael und Backlund, Per (2007). Serious Games – An overview: Technical Report HS- IKI -TR-07-001. Skövde.

Swertz, Christian (2018). Bildungstechnologische Echtzeitanalyse. In: *Medienimpulse*. 1. O.S. URL: https://www.medienimpulse.at/articles/view/1207?navi=1 (letzter Aufruf: 01.04.2018).

Taraghi, Behnam; Ebner, Markus; Ebner, Martin und Schön, Martin (2017). Learning Analytics an Schulen. In: Erpenbeck, John und Sauter, Werner, Hrsg., *Handbuch Kompetenzentwicklung im Netz. Bausteine einer neuen Lernwelt*, S. 285–301. Stuttgart.

Verkuyl, Margaret A; Atack, Lynda; Paula, Mastrilli und Romaniuk, Daria (2016). Virtual gaming to develop students' pediatric nursing skills: A usability test. In: *Nurse Education Today*, 46:81–85.

Whittemore, Robin und Knafl, Kathleen (2005). The integrative review: updated methodology. In: *Journal of advanced nursing*, 52(5):546–553.

Zyda, Michael (2005). From Visual Simulation to Virtual Reality to Games. In: *Computer*, 38(9):25–32.

Christiane Gödecke und Helen Kohlen

# Technik im eigenen Lebensumfeld durch Langzeitbeatmung – eine care-ethische Perspektive

**Zusammenfassung:** Das Umfeld von Menschen mit Langzeitbeatmung ist durch eine technikreiche Ausstattung gekennzeichnet. Der Alltag im Rahmen einer 1:1-Betreuung ist weniger von der Technologie bestimmt als von Beziehungsgestaltung und Vertrauensbildung zum Personal.[1] Care-ethische Theorien leisten einen Beitrag, um die Sichtweisen von Menschen mit Langzeitbeatmung und die ihrer Angehörigen mehr in den Vordergrund zu rücken. Technik ist in diesem Beziehungsgeflecht ein Co-Akteur, der ebenfalls gepflegt werden muss. Ob Pflege hier als gut im moralischen Sinne wahrgenommen wird, bewerten die Betroffenen vor Ort.

## 1 Einleitung

Warum ist für Menschen mit Langzeitbeatmung im eigenen Lebensumfeld eine care-ethische Betrachtung im Kontext von Technik hilfreich? Entstanden ist diese Frage im Zuge einer Auseinandersetzung mit den Forschungsdaten und ihrer Analyse, die in diesem Setting erhoben wurden. Als Theorie zur Diskussion von Interviewergebnissen hinsichtlich der Perspektive von langzeitbeatmeten Menschen auf ihre Pflegesituation waren zunächst Theorien der Technikphilosophie im Fokus. Die ursprüngliche Annahme der Forschungsarbeit, dass Technik bzw. die technische Ausstattung mit Blick auf das Beatmungsgerät eine große Rolle spiele, begründete die theoretische Rahmung der Untersuchung mittels technikphilosophischer Ansätze. Allerdings zeigte sich schon bei der Auswertung der ersten Interviews, dass für die Probanden die Priorität im Bereich der Beziehungsgestaltung und Beziehung liegen. Ihr situatives Wissen trat zum Vorschein. Die Analyse der Interviews war geleitet von der Frage: Was macht *gute* Pflege aus der Perspektive von Betroffenen und Angehörigen aus? Die Frage nach dem guten Leben und grundsätzlich nach dem „Guten" ist zentral in care-ethischen Ansätzen. Deren Augenmerk liegt insbesondere auf den Zusammenhängen und Beziehungsgeflechten in Bezug auf das, was gut ist bzw. gut sein soll. Schlüsselbegriffe einer europäischen Care-Ethik sind „Verbundenheit und Bezogenheit, Präsenz und achtsame Zuwendung, Kontextualität und Erfahrung, Verletzlich-

---

[1] Wenn hier von Personal die Rede ist, umfasst dies in der Hauptsache Pflegefachkräfte, aber auch Helfer ohne Fachausbildung. Die Betroffenen sprechen sehr unterschiedlich über ihr Personal. Es sind u. a. ihre Pflegekräfte, ihr Personal, ihre Helfer/-innen, ihre Assistenzkräfte, ihre Assistent(inn)en.

https://doi.org/10.1515/9783110558388-007

keit, Subjektkritik und Relationalität, Empathie und Selbstsorge, Berücksichtigung von Bedürfnissen, tätige Hilfe und Verantwortung, Versöhnung und Transformation" (Vosman/Conradi 2016: 15). In den Interviews traten Bedürfnisse, Wünsche, Sorgen, Ängste und auch Wut zutage, deren Ursachen und Zielrichtung häufig durch diese care-ethischen Begriffe fassbar wurden. Für den care-ethischen Theoriehintergrund wurde auf die Autoren Andries Baart (2010), Elisabeth Conradi (2001) und Joan Tronto (1993) zurückgegriffen.[2] Die Autoren wurden ausgewählt, da sie sich alle mit dem Aspekt der Fachpflege, Beziehung und guter Pflege beschäftigen. Zudem thematisiert Andries Baart die Bedeutung der Präsenz in sorgenden Beziehungen. Ihre Relevanz zeigte sich in den Interviews.

Im ersten Schritt dieses Beitrags wird das Design der Forschungsarbeit skizziert. Im Anschluss werden die care-ethischen Ansätze von Andries Baart, Elisabeth Conradi und Joan Tronto in Bezug auf die für diese Arbeit relevanten Hauptaussagen ausgeführt. Es folgt eine exemplarische Darstellung der Ergebnisse und eine Diskussion. Wir schließen mit einem Fazit.

# 2 Design der Forschungsarbeit

Für die diesem Beitrag zugrunde liegende Forschungsarbeit wurde Einblick in die Sichtweisen von beatmeten Menschen und ihren involvierten Angehörigen genommen. Gefragt wurde – mittels narrativer Interviews – nach der Pflegesituation im eigenen Lebensumfeld. Weitere Fragen bezogen sich auf Einflüsse der Technik und die Wahrnehmung von guter Pflege. Voraussetzung für die Teilnahme war die Notwendigkeit einer 24-Stunden-Personalbetreuung aufgrund der Beatmung. Es gab keinen Fokus auf eine bestimmte Erkrankung. Die Teilnehmer/-innen sollten verbal kommunizieren können, orientiert sein, die deutsche Sprache verstehen können und mit der Teilnahme einverstanden sein. Nicht einbezogen wurden Menschen mit einer stark lebenslimitierenden Diagnose wie ALS. Die Interviews (n = 20) fanden auf Wunsch der Teilnehmer/-innen alle in der häuslichen Umgebung statt. Das Lebensumfeld der Teilnehmer/-innen war unterschiedlich. Drei Teilnehmer/-innen leben zusammen mit ihren Ehepartner(inne)n. Acht leben zusammen mit dem Assistenzteam allein in einer Wohnung. Acht Teilnehmer/-innen leben mit unterschiedlichen Angehörigen zusammen. Eine Teilnehmerin lebt in einer Zweier-Wohngemeinschaft. Auf Wunsch der Teilnehmer/-innen waren bei sechs Interviews die Assistenzkräfte im Raum anwesend. Bei den anderen Interviews waren die Pflegekräfte in Rufweite. An den Interviews nahmen acht Frauen und zwölf Männer teil. Die Altersspanne reichte von 14 Jahren bis zu 71 Jahren. Die tägliche Beatmungsdauer belief sich von ausschließlich nachts bis zu 24 Stunden. Alle Teilnehmer/-innen benötigten eine

---

2 Dieser Teil ist der Dissertation entnommen (vgl. Gödecke 2018).

24-Stunden-Pflege. Die Lebensspanne mit Beatmung reichte von drei Jahren bis zu 54 Jahren. Zwei Teilnehmer wurden zu früheren Zeiten über die eiserne Lunge beatmet. Die Teilnehmer/-innen waren sowohl invasiv als auch nichtinvasiv beatmet und hatten teilweise Erfahrung mit unterschiedlichen Beatmungsmöglichkeiten. Ursache der Beatmung waren vor allem neuromuskuläre Erkrankungen. Die Durchführung der Studie wurde von einer Ethikkommission genehmigt. Die narrativen Interviews wurden in den Jahren 2013 und 2014 geführt. Die Auswertung der Interviews geschah in Anlehnung an die Grounded Theory (Strauss/Corbin 1996) und unter Einbezug der Akteur-Netzwerk-Theorie von Bruno Latour (2007). Nachfolgend werden die einbezogenen Care-Theorien skizziert und anschließend drei Ergebnisse der Studie vorgestellt, bei denen das Zusammenspiel von Technik und Beziehungsgestaltung besonders wesentlich ist.

# 3 Ethik der Präsenz (Andries Baart)

Von dem niederländischen Care-Ethiker Andries Baart stammt die Theorie der präsentischen Herangehensweise. Mit dem Begriff der Präsenz fasst Baart (2010: 145 f.) das Gegenteil aller kalkulierten, planmäßigen oder zielgerichteten Tätigkeit zusammen, die er als Intervention bezeichnet. Interventionen finden nach seinem Verständnis eher über Menschen hinweg als mit ihnen statt. Die Merkmale der präsentischen Herangehensweise sind

- „Bewegung, Ort und Zeit: Dem/der Anderen folgen",
- „Raum und Begrenzung: An einem Stück arbeiten",
- „Anknüpfungspunkte suchend: Beim gelebten Leben sein",
- „Sich auf den Anderen einstellen: Das Wohl des Anderen in den Vordergrund stellen" und
- „Bedeutung und Sinn: Wenigstens für eine Person zählen". (Baart 2010: 143)

Sogenannte Präsenz-Tätige sind laut Baart (2010: 142 ff.) alle Berufskräfte, deren „Arbeitsgrundlage" die Anwesenheit bzw. Präsenz ist, insbesondere bei marginalen Bevölkerungsgruppen. Da ein Arbeitsmerkmal des (Fach-)Personals in der Heimbeatmung permanente Anwesenheit ist, bietet diese Theorie gute Ansatzpunkte. Ein wesentlicher Inhalt der Präsenztheorie bezieht sich darauf, wie das professionelle Angebot von den Betroffenen „erfahren" wird. Es geht weniger darum, was jemand „zu tun vorgibt" (Baart 2010: 143). Ein Beispiel aus den Interviews zeigt, dass, selbst wenn der Pflegedienst eine Pflegekraft besonders empfiehlt, es trotzdem entscheidend ist, wie die Betroffenen die Pflegekraft vor Ort erleben. Ein weiterer essentieller Aspekt besteht darin, eine Beziehung einzugehen. Eine Beziehung, deren Fokus darauf liegt, weniger Mittel zum Zweck zu sein, sondern einen Wert an sich zu haben (Baart 2010: 149). Eine Beziehung, die beinhaltet, dem Gegenüber in Zeit, Sprache und Rhythmus zu folgen und die eigene Aufmerksamkeit auf die Betroffenen zu richten und sich nicht über sie hinwegzusetzen (Baart 2010: 146 ff.). Dieser Ansatz unterstützt, die Würde der Betroffenen in den Vordergrund zu rücken und demütigenden Situationen den Raum zu nehmen. Innerhalb der Beziehung geht es um die Bedeutung der „kleinen und großen Lebensfragen" der Betroffenen, die für deren Leben bedeutsam sind. Laut Baart (2010: 148) leisten Präsenz-Tätige, wenn sie diese Punkte berücksichtigen, selbst einen Beitrag zur Lebensqualität der Betroffenen. Gelingt die Herstellung eines persönlichen Bezugs nicht, werden Hilfeleistungen nicht als Beitrag zur Lebensqualität erfahren.

In einer weiteren Publikation von Baart gemeinsam mit dem niederländischen Care-Ethiker Frans Vosman (2011) kritisieren die Autoren an Professionellen im Gesundheitswesen, dass diese einen charakteristischen Weg haben, um mit Problemen umzugehen. Die theoriegeleitete Expertise wird mittels bestimmter Methoden zu den Klient(inn)en gebracht, und nach vollbrachter Arbeit ziehen sich die Professionellen zurück. In der präsentischen Herangehensweise wird mehr darauf geachtet, wie die Pflege angeboten wird und wie die Anbieter vorgehen. Die Bedeutung des Übergangs von „being there for" zu „being there with" beinhaltet für die Person des Präsenz-Tätigen die Art von Pflege, die hier benötigt wird. Die Präsenz-Tätigen bringen sich an dieser Stelle selbst mit ein. Gute Pflege nimmt die Bedürfnisse, die Lebenswelt und die Erfahrung der Pflegeempfänger/-innen mit auf (Baart/Vosman 2011: 185 ff.).

Laut Vosman/Baart (2011: 201 ff.) sehen Kriterien, damit aus Pflege gute Pflege wird, folgendermaßen aus: Pflege hat eine klare Identität, genauer gesagt, es muss erkennbar sein, dass es Pflege ist. Dies besagt u. a., dass die Pflegeempfänger/-innen (bezogen auf eine „lokale Validation") kurz- wie langfristig die Pflege als gut für sich wahrnehmen. „Lokal validiert" bedeutet, dass die Erfahrung und das Feedback der Pflegeempfänger/-innen die Einschätzung, ob Pflege als gut empfunden wird, ausmachen. Gute Pflege wird von den Pflegeempfänger(inne)n als gute Pflege erfahren. Sie sind der „co-creator" der Pflege und an der Ausgestaltung der Pflegesituation beteiligt. Gute Pflege beinhaltet, die Pflegeempfänger/-innen als Personen wahrzunehmen und das Augenmerk nicht auf die Erkrankung oder das Defizit zu richten. Die Würde und die biographische Situiertheit der Menschen spielen hierbei eine essentielle Rolle.

Gute Pflege in Bezug auf eine Feinabstimmung setzt einen lokalen Lernprozess der Pflegegeber/-innen vor Ort voraus. Sie ist abgestimmt (fine-tuned) auf spezifische Bedürfnisse. Sorgfältig geplante Standardisierungen, Regeln und Protokolle bringen Schwierigkeiten im Lebensstil der Pflegeempfänger/-innen mit sich, da diese anderen Gewohnheiten folgen. In der pflegerischen Versorgung treffen im Sinne einer Nichtübereinstimmung zwei Welten aufeinander: die Welt der Professionellen mit ihrer bürokratischen Logik und Sprache und die Lebenswelt der Pflegeempfänger/-innen. Eine weitere Nichtübereinstimmung betrifft die Macht des Wissens. Nach Auffassung der Autoren zählt in neun von zehn Fällen die Situationsinterpretation der Professionellen, da sie plausibler bzw. informierter ist. Grundlegend ist der Akt der Anerkennung (recognition) des Gegenübers.[3] Ein guter Pflegeanbieter bzw. eine Pflegeanbieterin hört nicht nur, was explizit gefragt wird, sondern schafft den Raum für implizite Anliegen. Im Zuge der Anerkennung wird den Pflegeempfänger(inne)n Raum gelassen für die eigene Position und gleichzeitig haben – übertragen auf eine Gegenseitigkeit – Anliegen beider Parteien Platz. Die Anerkennung zeigt die Qualität der Beziehung (Vosman/Baart 2011: 207 ff.).

Gute Pflege muss wirksam (effective) sein. Die Wirksamkeit (efficacy) gibt u. a. an, ob die Pflegempfänger/-innen einen Nutzen (benefit) für sich wahrnehmen. Der Preis (nicht im monetären Sinne) kann zu hoch sein, wenn die Situation von Demütigung und schlechter Behandlung begleitet wird. Die Professionellen müssen kompetent genug sein, ihre Neigung, Regeln zu befolgen bzw. im Sinne von „evidence based practice" zu handeln, auch einmal verlassen zu können und im Sinne einer „practice based evidence" zu arbeiten. Vor dem Hintergrund der Wirksamkeit lässt sich ableiten, dass die Anliegen der Pflegeempfänger/-innen im Mittelpunkt stehen und nicht durch die Übersetzung in professionelle Sprache aus den Augen verloren werden dürfen. Gute Pflege ist legitimiert, wenn sie respektvoll ist. Sie ist keine legitimierte Pflege, wenn die Pflegeempfänger/-innen sie nicht in ihr Leben integrieren können. Respektvoll kann bedeuten, dass die Pflegeempfänger/-innen das letzte Wort haben und nicht die Pflegegeber/-innen (Vosman/Baart 2011: 201 ff.).

Bezogen auf die Machbarkeit (feasibility) guter Pflege führen die Autoren Elemente auf, die im Zuge der Anerkennung für die Pflegegeber/-innen wesentlich sind. Diese beinhalten zum einen für die Pflegegeber/-innen, resistent gegenüber systemischem Druck zu sein. Zum anderen sollte innerhalb der Diskurswahl die Akzeptanz bestehen, im Sinne einer Gegenseitigkeit, als Professionelle/-r von Pflegeempfänger/-innen korrigiert zu werden. Der letzte Punkt „Mediation" birgt die Sichtweise, dass die Pflege immer „mediated", also ausgehandelt und in Beziehungen eingebettet ist. Dies kann bedeuten, dass, selbst wenn Probleme nicht gelöst werden können, die betroffenen Menschen trotzdem glücklich sein können, weil die zustande gekommene Beziehung dies kompensiert. Für die Autoren ist die Pflege auch gleichbedeutend mit sozialer Inklusion. Sie gehen so weit zu sagen, dass, wenn die Beziehung von beiden Seiten nicht richtig „gemanagt" wird, um deren Ziel zu erreichen, der Transfer von „care" auch blockiert wird (Vosman/Baart 2011: 223 ff.). Von besonderer Bedeutung für die Forschungsarbeit war die Frage, wie Betroffene ihre Lebensqualität in Bezug auf die „kleinen" und „großen" Lebensfragen im Rahmen der 24-Stunden-Präsenz wahrnehmen. Was macht für sie in diesem Zusammenhang gute Pflege aus?

---

3 Anerkennung wird hier von den Autoren Vosman/Baart (2011), bzw. im zugrunde liegenden Sammelband in Bezug auf Axel Honneth (beispielsweise 1992) ausgeführt (van Heijst/Leget 2011: 5).

# 4 Take Care – Grundlagen einer Ethik der Achtsamkeit (Elisabeth Conradi)

Die deutsche Philosophin, Politikwissenschaftlerin und Care-Ethikerin Elisabeth Conradi befasst sich in ihrer Theorie „Take Care" (2001) u. a. mit der Wichtigkeit von Beziehungen und der Rolle des „Kennenlernens". Kennenlernen bedeutet für Conradi, sich auf die Einzigartigkeit von Situationen einzulassen (Conradi 2001: 169). In Übereinstimmung mit Tronto versteht sie Care(-Ethik) als eine Praxis und entfaltet ihren theoretischen Ansatz anhand von neun Thesen:

- Care ist eine interaktive menschliche Praxis.
- Im Verlauf von Care-Interaktionen entsteht zwischen den daran beteiligten Menschen eine Beziehung.
- Care umfasst den Aspekt der Bezogenheit ebenso wie sorgende (praktische) Aktivitäten.
- Care umfasst sowohl das Zuwenden als auch das Annehmen der Zuwendung.
- Die Asymmetrie von Care-Interaktionen hat eine besondere Bedeutung, da mit ihr eine Dynamik der Macht verbunden ist. Pflegende sind stets neu herausgefordert, Machtdifferenzen wahrzunehmen und zu begrenzen.
- An Care-Interaktionen beteiligte Menschen sind unterschiedlich autonom, denn sie unterscheiden sich voneinander in ihren Voraussetzungen von Autonomie wie z. B. in ihren Fähigkeiten und Kompetenzen. Elisabeth Conradi ist der Auffassung, dass die gegenseitige Achtung in Care-Interaktionen keine Autonomie voraussetzt.
- Achtsamkeit ist ein Geschenk, das nicht an eine Gegengabe gebunden ist. Achtsamkeit entsteht nach Conradi aus der Notwendigkeit, Achtung zu entwickeln.
- Care-Interaktionen können im Sinne Conradis auch nonverbal sein, d. h. auch körperliche Berührungen sind eingeschlossen.
- In Care-Interaktionen sind Fühlen, Denken und Handeln miteinander verwoben. Gefühl und Verstand miteinander zu verbinden, hält Conradi für einen zentralen Aspekt der Praxis Care. Es geht um ein reflektiertes Handeln, das affektiv-emotionale mit kognitiven Anteilen verbindet. (Conradi 2001)

Mit der ersten These ist die Vorstellung verbunden, dass es bei Care immer um eine Interaktion zwischen mindestens zwei Menschen geht, die gestaltet wird (Conradi 2001: 45). Das „Intensivieren" von Beziehungen ist für Conradi ein wesentliches Kriterium von Care in Bezug auf die zweite These (Conradi 2001: 46). Das „Annehmen der Zuwendung" innerhalb der vierten These bezieht den Aspekt ein, dass, wenn etwas nicht verweigert bzw. zugelassen wird, dies auch eine Form von Annehmen darstellen kann. Das Thema der Macht, das in der fünften These thematisiert wird, beinhaltet, dass Care-Interaktionen keinesfalls immer asymmetrisch sind, sondern auch symmetrisch sein können. Innerhalb dieser Dynamik sind für Conradi Machtunterschiede eher beweglich. Sie vertritt weniger die Sichtweise einer dichotomen Gegenüberstellung von einerseits Macht, andererseits Ohnmacht. Diese Ohnmacht ist nicht gleichbedeutend mit Abhängigkeit. Eine Machtdifferenz zwischen Pflegegeber/-innen und Pflegenehmer/-innen geht, so Conradi, nicht unbedingt mit Bevormundung einher (Conradi 2001: 52 ff.). Für sie ist die Frage wichtig, inwieweit es gelingt, Machtdifferenzen spezifisch zu halten und nicht auf andere Aspekte der Beziehung oder der Person auszudehnen (Conradi 2003: 43). Wenn der Fokus auf mangelnde Fähigkeiten dazu verleitet, jemanden auf eine bestimmte Rolle festzulegen, kann aus der Machtdifferenz eine Form von Herrschaft werden. Für die Autorin ist es essentiell, in Care-Interaktionen den Aspekt des Empowerments der Beteiligten zu sehen (Conradi 2001: 54). Der Inhalt der sechsten These öffnet den Blick dafür, dass innerhalb von Care-Interaktionen die beteiligten Personen unterschiedlich befähigt sind im Hinblick auf ihre Kompetenzen bzw. Fähigkeiten, die der Autonomie unterliegen. Sie benutzt hierfür den englischen Begriff „differently abled people" (Conradi 2001: 55). Conradi greift hier das Beispiel auf, dass jemand mit längerer Hilfsbedürftigkeit besondere Erfahrung gerade damit hat oder jemand, der nicht laufen kann, trotzdem Schachmeisterin sein kann. Es ist an dieser Stelle wichtig, Achtung für das Gegenüber zu entwickeln, unabhängig von dessen wahrgenommener Autonomie. Dieses Sicheinlassen auf den Anderen bringt sie mit dem Begriff der Achtsamkeit auf den Punkt. Ihrer Auffassung nach liegt der zentrale Punkt helfend-versorgender Tätigkeiten darin, die Beziehung der Beteiligten zueinander zu betrachten und nicht die Fähigkeiten (Conradi 2001: 55f.).

Insgesamt versucht die Autorin mit dem Begriff der Achtsamkeit auszudrücken, dass die Menschen in Care-Beziehungen – trotz bestehender Machtdifferenzen – füreinander bedeutsam sind. Sie sind voneinander abhängig. Achtsamkeit nimmt ihren Anfang zu Beginn des Beziehungsprozesses (Conradi 2001: 238). Conradis These lautet: „Weil Menschen auf verschiedene Weise autonom sind und es in *Care*-Interaktionen Unterschiede in der Machtstellung und im Geben und Nehmen gibt, brauchen wir [...] eine Ethik, in der Achtung nicht auf Autonomie, Gegenseitigkeit und Gleichheit gründet und in die Zuwendung einbezogen wird."[4] (Conradi 2001: 238) Achtsamkeit ist somit nicht autonomiegebunden. Conradi geht es mehr um die gegenseitige Bedeutsamkeit trotz vorhandener Machtdifferenzen. Sie bringt ferner Achtsamkeit mit gemeinsamem Handeln in spezifischen Situationen in Verbindung (Conradi 2001: 238 f.). Für Conradi liegt innerhalb der Praxis Care „eine Gratwanderung zwischen Verantwortung und Bevormundung" vor (Conradi 2001: 239). Sie forciert die Wahrnehmung, dass alle am Care-Prozess Beteiligten kompetent Handelnde sind, also auch die Pflegeempfänger/-innen (Conradi 2001: 236). Hilfreich für

---

4 Die Begriffe „Autonomie" und „Achtung" diskutiert sie insbesondere in Abgrenzung zu den Vorstellungen davon innerhalb der Pflichtenethik.

die Forschungsarbeit waren vor allem Fragen, die sich zur Asymmetrie und Macht-verteilung in der Beziehung zwischen Personal und Betroffenen ergaben.

In Kürze: Die Merkmale einer Ethik der sorgenden Praxis umfassen (1) Achtsam-keit gegenüber Bedürfnissen, (2) eine gelingende Kommunikation und Interaktion, (3) eine Reflexion von Machtungleichheiten in asymmetrischen Sorge-Beziehungen.

# 5 Care/Sorge, Pflege politisch betrachtet (Joan Tronto)

Joan Tronto ist eine US-amerikanische Politikwissenschaftlerin und Vertreterin der Care-Ethik, welche in ihrer Publikation „Moral Boundaries" (1993) eine alternative Sichtweise von Care und deren Platz in der Gesellschaft verteidigt (Tronto 1993: 102). Ihre Kritik beinhaltet, dass bestehende Moralvorstellungen unvollständig seien (Tron-to 1993: 157). Wenn es aus moralphilosophischer Sicht um das Gute im menschlichen Leben geht, sollte Care (einschließlich der Pflege) eine wesentliche Rolle innerhalb der Moraltheorie spielen (Tronto 1993: 125). Die Autorin sieht die Zielsetzung einer Care-Ethik ebenfalls darin, ausgegrenzte politische Gruppen einzubinden (Tronto 1993: 177). Menschen mit Beatmung und ihre Angehörigen könnten eine solche Grup-pe sein, deren Stimme in der Öffentlichkeit wenig im Blickfeld ist.

Die Autorin nimmt innerhalb ihrer vier Caring-Phasen die Interaktion zwischen Care-Empfänger(-inne)n und Care-Geber(-inne)n in den Fokus. Die Phasen benennt sie mit „Caring about", „Taking care of", „Care-giving" und „Care-receiving". Wäh-rend in den Phasen „Caring about" und „Taking care of" das Wahrnehmen und das Sich-verantwortlich-Fühlen für die Bedürfnisse der Pflegeempfänger/-innen entschei-dend sind, wird in den Phasen „Care-giving" und „Care-receiving" beschrieben, ob die Bedürfnisse getroffen wurden und wie die Antwort der Pflegeempfänger/-innen ausfällt. Die Phase „Caring about" ist zudem kulturell und individuell geformt. Sie beinhaltet, ob Bedürfnisse grundsätzlich überhaupt wahrgenommen werden und wie sich deren Assessment gestaltet. In welchem Maße für wahrgenommene Bedürfnisse Verantwortung übernommen wird und inwieweit Bedürfnisse beantwortet werden, ist in der Phase „Taking care of" enthalten. „Care giving" umfasst die direkte physische Kontaktarbeit am Gegenüber, insbesondere im Hinblick darauf, wie den Bedürfnissen des Empfängers begegnet wird. „Care-receiving" als letzte Phase blickt auf die Ant-wort des Care-Empfangenden. Wird dieser Aspekt ausgelassen, bleibt unklar, ob die Wahl, wie den Bedürfnissen begegnet wird, die richtige ist. Dies kann zu Folgepro-blemen führen. Wie die Interviewergebnisse zeigen, ist für die Sichtweise der beatme-ten Menschen besonders die Phase des „Care-receiving" von Bedeutung, denn immer wieder werden Konflikte geschildert, die deutlich machen, dass die Bedürfnisse der Pflegeempfänger/-innen nicht adäquat wahrgenommen wurden. Insgesamt stecken laut Joan Tronto in allen Caring-Phasen Konflikte, denn die Ideen der Care-Gebenden und Care-Empfangenden bzw. die der Pflegekräfte und der Pflegeempfänger/-innen sind nicht unbedingt deckungsgleich. Ihrer Auffassung nach sind die Phasen „Caring about" und „Taking care of" mit mehr Macht verbunden als die Phasen „Care-giving" und „Care-receiving" (Tronto 1993: 105 ff.).

Joan Tronto benennt vier Elemente der Care-Ethik, welche aus den Pflegephasen resultieren. Diese benennt sie mit „attentiveness", „responsibility", „competence" und „responsiveness". Die Pflegephasen und die vier Elemente sind als Ganzes zu sehen. „Attentiveness" im Sinne von Achtsamkeit beinhaltet laut Tronto, die Bedürfnisse um uns herum überhaupt erst wahrzunehmen (Tronto 1993: 125 ff.).

Es zeigt sich in den Interviews, dass die Achtsamkeit bei manchen Pflegekräften nicht bzw. weniger vorhanden war und dies dann zu Konflikten führen konnte. Die wichtige Rolle der „anderen" im Sinne eines Gegenübers zu realisieren, ist für Tronto ein Qualitätsindikator der Moral. Sie sieht es als menschliche Aufgabe, Bedürfnisse anderer zu sehen. Verantwortlichkeit (engl.: responsibility) bewegt sich zwischen den zwei Extremen: für alles verantwortlich zu sein und verantwortlich im biologischen Sinne beispielsweise für die Familie zu sein. Die Autorin plädiert für einen flexiblen Gebrauch des Verantwortungsbegriffs, anstatt von Verpflichtung zu sprechen (Tronto 1993: 127 ff.). Der Wortlaut Kompetenz (engl.: competence) blickt u. a. auf die vorhandene oder mangelnde Fähigkeit der Pflegegeber/-innen in der Phase des „Caregiving". Sie kritisiert, dass Fragen der Kompetenz nicht von Fragen der professionellen Ethik begleitet werden. Der moralische Begriff Ansprechempfindlichkeit (engl.: responsiveness) blickt darauf, wie die Pflegeempfänger/-innen die Pflege wahrnehmen oder darauf ansprechen. Das moralische Problem liegt laut Tronto im Begriff „Care". Sich in einer Situation zu befinden, in der Pflege benötigt wird, ist mit Vulnerabilität des Pflegeempfängers verbunden. Dies steht im Widerspruch zu der Vorstellung, dass alle Menschen autonom und unabhängig sind. Die aufgeführten Elemente sind miteinander verbunden, denn laut Tronto erfordert adäquate Ansprechempfindlichkeit entsprechende Aufmerksamkeit (Tronto 1993: 133 ff.). Innerhalb der Forschungsergebnisse hat die Ansprechempfindlichkeit der Pflegeempfänger/-innen eine große Bedeutung, da hier zum Ausdruck kommt, wie jemand in der vulnerablen Situation eines langzeitbeatmeten Menschen die Pflege bei sich wahrnimmt und darauf reagiert.

Eine Praxis „Care" erfordert laut Tronto ein tiefes Situationsverständnis. In den Pflegeprozess involviert zu sein bedeutet, Entscheidungen im Hinblick auf Bedürfnisse zu treffen, die zu Konflikten führen können. Tronto bringt zum Ausdruck, dass die Hilfsbedürftigkeit die Autonomie der Pflegeempfänger/-innen angreift und mit deren Geringschätzung einhergehen kann. Sie zieht den Vergleich zur Behindertenbewegung. Hier haben die Menschen lange Erfahrung darin, den schwierigen Weg zu meistern, als „leistungsfähige" Bürger/-innen angesehen zu werden (Tronto 1993: 120 ff.). In der Pflege sieht Tronto es als eine moralische Frage an, inwieweit der Verlust der Autonomie und Unabhängigkeit gleichgestellt wird mit dem Status von Abhängigkeit und dem Absprechen, selbst Entscheidungen zu treffen. Tronto plädiert für eine

Sichtweise von „Care", die besagt, dass niemand vollkommen autonom ist, sondern dass jeder sich immer in Abhängigkeiten befindet. Es sei eines der Ziele von „Care", Abhängigkeit zu beenden, nicht sie statisch zu machen. In einem Bereich des Lebens abhängig zu sein bedeutet nicht, dies auf alle Bereiche zu übertragen (Tronto 1993: 146 ff.).

Gute Pflege bringt laut Tronto Konflikte mit sich. Diese entstehen insbesondere dadurch, dass Pflegefachkräfte dem „Care giving" verbunden sind, während Tronto dem ärztlichen Handeln die Phase von „Taking care of" zuordnet (Tronto 1993: 109). Konflikte entstehen, indem diejenigen, die in bürokratischen Strukturen über Bedürfnisse entscheiden, oftmals weit entfernt sind vom eigentlichen „Care-giving" und „Care-receiving" (Kohlen 2009). Die Konsequenz ist keine gute Pflege (Tronto 1993: 109). Ein weiterer Grund für Auseinandersetzungen liegt darin, dass sich Pflegeempfänger/-innen nicht unbedingt in einer passiven Rolle sehen. Wie adäquate Pflege aussieht, kann von Kultur zu Kultur differieren. Obwohl die Gestaltung der Pflege in den Gesellschaften variiert, ist sie ein universeller Bestandteil menschlichen Lebens. Trotz Universalität gibt es individuell spezifische Bedürfnisse. Gute Pflege ist auch davon abhängig, welche Ressourcen vorhanden sind, um Bedürfnissen gerecht zu werden. Gute Pflege lässt sich daran ermessen, inwieweit der Caring-Prozess situativ integriert ist (Tronto 1993: 109 f.). In Bezug auf die Forschungsarbeit bedeutet dies, inwieweit Betroffene und Angehörige vor Ort „gute Pflege" wahrnehmen und wie „responsiveness" und „Care-receiving" insbesondere vonseiten der Pflegeempfänger/-innen aussehen.

# 6 Drei Ergebnisse aus der Studie

Nachfolgend werden drei Ergebnisse aus der Forschungsarbeit vorgestellt die belegen, dass Technik zwar eine gewisse Rolle spielt, aber überlagert ist von den Themen Beziehungsgestaltung und Interaktion mit den Pflegekräften. Die Beispiele lauten: „Experte/Expertin werden", „Kleinigkeiten des Alltags wichtig nehmen" und „Vertrauen haben".

## 6.1 Experte/Expertin werden

Über einen langen Zeitraum mit der Situation einer Beatmung zu leben und sowohl auf die Technik als auch auf die Personalpräsenz angewiesen zu sein, bringt den Erwerb von Erfahrung, Fertigkeiten und Wissen mit sich. Dies bezieht sich sowohl auf die Menschen mit Beatmung als auch auf ihre Angehörigen. Probanden, die schon seit der Kindheit mit Beatmung und Pflegedienst vertraut sind, haben jahrzehntelange Erfahrung. Für manche Teilnehmer/-innen begann der Umgang dagegen erst zu einem späteren Zeitpunkt im Erwachsenenalter – beispielsweise nach einem Unfall. Bei anderen Probanden stieg der Einsatz von Technik und die 1:1-Betreuung erst mit der Zeit an, da eine chronisch degenerative Erkrankung andere Ausstattungen nötig machte. Sowohl die Betroffenen als auch die involvierten Angehörigen haben im Laufe der Zeit ein Fach- und Beziehungswissen angesammelt. Bei den Betroffenen kommt noch das Wissen in Bezug auf den eigenen Körper hinzu. Zu Beginn der Erkrankung bzw. der Behinderung besteht die Situation, keine Erfahrung mit der Thematik zu haben. Es ist unklar, was die Begriffe Beatmung als auch 24-Stunden-Pflege bedeuten. Im Laufe der Zeit wird ein Prozess der Selbstbehauptung durchlaufen. Das bedeutet, dass die Betroffenen lernen, ihre eigenen Wünsche und Anliegen in den Vordergrund zu stellen. Ein Proband formuliert dies folgendermaßen:

> Das ist auch eine Sache, die ich generell gelernt habe, ob ich mir jetzt was anschaffe oder so was. Dass ich wirklich auf mich selbst höre, nicht auf das, was andere mir empfehlen oder mir nahelegen wollen. Klar, sie meinen es alle gut. Aber letzten Endes ist man selbst derjenige, der dann damit leben muss. Und der dann vielleicht auch den Scheiß, hätte ich mir nur nicht bequatschen lassen. (XXII: 164)

Die Betroffenen haben ein unterschiedliches Fachwissen insbesondere zur Beatmung, deren Auswirkung oder auch zum speziellem Zubehör. Dies wird deutlich in Fachbegriffen, die benutzt werden, aber vor allem daran, dass sie selbst in starkem Maße individuell unterschiedlich an der Einweisung neuer Pflegekräfte beteiligt sind. Das angeeignete Fachwissen bezieht sich auch auf die Gesamtsituation, die Finanzierung und besonders darauf, gegenüber unterschiedlichen Institutionen, insbesondere den Kostenträgern, um die eigenen Kosten kämpfen zu müssen. Experte bzw. Expertin in Bezug auf Beziehungswissen zu werden beinhaltet, im Laufe der Zeit zu lernen, die Kompetenz von neuen Mitarbeiter(inne)n einzuschätzen. Die Betroffenen haben gelernt, einen Blick für die Personalauswahl zu haben. Dies bedeutet zu fragen, welche Person zu ihrer Situation passt oder welche Kompetenz in Bezug auf Tracheostomaversorgung oder Beatmung vorhanden ist. Experte bzw. Expertin für den eigenen Körper zu sein heißt in diesem Fall, dass die Betroffenen aus Erfahrungen gelernt haben, was ihnen bzw. ihrem Körper gut tut oder nicht gut tut bzw. wie sie die Beatmung am eigenen Körper erfahren. Eine Probandin erläutert beispielsweise ihr Gefühl für das Atemzugvolumen folgendermaßen:

> Also, ich merk ziemlich schnell, wenn ich nicht gut Luft bekomme oder ob da Sekret sitzt. Ich bin da eigentlich auch immer gut darin zu sagen, das Zugvolumen reicht oder es reicht nicht. Man kriegt manchmal sogar die Frequenz hin, aber das ist dann eigentlich, die ist zu schnell. Ne, die ist in Ordnung. Gucken wir nochmal nach. Messen. Aber ich hab ein ziemlich gutes Gefühl dafür, ob ich Luft kriege oder nicht oder ob ich jetzt an das andere Gerät muss oder hustenunterstützt wo kommen muss so etwas. Das ist ziemlich gut. (IV: 83)

Aufgrund der jahrelangen Erfahrung sind die Betroffenen in unterschiedlichem Ausmaß selbst an Schulungen für andere Betroffene oder medizinisches Fachpersonal beteiligt. Die Betroffenen haben mit der Zeit auch gelernt, bestimmte Risiken einzuschätzen und hierfür Präventivmaßnahmen zu betreiben. Dies bezieht sich insbesondere auf Situationen, in denen sie mit Beatmungsausrüstung und Personal über kürzere oder längere Zeiträume unterwegs sind. Im Verlauf der Zeit Experte bzw. Expertin zu werden trägt dazu bei, dass sowohl die Betroffenen als auch ihre Angehörigen die Asymmetrie zu Pflegenden, insbesondere in Bezug auf das Fachwissen, ausgleichen können, weil sie gelernt haben, das Fachwissen individuell auf die persönlichen körperlichen Bedürfnisse und die individuellen Gegebenheiten des Lebensumfeldes anzuwenden.

## 6.2 Kleinigkeiten des Alltags wichtig nehmen

Die Lebenssituationen der Betroffenen mit Beatmung sind trotz teilweise ähnlicher Krankheitsbilder und Einschränkungen gekennzeichnet durch individuelle Abläufe und Routinen im Alltag. Diese Routinen können in Konflikt mit Routinen, die Pflegekräfte aus dem klinischen Setting in den ambulanten Alltag mitbringen, stehen. Für die Betroffenen als auch ihre Angehörigen ist es wichtig, dass das Personal auf die individuelle Situation reagieren kann. Welche Dinge hier im Vordergrund stehen, ist sehr unterschiedlich. Oftmals werden diese individuellen Elemente als „Kleinigkeiten" benannt. Eine Interviewpartnerin bezeichnet die im Folgenden aufgeführten Dinge auch als „Kleinigkeiten des Alltags". Sie sind für die Betroffenen von enormer Bedeutung, da sie ein Beitrag zur erlebten Lebensqualität, aber auch zur eigenen Sicherheit sind. Zu den Kleinigkeiten gehört beispielsweise die Art und Weise, wie jemand angefasst, getragen oder positioniert wird. Vielfach geht es darum, sofort etwas zu trinken zu bekommen oder ein Buch umblättern zu können oder einfach selbst zu entscheiden, wann bestimmte Dinge gemacht werden. Dinge, die die Betroffenen eben nicht selbst machen können. Weitere Aspekte sind bestimmte Abläufe bei der Körperpflege, wie Gegenstände in der Umgebung arrangiert werden oder wie beispielsweise ein Haltegurt für die Beatmungsmaske am Kopf fixiert wird. Oder es wird beschrieben, was genau zu beachten ist, wenn die Kleidung angezogen wird. Dass beispielsweise eine Hosennaht an einer bestimmten Stelle zu sitzen hat, weil sonst ein Dekubitus entstehen könnte. Eine weitere beschriebene Kleinigkeit ist auch, wie das Personal mit Privatsphäre umgeht: Wird sie respektiert und wenn ja, inwiefern? Hält sich die Pflegekraft an die Absprache oder kommt sie während der Lieblingssendung entgegen der Absprache immer wieder in das Zimmer, um einen Parameter zu überprüfen? Wie verhält sich das Personal bei Besuch oder wenn weitere Personen zugegen sind? Hält sich das Personal je nach Absprache aus dem Gespräch heraus? Spricht die Pflegekraft stellvertretend für den Betroffenen, wie dies in einer anderen Situation erwünscht ist? Ist jemand beim Telefonieren anwesend, obwohl dies anders abgesprochen ist? Ein besonders brisanter Punkt ist das Thema absaugen. Hier ist individuell abgesprochen, wie tief und in welchem Ausmaß die Betroffenen abgesaugt werden möchten.

Die Absprachen stehen aber häufig in Konflikt mit klinisch gelernten Abläufen, die diese Handlung betreffen.

Die Kleinigkeiten des Alltags sind insbesondere dann relevant, wenn es um Vergleiche der häuslichen Situation mit der Betreuung bei klinischen Aufenthalten geht. Dies steht bei Betroffenen im Vordergrund, bei denen das eigene Personal nicht in der Klinik finanziert wird und deshalb nicht mitgenommen werden kann. In der Klinik ist nach Aussagen der Teilnehmer/-innen selbst auf den Intensivstationen die personelle Abdeckung geringer und vor allem sind dem dortigen Pflegepersonal die individuellen Handgriffe nicht bekannt. In der Klinik gehen diese Kleinigkeiten aus Zeitmangel verloren.

Allerdings gibt es auch individuelle situative Grenzen, in denen die Betroffenen für sich entscheiden, wie lange sie bestimmte Verhaltensweisen, die sich auf vermeintliche Kleinigkeiten beziehen, tolerieren oder ab wann sie etwas dagegen sagen. So kann aus einer vermeintlichen Kleinigkeit auch eine Auseinandersetzung resultieren. Ein Betroffener schildert die Situation folgendermaßen: „Und es waren Auseinandersetzungen, Bagatellsachen. Ich hab was gefordert. Wenn sie was macht, soll sie mir Bescheid sagen. Links rein, rechts raus. Sie hat, ich habe sie darauf hingewiesen. Dann ist es eskaliert." (XX: 102) Im Extremfall kann dies laut den Interviews auch zur Kündigung des Personals führen.

In den Interviewsituationen war zu beobachten, dass viele Handlungen auch wortlos im Alltag integriert waren. So wird beispielsweise den Betroffenen immer wieder (mit wenigen verbalen Äußerungen) etwas zu essen in den Mund oder etwas zu trinken gegeben, oder der Beatmungsschlauch wird neu platziert. Die Betroffenen äußern den Wunsch, dass sich die Handlungen in gewisser Weise auch automatisieren, damit sie nicht so viel erklären müssen. Ständiges Erklären ist speziell bei der Einweisung von neuem Personal hingegen immer wieder notwendig. Das Vertrauen in das Personal spielt gerade auch bei Kleinigkeiten eine Rolle, weshalb für die Betroffenen und deren Angehörige eine gewisse Mitarbeiterkontinuität wichtig ist. Die Teammitglieder kennen dann die Vorlieben genau. Eine Betroffene beschreibt dies folgendermaßen: „Aber die kennen sich hier natürlich, mein Team kennt mich über so viele Jahre, weiß genau meine Mödele und meine Vorlieben und kann sich dem natürlich auch anpassen. Und machen es auch einfach alle, das ist natürlich schon toll auch." (XII: 33) Diese Vorlieben beziehen sich auch auf die Technik und deren Bedienung oder Platzierung. Innerhalb der Kleinigkeiten des Alltags geht es aber um das Kennen in beidseitiger Wahrnehmung. Nicht nur die einzelnen Mitarbeiter/-innen bzw. das gesamte Team sollen die individuellen Besonderheiten des Lebensalltags kennen. Ebenfalls kennen die Betroffenen (wie die Angehörigen) mit der Zeit die Besonderheiten bzw. Eigenschaften der einzelnen Teammitglieder. So werden in den Interviews auch Personen erwähnt, welche sich besonders gut mit einem bestimmten technischen Gerät auskennen.

## 6.3 Vertrauen haben

Bedingt durch die körperliche Einschränkung und den technischen Unterstützungs-
bedarf sind die Betroffenen stetig mit Situationen konfrontiert, in denen sie auf das
stellvertretende Handeln des Pflegepersonals angewiesen sind. Die Interviews zeigen,
dass das Vertrauen bzw. der Vertrauensaufbau zu dem Personal vonseiten der Pflege-
empfänger/-innen als auch der Angehörigen von elementarer Bedeutung innerhalb
der 1:1-Betreuung ist. Vertrauen besteht zu bestimmten Mitgliedern des Teams in unterschiedlichem Maße. Der Vertrauensaufbau hat mit der gegenseitigen Einschätzung
zu tun. Die Pflegeempfänger/-innen als auch die Angehörigen lernen das Personal mit
zunehmender Dauer der Versorgung einzuschätzen. Für die Betroffenen bedeutet es,
Vertrauen in die Handgriffe des Personals zu haben. Dies kann sich auf Transfersitua-
tionen oder Handgriffe, die im Notfall notwendig sind, beziehen. Den anderen und
seine Handlungsweise zu kennen trägt, resultierend aus den Interviews, zur Sicherheit der beatmeten Menschen bei. Ein Betroffener schildert, wie wichtig es für ihn ist,
Millimeter genau richtig im Rollstuhl zu sitzen. Ein anderer beschreibt, wer vom anwe-
senden Personal ihn tragen darf und wer aufgrund der fehlenden Einarbeitung noch
nicht. Von besonderer Bedeutung sind im zeitlichen Verlauf die Handgriffe, in denen
das Personal ohne Erklärung der Betroffenen bzw. Angehörigen etwas tut und reagiert.
Ein Betroffener schildert diese Ereignisse, welche im Laufe der Zeit Teil des Alltags
sind und zum Vertrauensaufbau beitragen, folgendermaßen:

> Na ja, das ergibt sich so mit der Zeit. Ich meine, es gibt immer wieder mal [...] Ereignisse, das
> wird mir selbst schon gar nicht mehr so richtig bewusst, weil, weil es für mich eigentlich schon
> zum Alltag dazugehört. Ich muss halt mal [...] von einer Sekunde auf die andere ziemlich schnell
> abgesaugt werden oder irgendwie halt mit der Beatmung klappt irgendwie was nicht richtig. Und
> wenn die Leute dann halt ohne großes Zutun von mir, dass es nicht erst noch groß erklären muss.
> Was jetzt falsch läuft und was wir jetzt machen müssen dann. Wenn die Leute von sich aus re-
> agieren, dann mit der Zeit merke ich halt auch, auf die kann ich mich jetzt auch blind verlassen
> und. So wächst dann das Vertrauen ganz von von allein. (XXI: 64)

Das Vertrauen in eine einzige Person wird gerade zu Beginn der häuslichen Versorgung nach dem Klinikaufenthalt als schwierig beschrieben. Vertrauen zu haben bedeutet auch, sich sicher zu fühlen. Neben dem Vertrauen in die Fähigkeiten des Personals sind es aber noch weitere Faktoren, die zum Sicherheitsgefühl der Betroffenen
beitragen. So ist dies in hohem Maße (in individuell unterschiedlicher Ausprägung)
das Wissen um die Angehörigen bzw. Familie im Hintergrund. Das eigene im Laufe
der Zeit erworbene Fachwissen zu der individuellen Situation trägt zur Sicherheit bei.
Sowohl die Betroffenen als auch ihre Angehörigen werden hier im Laufe der Zeit zu Ex-
pert(inn)en ihrer individuellen Lebenssituation, die durch die Langzeitbeatmung und
die personelle Unterstützung anders geprägt ist. Von wesentlicher Bedeutung ist aber
auch das Ausmaß des eigenen Kommunikationsvermögens. Je weniger die Betroffenen
in der Lage sind zu sprechen, beispielsweise nachts, wenn die Kanüle keine verbale

Äußerung erlaubt, desto mehr sind sie auf die stellvertretende Handlungsweise des Personals angewiesen. Sie sind hier ebenfalls davon abhängig, dass das Personal ihre Äußerungen und ihre Mimik richtig versteht und in manchen Situationen auch verstehen will. Das Vertrauen ist etwas, das sich mit der Zeit entwickelt. Es beinhaltet das gegenseitige Kennen, die Vertrautheit miteinander, sich sicher zu fühlen und zu wissen, dass das Personal sich seiner Verantwortung in der Versorgung bewusst ist. Zu bestimmten Personen besteht mitunter ein besonderes Vertrauensverhältnis. Manche Pflegefachkräfte, die seit Kindesbeinen an bekannt sind, werden als eine Art „zweite Mutter" bezeichnet. Der Blick auf das Thema Vertrauen in der 1:1-Betreuung macht aber ebenfalls deutlich, dass es Situationen gibt, in denen sich Betroffene mit den Pflegekräften unsicher fühlen. Dies kann sich beispielsweise auf mangelndes Wissen in Bezug auf die Beatmung beziehen. Eine Probandin schildert eine Situation, in der erst nach längerer Zeit offensichtlich wird, dass ein bestimmtes Wissen nicht vorhanden ist: „Ja, und wenn [...] dann irgendwie nach einem halben Jahr auf einmal irgendwie durch Zufall [...] auffliegt, dass sie gar nicht wissen, was sie mir für Tabletten geben, gell, oder auf einmal die Tür hinter sich zu machen, wenn ich da noch sitze. Das ist dann schon was, was mir wirklich Stress macht." (II: 27)

Betrachtet man die Interviews im Überblick, so wird einerseits in hohem Maße die Kompetenz des Fachpersonals gelobt, andererseits werden jedoch auch einzelne Situationen geschildert, in denen erwartete Fähigkeiten insbesondere in Bezug auf die Beatmung oder das Tracheostoma nicht vorhanden waren. Allerdings wird deutlich, dass die Betroffenen im Hinblick auf die spezifische Qualifikation ggf. ein Auge zudrücken, wenn die Beziehung und Interaktion stimmt. Das Nichtkennen einer Person und ihres Handelns bzw. kein Vertrauen zu haben, ist für die Betroffenen als auch für ihre Angehörigen in starkem Maße mit Angst besetzt. Eine vertrauensvolle Beziehung leistet einen wesentlichen Beitrag zur gefühlten Sicherheit der Betroffenen.

# 7 Diskussion

Der Lebensalltag von Menschen mit Langzeitbeatmung ist in hohem Maße durch eine Ausstattung mit technischen Geräten geprägt. In den Interviews erregen insbesondere das Beatmungsgerät und der Elektrorollstuhl Aufmerksamkeit, wenn es im Hinblick auf Latour (2007) um Fehler, Pannen oder neue Nutzer geht. Fehler und Pannen lenken den Blick darauf, dass die Technik dann wieder personeller Unterstützung bedarf, damit diese wieder funktioniert oder adaptiert wird. Personelle Unterstützung, in deren Handlungsweise Vertrauen entsteht.

Mit dem Vertrauensaufbau ist im Rahmen der 1:1-Betreuung ein konstanter Sichkennenlernen-Aushandlungsprozess verbunden, in dem auch Machtverhältnisse eine Rolle spielen, Machtverhältnisse, bei denen u. a. Wissensbestände der Betroffenen und Angehörigen sowie der Pflegekräfte bedeutungsvoll sind. Die Ergebnisse der Studie zeigen, dass es zu einer Umkehr der Asymmetrie in Pflegeabhängigkeiten kommen kann. Die Interviews als auch die begleitenden Beobachtungen verdeutlichen, dass auch Technik gepflegt werden muss. Laut Jeannette Pols (2016) ist die gute Pflege von technischen Gegenständen ebenfalls eingebunden in die Beziehung zwischen Pflegefachkräften und Betroffenen. Laut der Autorin findet gute Pflege im Beziehungsgeflecht zwischen „technologies", Betroffenen und Pflegefachkräften statt (vgl. Pols 2016). In dieser Forschungsarbeit wurde deutlich, dass bestehende Praktiken an technischen Geräten immer wieder insbesondere mit wechselnden Mitarbeiter(-inne)n neu ausgehandelt werden müssen. Gute Pflege lenkt den Blick insbesondere auf die Praktiken, mit denen „technologies" gepflegt werden (vgl. Pols 2016). Insbesondere wird dies deutlich, wenn neue Geräte ins Spiel kommen. Konflikte sind hier Teil guter Pflege (Tronto 1993: 109), sofern nicht Demütigung oder schlechte Behandlung im Vordergrund stehen (Vosman/Baart 2011: 201 ff.). Mitunter geht es weniger um eine Problemlösung als um das Aushandeln und Entstehen einer Beziehung in dieser Care-Interaktion.[5] Obwohl „Kleinigkeiten" eine Rolle spielen, besteht die Zielsetzung nicht immer darin, jegliche Lebensfragen zu lösen, sondern da zu sein und die Situation gemeinsam auszuhalten (Baart 2010: 10). Dies kann auch bedeuten, eine Situation durchzustehen, in der die Technik nicht funktioniert. Vertrauen hat hier eine elementare Bedeutung.

Gute Pflege umfasst in diesem Setting die Reflexion darüber, ob die Beziehung zwischen Betroffenen, Personal und Technik „gut" ist, ob sie „passt" und einen Beitrag zur Lebensqualität leistet.

# 8 Fazit

Die theoretische und die praktische Perspektive auf die Thematik haben gezeigt, dass es im Rahmen der 1:1-Versorgung in einer technikintensiven Umgebung der Langzeitbeatmung vor allem um Vertrauen geht. Vertrauen in die Handlungsweise des Gegenübers zu entwickeln ist damit verbunden, sich gut zu kennen und Kleinigkeiten zu berücksichtigen. Gute Pflege zeichnet sich durch lokale Feinabstimmung aus und bezieht die Wahrnehmung der Pflegeempfänger/-innen mit ein. Die Pflege findet in der Langzeitbeatmung nicht nur zwischen Betroffenen und Pflegepersonal statt, sondern die Technik bedarf ebenfalls der Pflege. Gute Pflege kann einen wertvollen Beitrag leisten, damit die Betroffenen und Angehörigen ein gutes Lebensgefühl haben und weiterhin trotz Technik ihr Leben leben. Es ist wichtig, die Betroffenen als aktive Partner in der pflegerischen Interaktion zu sehen, der Entwicklung einer vertrauensvollen Beziehung bewusst Raum und Zeit zu geben und dies als eine entscheidende Care-Kompetenz anzuerkennen.

---

5 Vosman/Baart 2011: 201 ff.; Conradi 2001: 46.

# Literatur

Baart, Andries (2010). Die Kraft der Präsenz. In: Herrmann, Volker und Horstman, Martin, Hrsg., *Wichern drei – gemeinwesendiakonische Impulse*, S. 142–150. Neukirchener Theologie.

Baart, Andries und Vosman, Frans (2011). Relationship based care and recognition Part one: sketching good care from the theory of presence and five entries. In: Leget, Carlo; Gastman, Chris und Verkerk, Marian, Hrsg., *Care, Compassion and Recognition*, S. 183–200. Leuven.

Conradi, Elisabeth (2001). *Take care. Grundlagen einer Ethik der Achtsamkeit*. Frankfurt/M.

Conradi, Elisabeth (2003). Vom Besonderen zum Allgemeinen – Zuwendung in der Pflege als Ausganspunkt einer Ethik. In: Wiesemann, Claudia; Erichsen, Norbert; Behrendt, Heidrun; Biller-Andorno, Nikola und Frewer, Andreas, Hrsg., *Pflege und Ethik*, S. 30–46. Stuttgart.

Gödecke, Christiane (2018). *Langzeitbeatmung im eigenen Lebensumfeld*. Reihe: Ethik – Pflege – Politik. Frankfurt/M.

Kohlen, Helen (2009). *Conflicts of Care. Hospital Ethics Committees in the US and in Germany*. Frankfurt/M., New York.

Latour, Bruno (2007). *Eine neue Soziologie für eine neue Gesellschaft. Einführung in die Akteur-Netzwerk-Theorie*. Frankfurt/M.

Pols, Jeannette (2016). Good relations with technology: Empirical ethics and aesthetics in care. In: *Nursing Philosophy*, 18(1):1–7.

Strauss, Anselm L. und Corbin, Juliet M. (1996). *Grounded Theory. Grundlagen qualitativer Sozialforschung*. Weinheim.

Tronto, Joan C. (1993). *Moral Boundaries. A political argument for an ethic of care*. New York.

Van Heijst, Annelies und Leget, Carlo (2011). Ethics of care, compassion and recognition. In: Leget, Carlo; Gastman, Chris und Verkerk, Marian, Hrsg., *Care, Compassion and Recognition*, S. 1–14. Leuven.

Vosman, Frans und Baart, Andries (2011). Relationsship based care and recognition Part two: good care and recognition. In: Leget, Carlo; Gastman, Chris und Verkerk, Marian, Hrsg., *Care, Compassion and Recognition*, S. 201–227. Leuven.

Vosman, Frans und Conradi, Elisabeth (2016). Einleitung – Schlüsselbegriffe der Care-Ethik. In: Conradi, Elisabeth und Vosman, Frans, Hrsg., *Praxis der Achtsamkeit*, S. 13–30. Frankfurt/M.

Sebastian Zebbities, Karen Güttler und Florian Reinartz

# Evolution einer Pflegedokumentation – die Pflegeklassifikation und -terminologie apenio®

**Zusammenfassung:** In diesem Beitrag geht es um die informationstechnologischen Fortschritte in der Pflege- und Patientendokumentation und den Einfluss dieser technologischen Innovationen auf die Pflegearbeit. Beschrieben wird die Entwicklung von einer dem Papier nachempfundenen, digitalisierten Dokumentation, welche mittels Pflegeklassifikation bereits entscheidungsunterstützende Funktionen bietet, bis hin zu der Nutzung von Ansätzen künstlicher Intelligenz.

Können Maschinen Pflegearbeit verrichten und welche Auswirkungen hat dies auf die Pflege? Führen diese Ansätze eher zu einer Gefährdung der Beziehungsarbeit und Deprofessionalisierung oder sorgen intelligente Systeme in Zukunft dafür, dass Pflegende ihre Arbeitszeit genau für diese Kernaufgabe der zwischenmenschlichen Fürsorge nutzen können? Diese Fragen werden u. a. in Abschnitt 4 über intelligente Systeme für die Pflege diskutiert.

## 1 Digitalisierung der Pflege

Moderne und vernetzte Informations- und Kommunikationstechnologien durchdringen zunehmend das Gesundheitswesen und damit auch die Pflege und gelten gemeinhin als unausweichlich. Die Veränderungen der Arbeitswelt im digitalen Zeitalter werden unter dem Schlagwort „Arbeit 4.0" thematisiert und stehen für die fortschreitende Digitalisierung, einhergehend mit dem Einsatz intelligenter, innovativer Systeme bzw. Technologien und deren Vernetzung untereinander sowie der Veränderung bestehender Arbeitsabläufe.

Pflege 4.0 als Analogie zur Industrie 4.0 wird zum einen als Chance gesehen, die Herausforderungen, vor denen professionelle Pflege steht, effizient zu unterstützen und zum anderen verstanden als Abfederung des demografischen Wandels und des Fachkräftemangels durch Technisierung (vgl. ePflege 2017; Gesellschaft für Pflegeinformatik e. V. 2017). Entscheidungsunterstützung und Prädiktion, Automatisierung sowie schlanke transparente Prozesse sind einige der vielfältigen Erwartungen, die mit der Digitalisierung und den technologischen Innovationen einhergehen. Subsumieren lassen sich diese Erwartungen unter dem Begriff Arbeitserleichterung und einer damit verbundenen Abmilderung des weiter steigenden Fachkräftebedarfs sowie einer Verbesserung der Versorgungsqualität.

Hülsken-Giesler schreibt, dass die Digitalisierung den Anforderungen im Gesundheitsbereich auf drei Ebenen gerecht wird. Zum einen auf der Ebene der unmittelba-

https://doi.org/10.1515/9783110558388-008

ren Verwendung der Technologien, die Pflegende bei konkreten Handlungsabläufen und Arbeitsprozessen unterstützen, zum anderen auf der Ebene des Managements der Einrichtungen. Als letzte Ebene nennt er den Bereich der gesundheitspolitischen Entscheidungen, die mit Hilfe der gesammelten pflegerelevanten Daten auf Basis von verlässlichen Zahlen getroffen werden können (Hülsken-Giesler 2010: 333).

Neben den positiven Erwartungen wird die Digitalisierung in der Pflege auch kritisch gesehen. Digitalisierung und innovative Technologien sind zwar von Bedeutung für die Pflegearbeit, der Schwerpunkt dieser Arbeit liegt aber in der personennahen Dienstleistung und zwischenmenschlichen Fürsorge (Daum 2017: 13). Auch wenn professionell Pflegende der Einführung neuer Technologien insgesamt positiv gegenüberstehen, gibt es dennoch Befürchtungen und Widerstände. So schreibt Friesacher: „Das Verhältnis von Pflege und Technik ist ein spannungsreiches und ambivalentes." (Friesacher 2010: 308) Befürchtet werden u. a. eine Deprofessionalisierung der Pflege, eine Vernachlässigung der kontextuellen Lebensbedingungen und der körperlichen Aspekte der Pflegearbeit sowie eine Gefährdung der Beziehung zwischen Pflegenden und Patient(inn)en (vgl. Hülsken-Giesler 2011).

# 2 Elektronische (Pflege-)Dokumentation

Elektronische Pflegedokumentation bedeutet weit mehr als der schlichte Ersatz des Stiftes und Papiers durch Tastatur und Monitor. Erwartungen, die mit der elektronischen Pflegedokumentation verknüpft sind, beschreiben Ammenwerth/Eichstädter/Schrader (2003) und Mahler et al. (2001) wie folgt:
- leichte Abrufbarkeit von patientenbezogenen Informationen
- ein verbesserter Überblick über zeitliche Veränderungen des Gesundheitszustandes
- eine kontinuierliche Aktualisierung pflegerischer Daten an allen Endgeräten
- die Erleichterung bei der Dienstübergabe
- die Minimierung von Übertragungsfehlern

Nichtsdestotrotz hat die Verbreitung der elektronischen Dokumentation in der Pflege erst von 2008 bis 2015 laut der IT-Reports Gesundheitswesen der Hochschule Osnabrück deutlich zugenommen. Waren es in 2008 noch ca. 25 % der befragten Kliniken, die mit einer Umsetzung der elektronischen Pflegedokumentation begonnen hatten oder diese bereits vollständig umsetzten, so wurde eine ähnliche Frage in dem IT-Report von 2015 bereits von ca. 60 % positiv beantwortet (vgl. Hübner et al. 2008, 2015).

Sind die oben genannten Erwartungen nun mit der Einführung der elektronischen Dokumentation erfüllt? Dem Forschungsbericht „Pflege 4.0 – Einsatz moderner Technologien aus der Sicht professionell Pflegender" lässt sich entnehmen, dass professionell Pflegende in der elektronischen Pflegedokumentation durchaus Vorteile sehen, so z. B.:

- Elektronische Pflegedokumentation mit standardisierter Fachsprache führt zu weniger Fehlern, erhöht die Vergleichbarkeit pflegerischer Leistungen und schafft mehr Transparenz.
- Die elektronische Dokumentation verbessert den Informationsfluss und die Kommunikation u. a. durch bereichsübergreifende und multiprofessionelle Nutzung und Übermittlung der Daten.
- Die elektronische Dokumentation verbessert die Dokumentations- und Pflegequalität beispielsweise durch Erinnerungen, Hinweise und Alarmfunktionen.
- Die elektronische Dokumentation erleichtert die Arbeitsorganisation.

Diese Befunde aus der Praxis decken sich im Wesentlichen mit den Erwartungen. Allerdings werden auch Probleme genannt, so z. B.:

- Der persönliche Austausch kann sich verringern und die Face-to-Face-Informationen können verloren gehen.
- Ein Festhalten seitens der Pflegenden an handschriftlichen Notizen führt häufig zur Doppeldokumentation.
- Die als Chance gesehene größere Transparenz kann gleichzeitig seitens des Arbeitgebers als Kontrollmöglichkeit und Überwachung der Beschäftigten genutzt werden.[1]
- Die technische Ausstattung der Pflegebereiche ist zu gering (z. B. nur ein PC für die Pflegenden auf der Station und wenige oder keine mobilen Endgeräte).

Bereiche, die in der elektronischen Pflegedokumentation abgebildet werden, sind neben den Pflegeprozessdaten (Anamnese, Assessment, Pflegediagnosen/Probleme, Maßnahmen, Zielüberprüfung) u. a. auch Spezialdokumente wie Wunddokumentation, Pflegekomplexmaßnahmenscore[2] und pflegerelevante Nebendiagnosen. Gerade diese erlösrelevanten Bereiche der Pflege (PKMS, Komplexmaßnahmen, Assessments, Begutachtungsrichtlinien[3]) gewinnen in der Dokumentation immer mehr an Bedeutung. Um Pflegende u. a. bei diesen komplexen Dokumentationsaufgaben umfassend zu unterstützen und die dokumentierten Daten automatisch mittels Informationstechnologie auszuwerten, ist es unerlässlich, mit kodierten Daten beispielsweise in Form pflegerelevanter Klassifikationen zu arbeiten. Umso mehr erstaunt, dass laut dem genannten Report von 2015 pflegerische Terminologien und Klassifikationen von weniger als 50 % der Befragten für die Dokumentation der Pflegediagnostik und Maßnahmenplanung genutzt werden. Die Erkenntnis über den Nutzen

---

1 Vgl. auch den Beitrag von Bauer in diesem Band.
2 Pflegekomplexmaßnahmenscore im Folgenden mit PKMS abgekürzt.
3 Begutachtungsrichtlinien im Folgenden mit BRi gekürzt.

von Pflegeklassifikationen und -terminologien hat in der Pflege noch einen geringen Stellenwert.

Es ist davon auszugehen, dass sich die Digitalisierung in der Pflege und die elektronische Erfassung der Pflegedaten in den nächsten Jahren über alle Einrichtungen ausbreiten. Interessant wird sein, ob es explizit bei der elektronischen Dokumentation mit oder ohne kodierte Daten bleibt oder ob und in welchem Ausmaß auch neuere Konzepte, beispielsweise Methoden der künstlichen Intelligenz, in die Praxis der Pflegenden Einzug halten.

# 3 Entwicklung der apenio®-Pflegeklassifikation für den digitalen Gebrauch

Die Entwicklung der apenio®-Pflegeklassifikation fand von 2000 bis 2002 im Rahmen des Projektes „Pflegeprozess – Standardisierung und Qualität in der Pflege" statt. Dieses vom Bundesministerium für Forschung und Bildung (BMBF) finanzierte und vom damaligen Institut für Betriebstechnik und angewandte Arbeitswissenschaften (BIBA) sowie dem Institut für angewandte Pflegeforschung (iap) der Universität Bremen durchgeführte Projekt hatte folgende Ziele:
- die Entwicklung einer Struktur zur Erfassung und Dokumentation von Pflegeprozessen und deren Umsetzung in eine IT-Plattform
- die Entwicklung eines gemeinsamen Bezugsrahmens zum vereinfachten Austausch von Patientenendaten bei der Überleitung von einer Pflegeeinrichtung in eine andere

Im Rahmen des Projektes wurden zunächst Erkenntnisse darüber gewonnen, wie sich der Pflegeprozess in der Realität pflegerischer Praxis darstellt, welche Vorstellungen es von dieser Realität gibt und wie diese sprachlich in der Dokumentation repräsentiert wird. Aus diesem Grund wurde die Ist-Situation der dokumentierten Pflegeprozesse in Krankenhäusern, Altenpflegeeinrichtungen und ambulanten Pflegediensten mit den Methoden der nicht teilnehmenden Beobachtung und der Inhaltsanalyse der Pflegedokumentationen analysiert.

Für die sprachliche Repräsentation der Klassifikation haben die Ergebnisse der Ist-Analyse eine hohe Bedeutung. Neben dem, was Pflege in der realen Praxis tut und dem, wie sie es in der Dokumentation sprachlich ausdrückt, geht es bei der Entwicklung der Klassifikation auch darum, was sich ein Dritter unter dieser in der Pflegedokumentation sprachlich ausgedrückten Pflegepraxis vorstellt. Die wichtigsten Erkenntnisse aus der Auswertung waren, dass sich innerhalb der Pflegeprozesserfassung und -dokumentation die sprachliche Einschätzung der Situation der Patient(inn)en als unzureichend erwies, wenn ein umfassendes Bild von Fähigkeiten und Einschränkungen erlangt werden sollte. Dadurch konnte die Notwendigkeit

der durchgeführten Pflegemaßnahmen nicht ausreichend nachvollzogen und nachgewiesen werden. Des Weiteren war die Evaluation der Pflegehandlungen, die einen
wesentlichen Aspekt pflegerischer Qualitätssicherung ausmacht, nur zu einem sehr
geringen Prozentsatz in ihrer sprachlichen Repräsentation vorhanden.

Für die Entwicklung der Klassifikation wurde eine iterative bzw. rekursive und
partizipative Vorgehensweise ausgewählt, d. h. der Entwicklungsprozess wurde für
den Entwicklungsgegenstand mehrfach durchlaufen. Bei der Entwicklung und Erprobung anfallende Verbesserungsvorschläge wurden dabei zum Ausgangspunkt für
einen neuen Entwicklungsprozess gemacht. Ein zentraler Bestandteil dieser Methode
war die Einbindung von Pflegenden aus allen Praxisbereichen. Dabei war vor allem
wichtig, das Erfahrungs- und Expertenwissen der Pflegenden zu verwenden und dadurch gleichzeitig eine hohe Identifikation mit den Inhalten und Begrifflichkeiten
der Klassifikation zu gewinnen. Hier ging es darum, die sprachliche Repräsentation
mit dem, was sich Pflegende darunter vorstellen, abzugleichen. Dieser permanente
Dialog, verbunden mit umfassenden Literaturrecherchen, ermöglichte, ein differen-
ziertes Abbild der Pflegerealität sprachlich zu repräsentieren (vgl. Fafflock/Güttler/
Lehmann 2003).

Die Weiterentwicklung der Pflegeklassifikation sowie der Pflegesoftware apenio®
erfolgte in mehreren Projekten und in Zusammenarbeit zwischen der atacama Software GmbH und dem Institut für public Health und Pflegeforschung (ipp) der Universität Bremen (siehe Abb. 1).

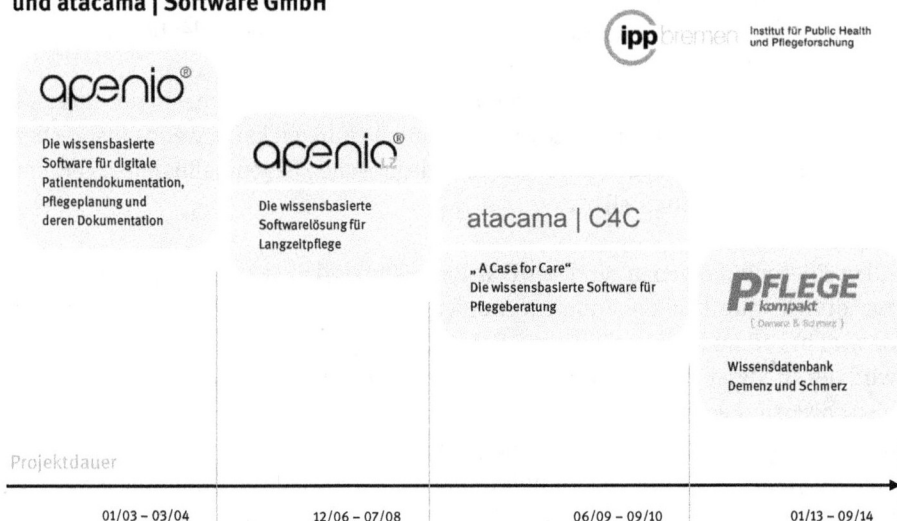

**Kooperation zwischen Universität Bremen IPP
und atacama | Software GmbH**

Abb. 1: Weiterentwicklung der Pflegeklassifikation (Quelle: eigene Darstellung).

## 3.1 Aufbau der Klassifikation apenio®

apenio® steht für „Assessment based Planning and Evaluation of Nursing Interventions and Outcome" und verdeutlicht, dass mit dieser Pflegefachsprache das Wissen für alle Stufen des Pflegeprozesses klassifiziert ist. Die apenio®-Pflegeklassifikation besteht aus den Klassen „Pflegephänome", „Ursachen", „Körperorte" und „Pflegeinterventionen". Innerhalb der genannten Klassen ist das Ordnungsprinzip entweder hierarchisch oder nebengeordnet. Zentraler Ausgangspunkt der Klassifikation ist das Pflegephänomen, welches in Anlehnung an ICNP definiert wird als ein für die pflegerische Praxis relevanter Aspekt der Gesundheit. Die Phänomen- und Interventionsklassifikationen sind folgendermaßen aufgebaut.

### 3.1.1 Phänomene

In der apenio®-Klassifikation wurden Pflegephänomene, die gemeinsame Merkmale und Eigenschaften teilen, in 16 Kategorien monohierarchisch gegliedert. Den 16 Kategorien sind 166 Pflegephänomene unterschiedlichen Typs zugeordnet. Die Phänomenklassifikation unterscheidet zwischen
– Zustandsphänomenen: Diese Phänomene beschreiben den gegenwärtigen Grad von Gesundheitsproblemen, in dem sich eine Person zu einem bestimmten Zeitpunkt befindet, z. B. „Zustand der Wunde".
– Fähigkeitsphänomenen: Diese Phänomene beschreiben den Grad der Beeinträchtigung von Aktivitäten und Partizipation, welche die Bewältigung gesundheitlicher Herausforderungen im alltäglichen Leben ermöglichen oder behindern, z. B. „Fähigkeit, sich Wissen anzueignen".
– Risikophänomenen: Diese beschreiben die Wahrscheinlichkeit, mit der eine mögliche gesundheitsbeeinträchtigende Situation eintreten kann, wenn entsprechende Faktoren vorhanden sind und keine pflegerischen Gegenmaßnahmen getroffen werden, z. B. „Sturzrisiko".

Allen Pflegephänomenen sind vertikal Beurteilungsskalen und Ausprägungsgrade zugeordnet. Alle Risikophänomene werden durch eine binäre Skalierung (vorhanden/nicht vorhanden) repräsentiert. Bei allen Fähigkeits- und Zustandsphänomenen wird der Grad der Beeinträchtigung durch eine Dreier- bis Fünfer-Skalierung (keine bis schwerste Beeinträchtigung) dargestellt. Den Skalierungen sind ca. 2.600 Ausprägungsgrade zugeordnet. Die Ausprägungsgrade ermöglichen den Pflegenden eine klare Abgrenzung zwischen den unterschiedlichen Skalenwerten, beispielsweise einer schweren und schwersten Beeinträchtigung, zu erkennen. Das Assessment in apenio® setzt sich zusammen aus den Pflegephänomenen mit den definierten Beurteilungsskalen und hinterlegten Ausprägungsgraden sowie möglichen Ursachen und, wenn relevant, dem Körperort bzw. der Dauer und der Häufigkeit.

### 3.1.2 Interventionen

Die apenio®-Interventionsklassifikation orientiert sich an der ICNP-Klassifikation der Pflegehandlungen (siehe Tab. 1). Sie besteht aus den fünf Hauptdomänen „Ausführen", „Kommunizieren", „Managen", „Beobachten" und „Betreuen". Alle Interventionen mit gemeinsamen Merkmalen und Eigenschaften sind polyhierarchisch einer der fünf Domänen und ihren darunter liegenden Klassen zugeordnet.

**Tab. 1:** Domänen der Interventionsklassifikation mit Beispielen (Quelle: eigene Darstellung).

| Domänen der Interventionsklassifikation | Beispiel für Einzelinterventionen |
|---|---|
| Ausführen | Medikament subkutan verabreichen |
| Kommunizieren | zur gesunden/vollwertigen Ernährung beraten |
| Managen | EKG anfordern |
| Beobachten | Reaktion auf Medikamente überwachen |
| Betreuen | Rücken waschen vollständig übernehmen |

Für eine praxisnahe und alltagsweltliche Nutzung der Interventionsklassifikation wurde im Gegensatz zur ICNP auf weitere Achsen verzichtet bzw. wurden sie, wenn notwendig, innerhalb der einzelnen Entitäten berücksichtigt. Jede Intervention beinhaltet ein Verb in infiniter Form, welche die Pflegehandlung charakterisiert. Die Intervention „Rücken waschen vollständig übernehmen" beinhaltet beispielsweise die Dimensionen „Handlungstyp" und „Ort", „Medikament subkutan verabreichen" beinhaltet die Dimensionen „Handlungstyp", „Route" und „Mittel" der ICNP.

Abbildung 2 stellt die Pflegeklassifikation apenio® schematisch dar. Im oberen linken, hellgrauen Bereich ist das Assessment mit dem Pflegephänomen als Mittelpunkt der Situationseinschätzung zu sehen. Die Beurteilungsskalen und Ausprägungsgrade sind gleichzeitig auch Bestandteil der Zielformulierung und der Evaluation. Letztere ist eine erneute Situationseinschätzung nach erfolgten Pflegeinterventionen, die diese gleichzeitig auf ihre Wirksamkeit hin überprüft (vgl. Güttler/Schoska/Görres 2010).

Der Bereich Pflegeinterventionen enthält neben der oben beschriebenen Klassifikation innerhalb der Software apenio® weitere Detailinformationen wie Hilfsmittel (z. B. Pflegeprodukte, Hilfsmittel zu Mobilisation), die Häufigkeit, mit der die Pflegemaßnahmen durchgeführt werden und die Dauer, die aussagt, wann eine Überprüfung der Situation stattfinden soll.

Auf Basis all dieser Daten können mit einer geeigneten Software automatisch erlösrelevante Ergebnisse wie PKMS, PPR, LEP, pflegerelevante Nebendiagnosen oder Erinnerungen usw. ermittelt werden.

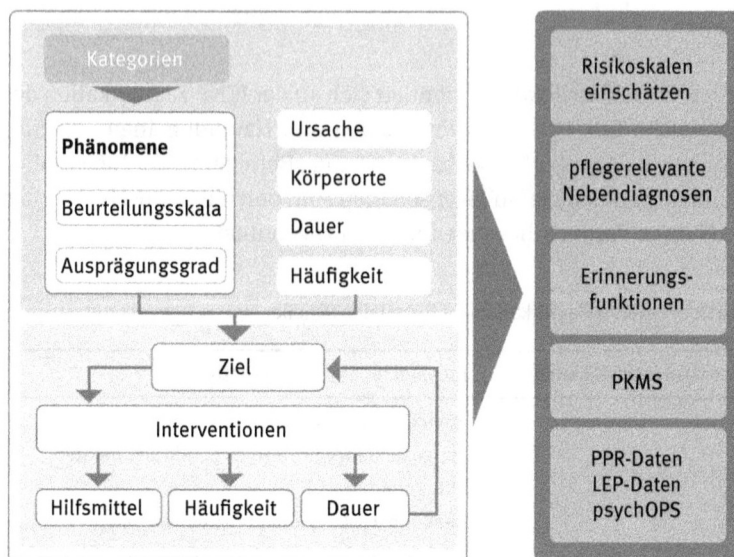

**Abb. 2:** Schematische Darstellung der Pflegeklassifikation apenio® (Quelle: eigene Darstellung).

## 3.2 Umsetzung der apenio®-Klassifikation in eine Software

Die effiziente Nutzung der oben beschriebenen Pflegeklassifikationen ist nur im Zusammenhang mit einer (Pflege-)Dokumentationssoftware möglich. Dadurch wird erreicht, dass ein Begriff automatisch im Hintergrund immer mit dem gleichen Code dokumentiert wird und demzufolge eindeutig zu bestimmen ist.

Bei der technischen Umsetzung der apenio®-Klassifikation ging es um die Frage, wie die Pflegefachsprache sinnvoll in einer Software abgebildet wird, damit die Anwender/-innen das System leicht bedienen können, eine Zeitersparnis erzielt werden kann und eine bestmögliche Unterstützung erfolgt, um den Pflegenden einen hohen Nutzen der dokumentierten Daten zu ermöglichen. Dazu wurden Beziehungen zwischen den einzelnen Klassifikationselementen hergestellt und Regelwerke implementiert. Das heißt, es wurden horizontal klassenübergreifend Relationen zwischen Pflegephänomen, Skalierung, Ausprägungsgrad, Ursachen und Pflegeinterventionen erstellt mit folgenden Zielen:

– Die Suche innerhalb der einzelnen Klassifikationen wird erleichtert.
– Eine Verbindung zwischen den in der Fachliteratur beschriebenen oder anhand von Expertenstandards bzw. Leitlinien identifizierten Pflegemaßnahmen und den jeweiligen Pflegephänomenen wird hergestellt.

Diese Relationen führen zu einer größeren Nutzerfreundlichkeit, weil passgenau für ein Pflegephänomen die entsprechenden Ursachen, Pflegemaßnahmen, Köperorte sowie Hilfsmittel vorgeschlagen werden und somit ein entscheidungsunterstützendes System für Pflegende vorliegt.

Neben den oben genannten Verknüpfungen wurden weitere erstellt, z. B. zwischen Pflegeinterventionen und entsprechenden Hilfsmitteln sowie zur LEP als einer alternativen Klassifikation von Pflegeinterventionen. Ebenso wurden Beziehungen zwischen ICD-10 sowie OPS und den Pflegephänomenen bzw. Pflegeinterventionen hergestellt.

Die in der Software hinterlegten, umfassenden Regelwerke, die sich größtenteils auf die Klassifikation beziehen, führen dazu, dass bestimmte Funktionen automatisch ausgelöst, vorausgefüllt und berechnet oder Erinnerungen angezeigt werden. Zu nennen sind hier beispielsweise

- Risikoassessments, Wunddokumentation, Protokolle u. a., die automatisch durch die Pflegedokumentation getriggert werden,
- Skalen und Protokolle, die mit den bereits vorhandenen Daten vorausgefüllt sind,
- ärztliche Anordnungen, durch die automatisch Pflegemaßnahmen in der Erfassung der Pflegeleistungen getriggert werden,
- bestimmte Patientengruppen, die auf Basis der vorhandenen Dokumentation identifiziert werden, z. B. alle Patient(inn)en mit einem MRE-Risiko,
- eine automatische Berechnung von PKMS oder PPR auf Basis der dokumentierten Daten,
- Erinnerungsfunktionen unterschiedlichster Art, z. B. zu neuen ärztlichen Anordnungen, nicht vollständig ausgefüllten Dokumenten, fälligen Evaluationen usw.

Ist diese Software nun intelligent, weil sie bereits viele unterstützende Elemente für die Pflege beinhaltet? Aus Sicht der künstlichen Intelligenz handelt es sich hier im Wesentlichen um ein für die Pflege optimiertes System auf Basis einer Pflegeklassifikation. Gerade durch diese standardisierte Abbildung des Pflegegeschehens ist es aber nun möglich, die Pflegedokumentationssoftware mit Elementen der künstlichen Intelligenz zu bereichern und sie damit zu einem noch effizienteren Instrument für Pflegende zu machen.

## 3.3 Grenzen der Klassifikation auf „digitalem Papier"

In den vorangegangenen Abschnitten wurde die Pflegeklassifikation bereits als Mittel beschrieben, Vorgänge der Pflege auch für Dritte verständlich zu Papier zu bringen oder besser: in einem Computer digital zu dokumentieren. Selbst Letzteres bedeutet jedoch nicht unbedingt, dass diese Form der Information, welche zwischen menschlichen Akteuren ausgetauscht wird, damit automatisch auch der Maschine vermittelt ist, also von ihr „verstanden" wird. Obschon unter dem Begriff „Expertsystem" subsumiert, wird unter Software in der Pflege bislang meist nicht mehr verstanden als ein Computerprogramm zur Erleichterung des Zugriffs auf eine Klassifikation und dessen Verwendung im Arbeitsablauf. Es unterstützt die Suche nach Elementen, speichert die zu dokumentierenden Terme auf Datenbanken, errechnet Statistiken oder stellt automatisch Dokumente zum Export (z. B. an einen Drucker) bereit. Rein funktional betrachtet leistet ein solches Programm nicht mehr als die Ersetzung genau derjenigen physiologischen Vorgänge, die vormals in der sog. „Papierdokumentation" vorkamen: das Blättern in einem Buch, das Führen des Stifts, das Schreiben einer Dokumentation auf Papier, seine Vervielfältigung unter Zuhilfenahme eines Durchschlagpapiers oder Kopierers, die Ablage in einem Archiv und derlei mehr.

Hier handelt es sich jedoch noch lange nicht um ein System, welches pflegerisches Wissen tatsächlich verarbeitet und die Pflege in ihren Entscheidungen unterstützen könnte. Die wohl unbestrittene Erleichterung der Dokumentationsarbeit durch diese Art Software könnte von (daraus folgenden) höheren Ansprüchen an die Dokumentation und deren stetige Komplexitätssteigerung (z. B. durch die Einführung des PKMS) aufgezehrt, wenn nicht sogar in ihr Gegenteil verkehrt werden.

Die Pflege und die Pflegewissenschaft stellen zwar eher weiche Kriterien an den Arbeitsablauf. So versteht Erstere sich als zwischenmenschlicher Beziehungsprozess, bei dem Pflegender und Gepflegter in Kontakt treten, um ein gemeinsames Pflegeziel zu erreichen (Fiechter/Meier 1998: 31). Pflegerische Software funktioniert jedoch oft nur unter kontrollierten Bedingungen auf Grundlage verlässlich strukturierter Daten. Um sich solchen Bedingungen zu nähern, bedarf es sicher auch der Eingriffe in den Pflegealltag. Dessen Arbeitsabläufe haben sich aber trotz weicher Definition über lange Zeit abhängig von Historie und Hierarchie entwickelt und so ist es schwierig, diese mit Argumenten der Informatik zu verändern. Meist wird daher versucht, medizinisch-pflegerische Systeme und Werkzeuge naht- und fugenlos in vorhandene ritualisierte Abläufe zu integrieren (vgl. Meinzer 2000). Auf diese Weise entstehen Systeme, die eher wie „digitales Papier" anmuten. Genau hier entwickeln sich Brüche zwischen Mensch und Maschine, die eine wirklich intelligente Software oftmals verhindern.

Um sich eine tiefere Integration der Mensch-Maschine-Kommunikation vorstellen zu können, ist eine weitergehende Abstraktion der rein pflegerischen Informationsübermittlung notwendig. Wissenschaften, die das Feld der Kommunikation berühren, kennen das semiotische Dreieck (vgl. Ogden/Richards 1923; siehe Abb. 3) als gedachtes Verhältnis von realer Welt (Ding), mentaler Vorstellung dieser Welt (Begriff) und der Formulierung der Vorstellung in Sprache oder Symbolen (z. B. apenio® für die Domäne Pflege).

Die in diesem Abschnitt beschriebene Erstellung einer Klassifikation kann als Abschreiten dieses Dreiecks vom Gegenstand in Richtung der Sprache verstanden werden. Ein möglichst atomarer Teil der Pflege, wie z. B. der Verbandswechsel, wird betrachtet, sein Sinngehalt extrahiert und abgegrenzt. Anschließend wird diese semantische Einheit in einen Term gegossen. Man nennt diesen Vorgang auch Onomasiologie. Dieser ist genau dann erfolgreich, wenn Pflegende in der Lage sind, ihre Handlungen in der Klassifikation wiederzufinden und diese mit einem immer gleichen Term zu dokumentieren. Versteht ein verständiger Dritter unter diesem Term

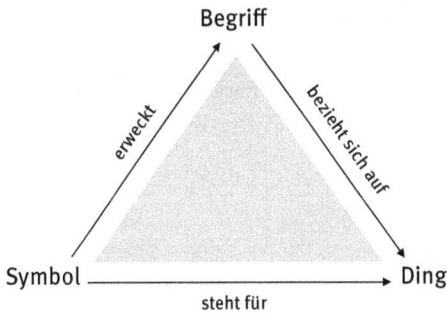

Abb. 3: Semiotisches Dreieck (Quelle: eigene Darstellung).

das Gleiche, könnte er das Dokumentierte z. B. in gleicher Weise wiederholen, so schreitet er das semiotische Dreieck in umgekehrter Richtung ab, von der Sprache zum Konkreten.

Einem Computer verhilft dieser Ansatz aber selbst dann nicht zur Intelligenz, wenn man sich diesem von einer eher weiten Definition aus der Informatik nähert, denn diese stellt mindestens auf ein rational intelligentes Verhalten in einer künstlichen Maschine ab (vgl. Nilsson 2009). Rationalität setzt jedoch voraus, dass sich ein System über alle Seiten des semiotischen Dreiecks hinwegbewegen kann. Es muss in die Lage versetzt werden,

- Begriffe aus einem Kontext zu folgern,
- aus Zeichen und Symbolen Begriffe zu erschließen (z. B. Spracherkennung oder Handschriftenanalyse),
- selbstständig Zustände zu erkennen und diese unter Begriffen zu subsumieren (z. B. Diagnoseerstellung, Risikoeinschätzung).

Tatsächlich verhalten sich Systeme meist nach zuvor festgelegten Pfaden auf den Impuls ihres Benutzers hin. Intelligentes Verhalten ist stets auch ein autonomes Verhalten auf Grundlage ebenso selbstständig verarbeiteter Information. Für die Pflege könnte es bedeuten, kognitive Leistungen des Pflegenden aus dem zuvor Dokumentierten zu antizipieren oder aus expliziten Informationen mögliche Implikationen zu folgern und zu wissen, wann diese den Akteuren zur Verfügung gestellt werden müssen. Wie eine Weiterentwicklung der Pflegesoftware apenio® bereits einige dieser Ansätze realisiert und wie dies überhaupt möglich ist, sollen die folgenden Abschnitte näher erläutern.

# 4 Intelligente Systeme für die Pflege

In Abschnitt 3.3 wurde intelligentes Verhalten von Maschinen angesprochen und begründet, warum dieses weder mit einer Pflegeklassifikation noch mit der Einbindung einer solchen in einer Software allein verwirklicht ist. Das Schlagwort, auf das hier bisher bewusst verzichtet wurde, ist „künstliche Intelligenz" (im Folgenden KI). Daher soll sich nun dem Begriff KI mit gebotener Vorsicht genähert und einige Beispiele sollen gegeben werden, wie KI bereits heute in die Pflegesoftware apenio® Eingang gefunden hat.

## 4.1 Wann ist ein System intelligent?

Der durchschnittliche Mensch der Moderne ist bereits bewusst oder unbewusst eingebettet in eine KI-basierte Assistenz seines Alltags. Dazu gehören z. B. das Navigationsgerät, die Spracheingabe von Software, die Werbung im Internet oder das vom Computer generierte Antwortschreiben einer Versicherung auf eine Schadensmeldung. Dennoch verbindet die Gesellschaft häufig ein mehr oder weniger defätistisches Bild mit dem Begriff KI. Die Science Fiction gestaltet mit „2001: Odyssee im Weltraum" (1968) oder „I, Robot" (2004) meist düstere Visionen und prägt gemeinhin die eine Idee von KI: den Versuch, menschenähnliche Intelligenz nachzubilden. Diese entspricht dem Begriff der sog. „starken" KI. Ein Ansatz, der auf die Unabhängigkeit von Intelligenz zu ihrer Trägersubstanz (in der Natur meist das Gehirn) abstellt und ebenso die geistige Grundlage postbiologischer Utopien bildet, wenn Intelligenz oder gar Bewusstsein in Maschinen implementiert werden könnten. Auf die Pflege übertragen, könnte man sich einen vollständig autonomen Pflegeroboter vorstellen, den letzten sozialen Kontakt des einsam alternden oder sterbenden Menschen. Obschon in körperlich einwandfreiem Zustand erhalten, verbringt der so gepflegte Mensch seinen Lebensabend in Einsamkeit und weitgehend ohne menschlichen Kontakt.

Diese Imitation oder Substitution menschlichen Denkens und Handelns ist es meist jedoch nicht, was die Forschung und Entwicklung intelligenter Systeme meint, wenn über KI in der Pflege gesprochen wird. Die Stoßrichtung der Ingenieurswissenschaft, Informatik und Mathematik ist die Erschaffung rational denkender, rational handelnder Maschinen. Die Literatur spricht von einem rationalen System, „wenn es das seinen Kenntnissen entsprechende Richtige macht" (Russel/Norvig 2012: 22).

Der relativ schlichte erste Schritt hin zur KI in der Pflege ist die Modellierung des Pflegewissens auf einer formalen, maschinenlesbaren Basis, um der Maschine das Fachgebiet überhaupt zur Kenntnis zu bringen. Grundlage dieses Wissens kann genau ein solches Begriffssystem einer Pflegeklassifikation oder -terminologie sein, wie sie bereits in Abschnitt 3.1 beschrieben wurde.

Verbindet man einzelne Bedeutungsinhalte einer Pflegesprache über Relationen zu einem Netz, verleihen die sog. Assertionen diesem seinen Bedeutungsinhalt, und ein semantisches Netz entsteht. Dieses Netz kommt der menschlichen Vorstellung von Wissen recht nah. Auch der Mensch kennt Assoziationen und kann sich in seinen Entscheidungen an ihnen entlang hangeln, um mehr oder weniger rationale Schlüsse über seine ihn umgebende Welt zu ziehen. Für künstliche Systeme entsteht jedoch schnell das Problem der Überkomplexität, Unsicherheit und Unentscheidbarkeit. Entgegen dem menschlichen Verstand ist die künstliche Intelligenz heute noch nicht hinreichend zuverlässig in der Lage, wichtige und unwichtige Informationen zu filtern, relevante von weniger relevanten Variablen zu unterscheiden, sodass bei einer Entscheidung auf eine stark vereinfachte Wissensbasis zurückgegriffen wird oder – um überhaupt in akzeptabler Zeit zu Entscheidungen zu gelangen – Heuristiken angewendet werden.

## 4.2 Intelligenz durch die Heuristik über Daten

Die Verwertung von Daten in großen Mengen oder hoher Komplexität durch Computersysteme (Big Data) ist im medizinischen Kontext bereits geübte Praxis. So brachte z. B. die Analyse aller in der neonatalen Versorgung erfassten Daten, gerade ohne Ansehen bekannter oder vermuteter Kausalitäten, genau die Korrelationen zum Vorschein, die eine Früherkennung von Infektionen bei Frühgeborenen möglich machte (vgl. McGregor/Eklund 2010). Der Einsatz von Terminologien (z. B. apenio®) in einem digitalen Krankenhausumfeld erschließt vermutlich ein breites Spektrum an Daten für die Erforschung von Korrelationen auch im Kontext Pflege. Fraglich ist lediglich, in welchen Prozessen diese Zusammenhänge die Pflegenden oder auch Ärzte, Controller oder das Management unterstützen können und welche Daten für diese Anwendung Wirkung entfalten.

Für die Erhebung solcher Datenvektoren verwendet die Pflegesoftware apenio® einen naiven Bayes-Klassifikator. Dieser nach dem englischen Mathematiker Thomas Bayes benannte Algorithmus ist aus dem mathematischen Satz von Bayes hergeleitet. Er ordnet Objekte seines Modells Klassen oder anderen Objekten auf Grundlage von Wahrscheinlichkeiten zu. Risiken wie Dekubitus oder Sturz können eine solche Klasse bilden, pflegerische Handlungen oder Diagnosen könnten Objekte sein. Besonders im Hinblick auf die Komplexität der Daten und der a priori unbekannten Korrelationen stellt diese Methode in Abwägung von Berechnungskomplexität und Qualität der Klassifizierung einen guten Kompromiss dar. In verschiedenen Modellen wurden zwischen 20 und 46 Millionen Vektoren aus Assessment und Pflegeplanung mit diversen Randdaten kombiniert. Sie stammten aus anonymisierten Echtdaten von Kliniken, die bereits einige Jahre den vierstufigen Pflegeprozess dokumentieren. Das System wurde daraufhin befragt, welche pflegerischen Konzepte im situativen Kontext eines Patienten in Abhängigkeit bereits dokumentierter Elemente für die Pflegekraft Relevanz haben könnten. Validiert wurden diese Vorschläge durch tatsächlich in ähnlichem Kontext dokumentierten Daten sowie durch fachliche Bewertung von Pflegewissenschaftlern. Die Sensitivität der Ergebnisse erreichte im Schnitt 95 % unter den ersten 20 % sowie 80 % unter den ersten zehn Ergebnissen einer Anfrage. Als besonders einflussreich stellten sich Parameter des Nutzungskontextes, wie z. B. die Uhrzeit des Zugriffs auf das System, die Benutzer oder die Station dar. Gleichsam überraschend starke wie einleuchtende Korrelationen konnte das System berücksichtigen, z. B. die regelmäßige Übelkeit nach der täglichen Nahrungsgabe ab 17:00 Uhr bei Patient(inn)en am ersten postoperativen Tag.

Durch die Kombination von Big Data mit evidenzbasiertem Expertenwissen könnten Dokumentationssysteme in der Zukunft an Effektivität gewinnen. Dies könnte helfen, den Widerspruch zwischen Vollständigkeit von Klassifikationen und einfacher, schneller Dokumentation zu lösen.

## 4.3 Automatisierung von Dokumentation und Berechnung

Die Dokumentation hoch aufwändiger Pflege und ihrer adäquaten Berücksichtigung in den DRG mittels des PKMS steigern nicht nur den Pflegeanteil in den DRG. Die Erweiterung der Bereiche trägt ebenso dazu bei, die Relevanz der Pflege für die Erlöse zu erhöhen. Der PKMS als Parameter zur Bestimmung der Erschwernisfaktoren hebt die Bedeutung der Pflege für die Erlössituation und damit für das Management des Krankenhauses. Anwender stehen unter höherem Druck, die Punkterfassung optimal und vor allem übersichtlich vorzunehmen, um so die Erlöse nach der Prüfung durch den MDK auch zu realisieren. Gleichzeitig erhöht sich mit jeder Erweiterung die Komplexität der Dokumentation. Es stellte sich also die Frage, inwieweit Dokumentationssysteme so weiterentwickelt werden können, dass unnötige Dopplungen vermieden sowie Berechnungen und Berichte automatisiert werden können. Ein mögliches Spielfeld für KI!

Wird zur digitalen Dokumentation eine Klassifikation eingesetzt, so besteht die Möglichkeit, diese semantisch mit den PKMS zu verknüpfen. Das zugrunde liegende semantische Netz lässt sich zu einem sog. Petrinetz erweitern, welches neben den logischen Ausdrücken der Semantik auch diverse Arithmetik ausführen kann, die für die Prüfung auf PKMS notwendig ist.

Diese KI kann die Berechnung des PKMS vollständig automatisieren, wenn eine digitale Dokumentation in apenio® vorliegt. Dabei werden durch die Erfassung von Assessments, Leistungserfassung, Wunddokumentation oder Skalen Elemente erzeugt, die als Eingabe in das Petrinetz dienen. Das dem Anwender bekannte, für Planung und Dokumentation genutzte Begriffssystem der Pflege wird also vom System selbstständig in eine vom Gesetzgeber entwickelte Vorgabe übertragen. Dieses wertet den aktuellen Kontext aus und befüllt automatisch einen PKMS-Bericht. Gesonderte Dokumentationen oder Prüfungen auf Vorliegen eines PKMS-Falls sind nicht mehr notwendig.

Auswertbare Daten werden für die Pflege zukünftig weiter an Bedeutung gewinnen. Erhöht sich die Relevanz der Pflege für die Erlöse, sollte die zunehmende Komplexität jedoch nicht dazu führen, dass die Qualität durch die Dokumentationslast sinkt. Intelligente Systeme ermöglichen es, an genau einer Stelle zu dokumentieren, was tatsächlich passiert. KI vermag also die Zunahme der Komplexität zu kompensieren.

Automatisierte Auswertungen können die Aufmerksamkeit der Pflege auf das Wesentliche fokussieren und Raum schaffen, sich wieder den Patient(inn)en zuzuwenden.

## 4.4 Formalisierung von Text

Methoden der KI können nicht nur dort ihre Stärken entfalten, wo mit bereits formalisiertem Wissen im System umgegangen wird. Die Interpretation von nicht formalen Elementen, wie sie in der Pflege regelmäßig durch die Niederschrift von Pflegeberichten, Anamnesen, Kommentaren oder neuerdings verstärkt in den Pflegeeinrichtungen durch die Bewohnerbefragungen in der „Strukturierten Informationssammlung" (SIS) auftauchen, können ein Einsatzgebiet der KI in der Pflege sein. Sprachliche Elemente, die Bedeutung tragen, können beliebig komplex sein, sie reichen von einem Wortbestandteil (Morphem) über Wörter und Sätze bis hin zu längeren Textabschnitten. Für die semantische Aufbereitung der Pflegesprache ist eine erweiterte Wortsemantik ausreichend, die zwar satzähnliche Ausdrücke einschließt (etwa „beim Anlegen der Kniemanschette unterstützen"), eine echte Satzsemantik aber ignoriert. Die These dabei ist: Worte (als semantische Entitäten) und die Aneinanderreihung mehrerer Worte tragen ihre Bedeutung „in sich", indem sie durch andere Worte beschrieben werden können. Für die Interpretation von geschriebenem Text können Semantik und die bereits in Abschnitt 4.2 erwähnten statistischen Heuristiken zusammenwirken.

In apenio® wird die Analyse von Risiken für Bewohner/-innen oder Patient(inn)en bereits konkret angewendet. So wird in der für den Langzeitbereich implementierten SIS aus schriftlich erfassten Befragungen der Bewohner/-innen ausgewertet, ob sich aus dem Text z. B. ein konkretes Risiko für die Ernährung, einen Sturz, Dekubitus oder andere Zustände ableiten lässt. Ein zusätzlicher Nutzen zur Unterstützung der Pflegenden ist die Evolution der hier eingesetzten Algorithmen von einer eher zu sensiblen Detektion von Risiken hin zu einer schärfer werdenden Analyse des Zustands der Patient(inn)en aus nicht formalen Dokumentationen.

Dieser Ansatz markiert den Beginn einer zumindest potentiellen Abkehr von formalen Klassifikationen hin zu einer ganzheitlichen Erfassung der Patient(inn)en in einer barrierefreien Zusammenarbeit von menschlichen Akteuren und der intelligenten Maschine.

## 4.5 Ausblick und Kritik an der KI in der Pflege

Die Antizipation der bevorstehenden Handlung einer Pflegekraft ist eine echte Erleichterung. Es sind besonders implizite Informationen – von einer Pflegekraft im täglichen Arbeitsablauf vielleicht nur unbewusst wahrgenommen oder allzu selbstverständlich –, die für den Kontext in der Entscheidungsfindung letztlich entscheidend sein können. Die scheinbare Trivialität und mitunter die Vielzahl tragender Informationen ist ein Grund, warum intelligente Entscheidungsunterstützungen in der Pflege eher selten implementiert werden. Expert(inn)en der Informatik oder der Pflegewissenschaft konzentrieren sich oftmals auf die komplexen Abläufe, Leitlinien, wichtigen Aspekte wie die Patientensicherheit: explizites Expertenwissen! Die künstliche Intelligenz versetzt ein System darüber hinaus in die Lage, eine Vielzahl von Randinformationen in die Auswertung eines Kontextes einzubeziehen. Statistische Analysen offenbaren entscheidende Korrelationen. Es lässt sich ein hohes Maß von Verbesserungen erreichen, ohne überhaupt erst in komplexe oder sicherheitsrelevante Gebiete vordringen zu müssen. Es ist abzusehen, dass zukünftige intelligente Softwaresysteme stärkeren Einfluss auf die Pflege nehmen könnten als bisher gedacht.

Doch was, wenn sich die Pflegekraft zu sehr auf die Ergebnisse dieser Systeme verlässt? Ist sie dann verantwortlich, wenn die Pflege in einem konkreten Fall letztlich fehlschlägt? Die herrschende Ansicht von Lehre und Gerichten sehen die Software bisher eher in der Rolle von medizinischen Nachschlagewerken oder Lehrbüchern. Die Systeme im Gesundheitswesen sind auch meist so entworfen, keinen direkten Einfluss auf die Patient(inn)en auszuüben, sondern mittelbar durch die Ärzte bzw. Ärztinnen oder Pflegekräfte, die alle Entscheidungen treffen. Das könnte sich mit zunehmendem Einsatz der KI grundlegend ändern.

Dann könnten sich die Prämissen der Frage durch intelligente Systeme umdrehen. Was, wenn die Maschinen regelmäßig genauer und zuverlässiger diagnostizieren und bessere Maßnahmen entwickeln, als es die Menschen tun? Wer ist verantwortlich, wenn den Empfehlungen und Analysen der Systeme nicht gefolgt wird, wenn diese vielleicht aus falsch verstandener Verantwortung ignoriert werden (vgl. Gawande 2002)?

Es liegt im Selbstverständnis der Akteure jedes Berufsfelds, wichtig oder einzigartig zu sein. Ist nun zu befürchten, dass ein Berufsfeld durch intelligente Systeme vereinfacht oder vielleicht gar obsolet werden könnte, regt sich regelmäßig Widerstand. Wie viele andere Berufe müssen sich allerdings auch jene im Gesundheitswesen darauf einstellen, dass es zukünftig Maschinen geben könnte, die ihre Arbeit oder Teile davon ebenbürtig, besser oder zumindest schneller erledigen als dies Menschen zuvor konnten. Ein oftmals reflexartig geäußerter Einwand des Menschen gegen den Einsatz von Technik ist das Argument „aus Unfähigkeit". Kein Argument wird jedoch mit höherer Wahrscheinlichkeit widerlegt als jenes, welches direkt aus der Beschränkung der menschlichen Vorstellungskraft folgt: „Eine Maschine kann niemals X sein" oder zumindest „eine Maschine kann X niemals besser tun als [...]". Denn es liegt ein logischer Zirkel in diesem Argument. Der Beruf, aus dem sich das Selbstverständnis der Relevanz und Einzigartigkeit ergibt, ist eben genau dann wichtig und einzigartig, wenn es keinen Automaten gibt, der die mit dem Beruf verknüpften Aufgaben erledigen kann. Es ist nicht so, dass der Automat es nicht kann, weil der Beruf so wichtig ist.

Es liegt aber letztlich keine Dystopie in dem Gedanken selbst, dass Aufgaben und nicht zuletzt lästige Arbeiten von Maschinen erledigt werden können. Wer legt schon

Wert darauf, die Wäsche fortan mit der Hand zu waschen, damit ihm die Arbeit nicht verloren geht? Es wäre vielmehr geboten, die Zeit und Kompetenz der Akteure in der Pflege auf das zu richten, was immanent wichtig und einzigartig ist: der Mensch für den Menschen. Denn auf eine Variante des Arguments „aus Unfähigkeit" lassen sich die Autor(inn)en gerne ein: „Eine Maschine kann niemals *Mensch* sein".

# 5 Zusammenfassung und Fazit

Die Digitalisierung und der Einsatz moderner, vernetzter Informations- und Kommunikationstechnologien gehen auch am Gesundheitsbereich nicht vorbei. In der Pflege überwiegt bereits die digitale Pflegedokumentation gegenüber der Dokumentation auf Papier. apenio® ist ein Beispiel einer inzwischen weit verbreiteten digitalen Dokumentation, die sich zudem stetig weiterentwickelt. Digitale Pflegedokumentation kann nämlich weitaus mehr sein als eine Klassifikation auf „digitalem Papier". Auf dem Weg zu intelligenten Systemen in der Pflege ist die Modellierung von Pflegewissen auf maschinenlesbarer Basis der erste Schritt, um KI in der Pflege zu nutzen. Darüber hinaus kann das in einer Pflegeklassifikation vorhandene, evidenzbasierte Expertenwissen mit Big Data kombiniert werden, wie es bereits in der Medizin üblich ist, wodurch sich immense Erleichterungen für den Pflegealltag ergeben.

# Literatur

Ammenwerth, Elske; Eichstädter, Ronald und Schrader, Ulrich (2003). *EDV in der Pflegedokumentation. Ein Leitfaden für Praktiker.* Hannover.

Daum, Mario (2017). *Digitalisierung und Technisierung der Pflege in Deutschland. Aktuelle Trends und ihre Folgewirkungen auf Arbeitsorganisation, Beschäftigung und Qualifizierung.* Input Consulting, Hamburg/DAA Stiftung, Stuttgart. URL: https://www.daa-stiftung.de/fileadmin/ user_upload/digitalisierung_und_technisierung_der_pflege_2.pdf (letzter Aufruf 03.01.2018).

ePflege (2017). *Informations- und Kommunikationstechnologie für die Pflege.* Studie im Auftrag des Bundesministeriums für Gesundheit. URL: http://www.dip.de/fileadmin/data/pdf/projekte/ BMG_ePflege_Abschlussbericht_final.pdf (letzter Aufruf: 02.01.2018).

Fafflock, Heike; Güttler, Karen und Lehmann, Almut (2003). *Pflegeprozess – Standardisierung und Qualität in der Pflege.* Aachen.

Fiechter, Verena und Meier, Martha (1998). *Pflegeplanung.* Kassel.

Friesacher, Heiner (2010). Pflege und Technik eine kritische Analyse. In: *Pflege und Gesellschaft,* 4:293–313.

Gawande, Atul (2002). *Complications: A Surgeon's Notes on an Imperfect Sience.* London.

Gesellschaft für Pflegeinformatik e. V. (2017). *Leitlinien Pflege 4.0. Handlungsempfehlungen für die Entwicklung und den Erwerb digitaler Kompetenzen in Pflegeberufen.* URL: https: //gi.de/fileadmin/GI/Hauptseite/Aktuelles/Aktionen/Pflege_4.0/GI_Leitlinien_Digitale_ Kompetenzen_in_der_Pflege_2017-06-09_web.pdf (letzter Aufruf: 03.01.2018).

Güttler, Karen; Schoska, Manuela und Görres, Stefan, Hrsg. (2010). *Pflegedokumentation mit IT Systemen. Eine Symbiose von Wissenschaft, Technik und Praxis*. Bern.

Hübner, Ursula; Liebe, Jan-David; Hüsers, Jens; Thye, Johannes; Egbert, Nicole; Hackl, Werner und Ammenwerth, Elske (2015). *IT-Report Gesundheitswesen. Schwerpunkt Pflege im Informationszeitalter*. Schriftreihe der Hochschule Osnabrück.

Hübner, Ursula; Sellemann, Björn; Flemming, Daniel; Genz, Marcel und Frey, Andreas (2008). *IT-Report Gesundheitswesen. Schwerpunkt eBusiness, Schwerpunkt Pflegeinformationssysteme*. Schriftreihe des Niedersächsischen Ministeriums für Wirtschaft, Arbeit und Verkehr. Hannover.

Hülsken-Giesler, Manfred (2010). Technikkompetenz in der Pflege – Anforderungen im Kontext der Etablierung neuer Technologien in der Gesundheitsversorgung. In: *Pflege und Gesellschaft*, 4:330–352.

Hülsken-Giesler, Manfred (2011). *Herausforderungen technologischer Innovationen für Qualifizierungsprozesse in der professionellen Pflege*. URL: https://www.bruderhausdiakonie. de/fileadmin/_migrated/content_uploads/7_Dr-Manfred-Huelsken-Giesler_ Qualifizierungsprozesse.pdf (letzter Aufruf: 05.01.2018).

Mahler, Cornelia; Ammenwerth, Elske; Eichstädter, Ronald und Mansmann, Ulrich (2001). *Evaluation rechnergestützter Pflegedokumentation auf vier Pilotstationen – Abschlussbericht, Teil Qualitätsmessung*. Heidelberg.

McGregor, Carolyn und Eklund, Mikael J. (2010). Next generation remote critical care through service-oriented architectures: challenges and opportunities. In: *Service oriented computing and applications*, 4(1):33–34.

Meinzer, Hans-Peter (2000). 20 Jahre Medizinische Bildverarbeitung. In: Horsch Alexander, Lehmann, Thomas, Hrsg., *Bildverarbeitung für die Medizin 2000. Informatik aktuell*. Berlin, Heidelberg.

Merda, Meiko; Schmidt, Kristina und Kähler, Björn (2017). *Pflege 4.0 – Einsatz moderner Technologien aus der Sicht professionell Pflegender Forschungsbericht*. Hrsg. von der Berufsgenossenschaft für Gesundheitsdienst und Wohlfahrtspflege (BGW), Hamburg. URL: https://www.bgw-online.de/SharedDocs/Downloads/DE/Medientypen/BGW%20Broschueren/BGW09-14-002-Pflege-4-0-Einsatz-moderner-Technologien_Download.pdf?__blob=publicationFile (letzter Aufruf: 29.01.2018).

Nilsson, Nils J. (2009). *Artificial Intelligence: A new Synthesis*. San Francisco.

Ogden, Charles Kay und Richards, Ivor Amstrong (1923). *The Meaning of Meaning*. San Diego, New York, London.

Russel, Stuart und Norvig, Peter (2012). *Künstliche Intelligenz – Ein moderner Ansatz*. Hallbergmoos.

Sabine Daxberger

# Neue Technologien in der ambulanten Pflege am Beispiel der Arbeitsorganisation und Dokumentation mit Smartphones

**Zusammenfassung:** Zur Unterstützung pflegepraktischer Tätigkeiten sowie zur Erfassung pflegerischer Leistungen werden zunehmend neue Technologien eingesetzt. Technische Artefakte sind dabei keineswegs als neutrale Dinglichkeiten zu sehen. Ziel dieser Studie ist es, das Verhältnis zwischen ambulant Pflegenden und mobilen Endgeräten (MEG) im Hinblick auf soziale Praktiken zu untersuchen. Dazu werden mittels teilnehmender Beobachtung sieben Pflegende an insgesamt 20 Tagen in ihrem Arbeitsalltag begleitet. Die Analyse erfolgt entlang der dokumentarischen Methode sowie der Rahmenanalyse nach Goffman (1977). Sieben Themenfelder können identifiziert werden. Mit Blick auf die Gestaltung sozialer Praxis zeigen sich insbesondere neue Kommunikationswege sowie indirekt gesteuerte Legitimationszwänge. Diese ergeben sich aus der Durchgängigkeit von Daten von der Mikroebene auf die Meso- und Makroebene.

## 1 Einleitung

Zur Digitalisierung in der ambulanten Pflege ist kaum Evidenz verfügbar. Empirische Untersuchungen auf Basis hypothesengenerierender Verfahren, wie sich der Einsatz „neuer Technologien" in der sozialen Praxis ambulant Pflegender zeigt, scheinen ebenfalls noch auszustehen. Das Erkenntnisinteresse dieser Arbeit[1] gilt deshalb der sozialen Praxis ambulant Pflegender im Kontext der Verwendung mobiler Endgeräte.

Ein historischer Rückblick zeigt, dass Pflegende seit Beginn des 20. Jahrhunderts mit technischen Artefakten arbeiten und seit den 1960er-Jahren zunehmend in die Wartung, Anwendung und Überwachung medizinisch-technischer Geräte eingebunden sind. Das Vorhandensein von Technik in der Pflegearbeit ist heute so selbstverständlich, dass dies häufig erst bewusst wird, wenn Defekte auftreten. Die Reflexion der Anwendung dieser „neuen Technologien" erfolgt meist spät und bisweilen überhaupt nicht. Das lässt sich allenfalls durch die rasche Infiltration von Technik in den Alltag und deren Omnipräsenz im pflegerischen Alltag erklären (Hülsken-Giesler 2007a; 2007b; 2008). Die Klärung des Technikbegriffs an sich stellt dabei ein notwendiges Unterfangen dar. Nach Ropohl umfasst Technik „(1) die Menge der nut-

---

1 Diese Arbeit entstand als Masterthesis an der Philosophisch-Theologischen Hochschule Vallendar. Die gesamte Studie wurde im Sommer 2018 im Mabuse-Verlag publiziert.

https://doi.org/10.1515/9783110558388-009

zenorientierten, künstlichen, gegenständlichen Gebilde (Artefakte), (2) die Menge menschlicher Handlungen und Einrichtungen, in denen Artefakte entstehen und (3) die Menge menschlicher Handlungen, in denen Artefakte verwendet werden. [...] Jeder technische Eingriff in künstliche und/oder natürliche Systeme kann Nutzen, aber auch Schaden bringen." (Rohpol zit. in Gabler Wirtschaftslexikon 2015b: o. S.)

Neuen Technologien, das sind computergestützte Technologien, wird das Potenzial zugesprochen, „eine zeit- und ortsunabhängige, vernetzte Kommunikation der Akteure im Gesundheitswesen über alle Sektoren hinweg" (Hülsken-Giesler 2010: 332) zu ermöglichen. Die Entwicklung der Computerisierung im Gesundheitsbereich und insbesondere in der Pflege kann bei Hülsken-Giesler (2008) nachgelesen werden. Wie sich die Nutzung des oben genannten Potenzials im Gesundheitswesen auswirken kann, zeigt Manzei (2009) am Beispiel der Intensivstation. Sie konstatiert: „Das Neue und Besondere liegt [...] in der informationstechnologischen Vernetzung der Patientenakte mit der elektronischen Patientenüberwachung und dem Patientenkörper einerseits sowie dem klinischen und dem betriebswirtschaftlichen Managementsystem andererseits." (Manzei 2009: 45)

Die digitalen Netzwerke üben indirekt Einfluss auf den Gesundheitsbereich aus. So bieten sie eine Grundlage zur Kontrolle und Steuerung der Tätigkeiten und des Entscheidungsverhaltens beim Personal. Die Daten können für den Informationsfluss auf der Ebene medizinischer/pflegerischer Leistungserbringung unmittelbar genutzt werden. Zudem werden sie von der Managementebene als Instrument zur Rechenschaftspflicht verwendet. Sie können durch die Sammlung großer Datenmengen der Makroebene zugänglich gemacht und von dort für Steuerungsmaßnahmen genutzt werden (Manzei 2009). Bestrebungen zur Umstellung der Pflegedokumentation von Papierform in elektronische Form können exemplarisch als Ausdruck dessen verstanden werden. Friesacher (2011) verdeutlicht das am Beispiel des Pflegeprozesses, der als Grundlage für eine digitale Pflegedokumentation dienen kann. Im Pflegeprozess wird der pflegebedürftige Mensch in Probleme „zerlegt". Um technikkompatibel zu sein, müssen all diese Schritte durch eine Fachsprache operationalisierbar, d. h. digitalisiert (bzw. digitalisierbar gemacht) werden. Die zunehmende Standardisierung der Pflegediagnostik kann als Ausdruck dieser Bestrebungen verstanden werden (Friesacher 2011). So weist beispielsweise Hübner bereits im Jahr 2004 auf informationstechnologische Möglichkeiten und deren Begrenzung durch Mängel an geeigneter Terminologie, an Repräsentation von pflegerischem Wissen in der Auswertung der Patientendaten und der Kommunikation der Daten an andere Gesundheitseinrichtungen hin. Dem empirisch-analytischen Paradigma folgend spricht sie von „Baustellen", und fordert „skalierbare Lösungen" (Hübner 2004: 233). Hülsken-Giesler (2007a: 104) postuliert in diesem Zusammenhang ein pflegewissenschaftliches Forschungsdesiderat in der „Auseinandersetzung mit Auswirkungen des zunehmenden Technikeinsatzes auf das pflegerische Handeln selbst sowie auf das Selbstverständnis der pflegenden Akteure" für den deutschsprachigen Raum. Auf der Suche nach der Perspektive der professionellen Pflegenden im ambulanten Sektor zeigen sich aktuell tatsächlich lediglich Studien zu den Anforderungen und zur Implementierung mobiler Anwendungssysteme bzw. mobiler elektronisch gestützter Pflegedokumentation.[2] Die Suche nach einer kritischen Auseinandersetzung mit dem Einsatz der mobilen computergestützten Geräte in der ambulanten Pflege bleibt ebenso ergebnislos wie jene nach systematisch generierten Zahlen zur Verbreitung der Computertechnologien in der ambulanten Pflege. Brockmann (2015) beschreibt für München, dass alle dort angefragten Organisationen bereits mobile computergestützte Endgeräte in Form von Smartphones[3] nutzen. Der Einsatz erfolgt überwiegend im Bereich Kommunikation.

Die Fragen, wofür neue Technologien in der ambulanten Pflege in Form von mobilen Endgeräten konkret genutzt werden und wie sich ihr Einsatz in der sozialen Praxis Pflegender in diesem Handlungsfeld gestaltet, wurden bisher nicht systematisch bearbeitet und sollen deshalb im Zentrum der hier vorgestellten Untersuchung stehen. Daher liegt das Erkenntnisinteresse dieser empirischen Arbeit in folgenden Fragen:
– Was zeigt sich in der Mensch-Technik-Interaktion mit mobilen Endgeräten zur Kommunikation und Dokumentation in der ambulanten Pflege?
– Wie gestaltet sich die soziale Praxis ambulant Pflegender in diesem Kontext?

# 2 Theoretischer Rahmen

Angelehnt an Bourdieus Habituskonzept versucht Schröter, das soziale Feld der Pflege transparent zu machen. Er spricht von sozialen bzw. figurativen Feldern. Mit Rekurs auf Bourdieu beschreibt Schröter (2004, 2005) drei Achsen einer Sozialtopologie. Auf der ersten Achse bilden sich hierarchische Klassen- und Schichtenstrukturen ab, auf der zweiten verschiedene Felder sozialer Praktiken (z. B. Praxisfelder, Kräftefelder), und die dritte Achse setzt sich mit der Zeitdimension (z. B. Biografien, Karrieren) auseinander. Auf diesen Achsen bilden sich die Kräfteverhältnisse eines sozialen Raumes ab. Eine Veränderung in einem dieser Felder oder einem seiner Subfelder wirkt sich auf die jeweils anderen Felder aus (Schröter 2004, 2005). Als Resultat kultureller Entwicklungsprozesse gilt demnach die Ausdifferenzierung in relativ autonome spezialisierte Teilbereiche, die Bourdieu als „soziale Felder" und Elias als „soziale Figurationen" bezeichnet (Schröter 2004). Soziale Felder wiederum haben zahlreiche Unterfelder, die jeweils eigene Dynamiken bzw. eigene Logiken aufweisen (Schröter 2005).

---

2 Vgl. Breitschwerdt (2013); Breitschwerdt/Thomas/Robert (2011); Hübner (2004).
3 Definition Smartphone: „Mobiltelefon mit erweitertem Funktionsumfang. Dazu zählen neben der Telefonie und Short Message Service (SMS) üblicherweise Zusatzdienste wie Electronic Mail (E-Mail), World Wide Web (WWW), Terminkalender, Navigation sowie Aufnahme und Wiedergabe audiovisueller Inhalte. Auf Smartphones laufen gegenüber herkömmlichen Mobiltelefonen komplexere Betriebssysteme [...] Die hierdurch geschaffene Möglichkeit zur Installation weiterer Applikationen durch den Endnutzer verleiht Smartphones einen erweiterbaren und individualisierbaren Funktionsumfang." (Gabler Wirtschaftslexikon 2015a: o. S.)

Zwar kann sich kein Mikrokosmos den Einflüssen der je größeren Felder entziehen, dennoch bestehen die beschriebenen Eigengesetzmäßigkeiten und Eigenlogiken und es entsteht eine relative Autonomie (Schröter 2005). „Die gesamte Struktur des sozialen Raumes ist als […] Kräftefeld […] zu verstehen, in welchem die Akteure um ihre sozialen Positionen, um Ressourcen, Macht und Kapital ringen, so dass sich die relative Stellung der Akteure (oder Gruppen) anhand des Umfangs und der Verteilungsstruktur der einzelnen Kapitalien bestimmen lässt […]." (Schröter 2005: 86; vgl. Schröter 2004)

Die sozialen Felder können demnach auch als Spielfelder gesehen werden, in denen jeweils bestimmte Spielregeln, sog. soziale Ordnungen, vorherrschen. In einem Feld gibt es Akteure, die die veränderbaren, aber doch vorhandenen Grenzen des Feldes kennen und nicht zuletzt aufgrund ihrer Stellung im Feld an deren Erhaltung interessiert sind. Durch die Akzeptanz des Feldes – und seiner relativen Grenzen – entsteht zwischen den Akteuren eines (Sub-)Feldes eine unausgesprochene Einigung darüber, dass das Feld existiert.

In der vorgestellten Untersuchung wird neben den oben beschriebenen menschlichen Akteuren auch den technischen Artefakten ein Akteursstatus zugebilligt. Dies erfolgt in Anlehnung an die Akteur-Netzwerk-Theorie (ANT) nach Latour. Der französische Techniksoziologe und -philosoph Bruno Latour konstatiert, „dass wir bei der Erforschung von Wissenschaft und Technik nicht einer gegebenen Aussage durch einen Kontext nachgehen können. Stattdessen müssen wir der simultanen Produktion von ,Text' und ,Kontext' folgen." (Latour 2006: 372) Der bekannteste und zugleich umstrittenste Anspruch der ANT stellt die methodologische Forderung dar, sowohl Menschen als auch technische Apparate als soziale Akteure zu behandeln (Belliger/Krieger 2006). Intentionalität, Freiheit und psychische Innerlichkeit sind demnach keine notwendigen Eigenschaften von Akteuren. Ein Zusammenwachsen von Mensch und Technik und die Vermenschlichung bzw. Sozialisierung von Maschinen führen aber zum Interagieren statt zum bloßen Hantieren mit Technik und dazu, dass Maschinen weniger als Werkzeuge, denn vielmehr als Partner gesehen werden (Bellinger/Krieger 2006). Statt der Dichotomie zwischen Mensch und Technik betont Latour die Gemeinsamkeit im Handeln von Mensch und Technik. Die Akteure verschmelzen ineinander und bilden ein Netzwerk von Hybriden (Latour 2006). In seinem Beitrag „Kontagion mit dem Technischen" hat sich Schäffer (2013) mit der Frage nach der theoretischen Vereinbarkeit der Latour'schen Sichtweise mit der dokumentarischen Methode auseinandergesetzt. Er kommt zu dem Schluss, dass die Hybridakteure nur in ihrer Aufeinanderbezogenheit verstanden werden können. Mit der dokumentarischen Methode lässt „sich die Fundierung dieser Aufeinanderbezogenheit näher bestimmen als diejenige verschiedener Erfahrungen der Kontagion" (Schäffer 2013: 73). Kontagion ist definiert als Berührung bzw. Ansteckung, die verbunden ist mit einer Aufnahme in die habitualisierte Handlungspraxis (Schäffer 2013).

# 3 Methodik, Sample und forschungsethische Überlegungen

Die Annäherung an den Gegenstand erfolgt auf Basis einer teilnehmenden Beobachtung im Handlungsfeld der ambulanten Pflege, der eine theoretisch fundierte Fokussierung zugrunde liegt. Die gewonnenen Daten werden erst zusammengefasst dargestellt und danach exemplarisch anhand der ersten beiden Schritte der dokumentarischen Methode und unter Einbezug einzelner Elemente der Rahmen-Analyse nach Goffman aufbereitet. In der Beobachtungssituation können die mobilen Endgeräte, eingebettet in das Netzwerk sozialer Praxis Pflegender, beforscht werden.

Insgesamt wird in drei ambulanten Diensten in zwei österreichischen Verwaltungsbezirken geforscht. In Anlehnung an Knoblauch (2001), der eine fokussierte Beobachtung auch innerhalb weniger Tage für möglich und sinnvoll hält, ist die Beobachtung von Gesundheits- und Krankenpflegenden über einen Zeitraum von je mehreren Tagen vorgesehen. Die einzelnen Pflegenden sollen auch deshalb an mehreren Tagen beobachtet werden, um eine Normalisierung der Situation im Forschungsfeld zu erreichen (Lamnek 2010). Die Pflegepersonen werden gebeten, ihren Arbeitsalltag möglichst normal abzuwickeln und die Beobachterin wie einen Schatten mitzunehmen. Dabei finden zwar Gespräche zwischen der Forscherin und weiteren Akteur(inn)en statt, sie werden von der Forscherin aber nicht forciert. Die Beobachtungdauer umfasst insgesamt 20 Tage. So werden die sieben Pflegenden zu insgesamt 71 Pflegebedürftigen begleitet, bei denen jeweils zwischen einem und sieben Besuche beobachtet werden.

Der Zugang zur sozialen Praxis soll in dieser Untersuchung durch die Analyse, ähnlich wie sie Vogd (exemplarisch 2002, 2004) im Kontext der ärztlichen Praxis durchführt, ermöglicht werden. Vogd legt seinen Arbeiten die ersten beiden Schritte der dokumentarischen Methode und Elemente aus der Rahmenanalyse nach Goffman zugrunde (Vogd 2002, 2004). Die dokumentarische Methode (Bohnsack 2003) ermöglicht einen methodisch kontrollierten Zugang zu fremden Erfahrungsräumen und Deutungsschemata. Neben dem Zugang zu reflexivem Wissen ermöglicht sie auch Zugang zu handlungspraktischem Wissen (Bohnsack/Nentwig-Gesemann/Nohl 2013). Dabei soll durch methodische Kontrolle die Vorläufigkeit von Sinndeutung überwunden werden. Gegenstand der Analyse sind geteilte Erfahrungen, die sich in gemeinsamen Handlungen zeigen. Diese Erfahrungen existieren innerhalb konjunktiver Erfahrungsräume. Sie führen zu einem unmittelbaren, intuitiven, alltagspraktischen Verständnis innerhalb dieses Raumes, mit dem auch eine vertraute Alltagssprache einhergeht. Mit der dokumentarischen Methode sollen milieutypische Konjunktionen über sog. Fokussierungsmetaphern sichtbar gemacht werden. Fokussierungsmetaphern sind Sequenzen, in denen die Akteure besonderes Engagement zeigen oder die eine besonders hohe interaktive und metaphorische Dichte zeigen (Bohnsack 2003). Im ersten Analyseschritt, der formulierenden Interpretation, verbleibt man auf der Ebene des wörtlichen Sinngehaltes, das ist der immanente Sinngehalt. Die Frage nach dem *Was* steht im Zentrum. Thematische Verläufe werden untersucht, Themen und Unterthemen generiert. Es folgt die zusammenfassende Formulierung des immanenten Sinngehalts. Danach werden jene Passagen ausgesucht, die dem zweiten Analyseschritt, der reflektierenden Interpretation, zugeführt werden. In der Auswahl der Passagen entscheidet einerseits die Relevanz des Themas für die Fragestellung und andererseits die Möglichkeit einer komparativen Analyse aufgrund der Verfügbarkeit entsprechender Daten (Bohnsack 2014). Die reflektierende Interpretation zielt auf „die Rekonstruktion und Explikation des Rahmens, innerhalb dessen das Thema abgehandelt wird, auf die Art und Weise, wie, d. h. mit Bezug auf welches Orientierungsmuster, welchen Orientierungsrahmen das Thema behandelt wird" (Bohnsack 2014: 137). Diese Rahmung wird an Fokussierungsmetaphern sichtbar. Ausgehend von unterschiedlichen Interpretationen wird nach empirisch gestützten Ansatzpunkten zum Vergleich gesucht. Verglichen werden einerseits verschiedene Fälle, andererseits verschiedene Themen, die innerhalb eines Falles vorkommen (Bohnsack 2014). So werden in den Sequenzen nach und nach wiederkehrende Muster, das sind gegenstandstypische Homologien, gefunden (Vogd 2010).

Vogd hat bereits im Jahr 2002 gezeigt, wie die Analyse von Orientierungsrahmen aus der dokumentarischen Methode um die Rahmenanalyse nach Goffman (1977) erweitert werden kann. Situationen, die für Außenstehende sinnlos wirken, erlangen demnach durch eine oder mehrere Rahmungen Bedeutung. Rahmen können moduliert, in Extremfällen sogar bis hin zu absichtlichen Täuschungen verändert werden. Sie sollen die Akteure im Feld vor Zugriffsversuchen von außen schützen (Vogd 2002).

Basierend auf den drei Grundprinzipien der ethischen Vertretbarkeit von Studien nach Bartholomeyczik et al. (2008) werden forschungsethische Überlegungen zu den Punkten umfassende Information, Anonymität und Schutz vor körperlichen und psychischen Schäden angestellt. Darüber hinaus wird vorab die Vulnerabilität der beforschten Personen nach Schnell und Heinritz (2006) eingeschätzt. Die Pflegebedürftigen werden, in gleicher Weise wie die Pflegenden, über die Teilnahme informiert und ihre schriftliche informierte Zustimmung wird eingeholt.

# 4 Mensch-Technik-Interaktion in der ambulanten Pflege

Zur Präsentation der zentralen Ergebnisse werden in der Studie eingangs die Funktionen und Grundzüge zur Anwendung der mobilen Endgeräte skizziert. Darüber hinaus werden sechs weitere damit verbundene, induktiv identifizierte Themen vorgestellt. Damit soll die Frage danach, *was* sich in der Mensch-Technik-Interaktion mit mobilen Endgeräten in der ambulanten Pflege zeigt, beantwortet werden. Hier konnten die folgenden sieben Themenfelder identifiziert werden:

- Funktionen und Gebrauch der mobilen Endgeräte
- Arbeitsorganisation mit mobilen Endgeräten
- Dokumentation mit mobilen Endgeräten
- Kommunikation zum Handling problembehafteter Situationen
- Umgang mit akustischen Signalen
- Probleme im Umgang mit mobilen Endgeräten
- mobile Endgeräte als permanente Begleiter

Die Beantwortung der Frage danach, *wie* sich die soziale Praxis in diesem Kontext gestaltet, wird exemplarisch vollzogen, indem ein Thema begründet ausgewählt und sequenziell analysiert wird. In diesem Beitrag werden zwei ausgewählte Themenfelder aus den Ergebnissen zur ersten Forschungsfrage (jener nach dem *Was*) expliziert.

## 4.1 Themenfeld: Arbeitsorganisation mit mobilen Endgeräten

In den mobilen Endgeräten sind wesentliche personen- und behandlungsbezogene Informationen abgebildet. Nicht zuletzt deshalb kommt den Geräten eine bedeutende Rolle in der Arbeitsorganisation der ambulanten Pflege zu. An dieser Stelle werden die digitale Tourplanung und das damit verbundene Zeitmanagement näher beleuchtet. Vorab soll geklärt werden, wie die im mobilen Endgerät abgebildeten Tourdaten zustande kommen. Grundlage für den Pflege- und Betreuungsplan einzelner Pflegebedürftiger ist eine Pflegeanamnese, die von diplomierten Pflegepersonen durchgeführt wird. Die Datenerfassung erfolgt meist in Papierform und nur vereinzelt über Laptops. Die Digitalisierung der handschriftlichen Informationen übernehmen normalerweise die zentralen Planungsstellen der einzelnen Pflegedienste. Dort arbeiten die Pflegedienstleitungen und deren Stellvertretungen bzw. Personen, die die Pflegedienstleitungen in der Planung unterstützen. An diesen zentralen Stellen erfolgt auch die Planung der Touren einzelner Mitarbeiter/-innen aus verschiedenen Berufsgruppen (z. B. Diplompflegepersonal, Fachsozialbetreuer/-innen, Heimhilfen). So entstehen auch die Touren jener diplomierten Pflegenden, die zur Ausübung der medizinischen Hauskrankenpflege berechtigt sind. Die Reihenfolge, nach der die einzelnen pflegebedürftigen Personen aufgesucht werden sollen, die Uhrzeit sowie die Betreuungsdauer werden also vorab zentral geplant. Die Pflegenden laden die aktuellen Planungen dann auf ihre mobilen Endgeräte und arbeiten die sog. Betreuungen, üblicherweise in der vorgegebenen Reihenfolge, ab. Die Aktualisierung der Daten innerhalb der Tour kann automatisch oder manuell erfolgen. Eine Pflegende betont die Möglichkeit zur Mitgestaltung bei der Tourenplanung. Dem ist hinzufügen, dass der betreffende Pflegedienst mit einer Form der Bezugspflege arbeitet, in der Subteams die Verantwortung für einzelne pflegebedürftige Personen innerhalb eines festgelegten Gebiets übernehmen. Die zentrale Stelle dieses Pflegedienstes übernimmt die Dateneingabe für die Pflegende, während die Pflegende selbst die Hoheit über die Planung bei sich verortet sieht. Anders verhält sich dies bei einem weiteren Anbieter, der ebenfalls Bezugspflege vorhält, die allerdings nicht in festgelegten Subteams bzw. Gebieten organisiert ist. Hier übt die Zentrale des Pflegedienstes ein höheres Maß an Einfluss aus, was in der folgenden Situation deutlich wird: An der ersten Kreuzung ist sie [die Pflegende] nicht sicher, welcher Kunde nun an der Reihe ist. Sie sagt: „Ich habe noch gar nicht nachgeschaut" und lacht dabei. Sie nimmt das MEG in die Hand und beginnt, neben dem Steuern des Wagens, auf dem MEG zu drücken. Es dauert einige hundert Meter, bis sie sieht, welche Kundin als nächste dran wäre. Dann überlegt sie, ob nicht eine andere Kundschaft vorher besucht werden sollte, entscheidet sich dann für die vom Gerät angezeigte Reihenfolge. Am Weg erzählt sie, dass die angezeigte Reihenfolge abgeändert werden kann, aber nur „mit Bedacht", weil sich „die Kunden sonst bei der Chefin beschweren" (T3Z107–113[4]).

Im dritten einbezogenen Pflegedienst wird die Organisationform der Funktionspflege gelebt. Das führt zu einem höheren Maß an Variabilität der beteiligten Personen und erfordert mehr Flexibilität von den Pflegenden sowie von den gepflegten Personen. Die besondere Berücksichtigung der geplanten Abfolge wird deutlich, als eine Pflegende an einem Samstag die vorgegebene Tour abarbeitet, bis sie vor dem Haus einer Pflegebedürftigen bemerkt, neben jenem Haus zu stehen, in dem sie am selben Tag bereits eine andere Person versorgt hat. Sie ist also zwei Mal hingefahren für zwei Betreuungen in unmittelbarer Nachbarschaft. Die Pflegende hält kurz inne und sagt dann wörtlich: „Hier waren wir heute schon mal." (T9Z280) Und weiter: „Ja, das war so angezeigt [am Display]. [Die in der Zentrale] werden sich schon etwas gedacht haben dabei." (T9Z283) Eine Begründung für die Tourenplanung geht aus den Daten nicht hervor. Die Pflegende vertraut auf die planerischen Fähigkeiten der zuständigen Personen in der Zentrale und arbeitet das vorgegebene Programm unkritisch ab. Am nächsten Tag, einem Sonntag, gilt der gleiche Tourenplan wie tags zuvor. Dieselbe Pflegende steht vor der Entscheidung, sich wieder an die Vorgaben im Tourenplan zu halten oder aber die Reihenfolge so zu verändern, dass die Nachbarinnen unmittelbar hintereinander betreut werden. In Richtung der Beobachterin sagt die Pflegende schließlich: „[…] weißt du was, die machen wir heute gleich alle beide und fahren dann erst weiter. [Pause] Pfuschen wir ihnen rein, ha!" (T10Z252–253) In den Wochenenddiensten stehen Pflegende abwechselnd und unabhängig vom ambulanten Dienst bzw. der Form der Arbeitsorganisation für jeden erforderlichen Einsatz zur Disposition. Damit stellen die Wochenenddienste eine organisatorische Sonderform dar, die ähnlich wie bei der Funktionspflege die ohnehin ausgeprägte Abhängig-

---

4 Bei der Buchstaben- und Ziffernkombination handelt es sich um Dokumentationsverweise. „T" steht für Beobachtungstag und „Z" für die Zeile bzw. Zeilen im Beobachtungsprotokoll. Die Ziffern sind fortlaufend.

keit Pflegender von der Verfügbarkeit tourrelevanter Informationen über das mobile Endgerät nochmal erhöht. Wesentlich scheint dabei, dass das Abarbeiten einer vorgegebenen Tour nicht zwingend erfordert, sich über eine logische Vorgehensweise Gedanken zu machen. Die planungsrelevanten Daten werden zwar von Pflegenden auf der Mikroebene gesammelt, aber über die Mesoebene verwaltet. Das Ergebnis des Planungsprozesses wird der Mikroebene wieder zugänglich gemacht. Dort übernehmen die Pflegenden, abhängig vom Grad der Beeinflussung der Mesoebene, vornehmlich die Aufgaben des ausführenden Faktors.

Insgesamt scheint der zuverlässigen Planung durch die zentrale Verwaltungsstelle des Pflegedienstes enorme Bedeutung zuzukommen. Über die mobilen Endgeräte werden die Daten so aufbereitet, dass sie auf die Binnenebene und darüber hinaus auf weitere Ebenen übertragbar werden. So wird mithilfe der mobilen Endgeräte die Informationszirkulation gefördert.

Der Leistungserfassung liegt das ökonomische Prinzip zugrunde. Übersetzt kommt dabei Benjamin Franklins geflügeltes Wort ‚Zeit ist Geld' zu tragen. Die vorliegenden Daten zeigen, dass im Umkehrschluss Geld nicht das einzig relevante Thema im Kontext von Zeit darstellt. So soll der Faktor Zeit in der ambulanten Pflege an dieser Stelle weniger aus ökonomischer, vielmehr aus arbeitsorganisatorischer Sicht beleuchtet werden. Die pflegepraktische Versorgung dauert normalerweise nicht länger oder kürzer, nur weil sie zu einer anderen Tageszeit erbracht wird. Dennoch kann es für einzelne Pflegebedürftige wesentlich sein, zu welcher Uhrzeit die pflegerische Versorgung stattfindet. Ein extremes Beispiel dazu stellt jene Situation dar, in der ein Pflegebedürftiger bereits am Fenster steht und heftig winkt, als die Pflegende zum Verbandswechsel zu ihm kommt. Die Pflegende erkennt die Dringlichkeit und beeilt sich, über das Treppenhaus zur Wohnungstür zu gelangen: „[...] spät sind wir dran, Herr [...]." Oben angekommen begrüßt sie den Kunden, der meint, er wäre „sauer", weil er so viel vor gehabt hätte. Die Pflegende sagt, sie wüsste, es wäre sehr spät heute [...] Beide unterhalten sich über Termine zur Wundkontrolle, dann kommt der Kunde nochmal auf die Zeit zu sprechen. Er sagt, er habe um 3/4 10 [= 09.45 Uhr] schon in der Zentrale angerufen [...]." (T12Z231–247) Der Mann spricht später wieder mit der Pflegenden, dabei lässt er keine Zweifel an seinem Unmut aufkommen. Seine geplante Tagesstruktur wird durch die zeitliche Verzögerung der pflegerischen Betreuungsleistung an diesem Tag beeinträchtigt.

Neben der Reihenfolge und der geplanten Uhrzeit, zu der die Pflegenden die einzelnen Besuche durchführen sollen, wird auch die voraussichtliche Dauer der pflegepraktischen Versorgung am mobilen Endgerät angezeigt. Hier betonen Pflegende mehrmals, dass es sich lediglich um Richtwerte handelt, von denen abgewichen werden darf. Dass es doch zu Schwierigkeiten mit dem geplanten Zeitbudget kommen kann, wird in der folgenden Situation transparent: Pflegende zur Beobachterin: „Jetzt muss ich mich rechtfertigen [...] dass ich länger gebraucht habe." (T11Z253–255) Die betreffende Pflegende wird über das mobile Endgerät aufgefordert, eine Begründung für die Überschreitung der geplanten Betreuungszeit anzugeben. Am selben Tag führt diese Pflegende ein Anamnesegespräch, das schneller verläuft als geplant. Hier wird die Pflegende automatisch zu einer schriftlichen Rückmeldung bezüglich der kürzeren Betreuungsdauer aufgefordert: „Jetzt muss ich mich rechtfertigen, weil ich zu schnell war." Dabei lacht sie. (T11Z416–418) Diese Rechtfertigungspraxis wird durch betriebliche Optimierungsbestrebungen in der Planung legitimiert. Eine Pflegende erzählt von wachsenden Ansprüchen der Pflegebedürftigen einerseits und der Zunahme sozial schwacher Menschen mit Pflegebedarf andererseits. Vereinzelt zeigen sich in der Beobachtung Hinweise darauf, dass die Pflegebedürftigen und deren Angehörige auf die Zeit achten. So meint ein Mann, unmittelbar nachdem er pflegerisch versorgt wird und mit Blick auf die Betreuungsdauer, die Pflegende hätte „[...] lange genug [...]" gebraucht. (T18Z106) Ein weiteres Beispiel ist der Kommentar eines zeichnungsberechtigten Angehörigen, der auf das Display des mobilen Endgerätes blickt und sagt: „45 Minuten. Jetzt können wir uns [...] [Name des Pflegedienstes] bald nicht mehr leisten." (T10Z235–236) Im Anschluss daran schildert der Mann die mit zunehmendem Pflegebedarf der Mutter wachsende finanzielle Belastung, die durch das Pflegegeld allein nicht bewältigt werden kann.

Bei den allermeisten beobachteten Situationen wird jedoch die Dauer der pflegerischen Versorgung weder von den Pflegenden noch von anderen Personen thematisiert. Der Zusammenhang zwischen den Themen der Arbeitsorganisation und der Dokumentation ist offensichtlich. So wird nun in einem nächsten Schritt die Dokumentation mit MEG analysiert.

## 4.2 Themenfeld: Dokumentation mit mobilen Endgeräten

Neben zahlreichen über einen zentralen Rechner eingegebenen und am mobilen Endgerät verfügbaren Daten ist auch eine Erfassung von Daten, also deren Dokumentation, über mobile Endgeräte möglich. Die gesetzlich vorgeschriebene Dokumentation des Pflegeprozesses, einschließlich der Anamnese, erfolgt bei allen untersuchten Pflegediensten grundsätzlich ohne Einbezug der mobilen Endgeräte und kann deshalb nicht Gegenstand der vorliegenden Arbeit sein. Lediglich bei einem Pflegedienst zeigt sich durch Mehrfachdokumentationen, dass die Eckpunkte der pflegerischen Versorgung im Sinne der geplanten Tätigkeiten sowohl in den mobilen Endgeräten als auch in den Betreuungsmappen und in einem zusätzlichen Betreuungsblatt, das zu jeder Betreuung mitgenommen wird, festgehalten sind. Im Sinne einer Ergänzung zu den Dokumentationen in den Betreuungsmappen werden Wunddokumentationen mit Fotos erweitert. Die Aufnahmen werden mit den Kameras der mobilen Endgeräte gemacht. Eine Pflegende beklagt das Fehlen eines aktuellen Fotos in einer Pflegedokumentation und beschließt, spontan eine Aufnahme mit dem mobilen Endgerät zu machen. Dabei sagt sie: „Eine Wunddokumentation ohne Foto, das ist keine." (T17Z156) Die im mobilen Endgerät integrierte Kamera ermöglicht hier die den aktuellen Anforderungen an eine pflegerische Wunddokumentation entsprechende Fotodokumenta-

tion des aktuellen Wundstatus, ohne dafür ein weiteres technisches Gerät zu benötigen. Eine wichtige Rolle in der Dokumentation kommt den mobilen Endgeräten bei der
Erfassung der Betreuungsdauer zu. Wie im vorherigen Abschnitt angedeutet, erfolgen
die Zeitaufzeichnung und die Dokumentation etwaiger Abweichungen von den geplanten Zeiten bei allen drei eingeschlossenen Pflegediensten über die mobilen Endgeräte. Die Zeitaufzeichnungen werden unmittelbar vor dem Betreten der Wohnräume
der Pflegebedürftigen gestartet und nach Verlassen der Wohnräume gestoppt. In der
Praxis kommt es je nach Pflegeperson immer wieder zu Abweichungen, die durch das
Starten bzw. Stoppen der Zeitaufzeichnung entstehen. Meist geschieht dies am Weg
vom Auto zur Haustüre, im Auto oder bei kürzeren Anfahrten bereits vor der Anfahrt.
Die Betreuungsdauer wird von den Pflegebedürftigen mittels Unterschrift bestätigt. In
begründeten Fällen können Angehörige, gesetzliche Vertreter/-innen, weitere Betreu-
ungspersonen oder die Pflegenden selbst legitimiert sein, die Unterschriften stellvertretend zu leisten. Diese Unterschriften werden bei zwei der eingeschlossenen Pflegedienste über das Display der mobilen Endgeräte aufgezeichnet. Hier ist anzumerken,
dass mit der Erfassung der Unterschrift die Zeiterfassung nicht automatisch beendet
wird. Ein weiterer Pflegedienst erfasst zwar die Betreuungszeiten über die mobilen
Endgeräte, sie werden aber zusätzlich und gemeinsam mit der Unterschrift am Papier
dokumentiert. Das Ableisten von Unterschriften am Display ist hier nicht möglich bzw.
vorgesehen. Die daher erforderlichen Formulare befinden sich in den Betreuungsmappen, die üblicherweise in den Wohnräumen der Pflegebedürftigen verbleiben. Vollständig ausgefüllte Formulare werden später gemeinsam mit den vollgeschriebenen
Blättern aus der Pflegedokumentationsmappe in der Zentrale archiviert. Die auf diese
Weise erfassten Betreuungszeiträume dienen der Leistungsdokumentation und sind
Grundlage für die Abrechnung der erbrachten Pflegeleistungen. Die digitalen Signa-
turen bzw. faktischen Unterschriften am Papier bestätigen die Anwesenheiten und die
korrekten Zeiterfassungen durch die Pflegenden. Im Auto sitzend erläutert eine Pflegende: „Manchmal sind das nur acht Minuten-Betreuungen […] die Arbeitszeit. Die
ist etwas anderes als die Endzeit, also die Betreuungszeit. Die Betreuungszeit wird
viertelstündlich abgerechnet. Die wird den Kunden verrechnet. Weniger als eine Vier-
telstunde geht nicht. Das wissen die Kunden." (T16Z185–191) Die Abrechnungen der
Einsätze erfolgen (bei allen drei Pflegediensten) „über die Handys" (T12Z218–218).

# 5 Zusammenfassung und abschließende Schlussfolgerung

Die digitale Tourenplanung und das damit verbundene Zeitmanagement zeigen die
wesentliche Bedeutung mobiler Endgeräte für die Arbeitsorganisation in der ambulanten Pflege. Die Tourenplanung erfolgt zentral, während die Hoheit über die geplante und spontane inhaltliche Ausgestaltung von der Organisationsform der Pflege ab-

hängig zu sein scheint. Tendenziell nimmt mit einem höheren Grad an Funktionalisierung der Pflegearbeit der Gestaltungsspielraum Pflegender ab. Das lässt sich teilweise über das Ausmaß an Überblick durch die jeweiligen Organisationsebenen erklären. In diesem Kontext zeigt sich, dass Pflegende von Pflegebedürftigen wiederholt mit der abrechnungsunabhängigen Tageszeit, zu der die Betreuungsleistung erbracht wird, konfrontiert werden.

Im Kontext der Dokumentation werden mobile Endgeräte primär zur Erfassung und Legitimierung der Betreuungsdauer eingesetzt, die dann als Grundlage zur Abrechnung der erbrachten Pflegeleistung dient. In einigen Pflegediensten erfolgt die Bestätigung der erbrachten Leistung mittels Unterschrift am Display der mobilen Endgeräte. Durch die Dokumentation abrechnungsrelevanter Zeiträume über die mobilen Endgeräte sind ambulant Pflegende unmittelbar in die Leistungserfassung eingebunden. Die Geräte unterstützen damit die Transformation des Vulnerabilitätskapitals Pflegebedürftiger in ökonomisches Kapital (vgl. Lenger/Schneickert/Schumacher 2013). Wird die Unterschrift am Display des mobilen Endgeräts geleistet, kann dies in der Pflegesituation als Symbol für die geldwerte Abrechnung gesehen werden. In jenen Momenten, in denen die Pflegebedürftigen die Betreuungsleistung mittels Unterschrift legitimieren, kommt es zu einer Verschiebung der Kräfteverhältnisse der menschlichen Akteure. Die Pflegenden sind für einen kurzen Moment von den Pflegebedürftigen „abhängig".

Das Sammeln von Daten durch Pflegende auf der Mikroebene, also der Ebene der unmittelbaren pflegerischen Leistungserbringung, über die mobilen Endgeräte ermöglicht auch einen Datentransfer in die Mesoebene hinein und von dort aus in die Makroebene (vgl. Manzei 2009). So wird versucht, organisatorische Aspekte der beruflichen Pflege als ein Subfeld (Schröter 2005) des Gesundheitswesens zumindest teilweise transparent zu machen. In den untersuchten Diensten erfolgt die Pflegedokumentation, d. h. der zutiefst fachliche Anteil der Pflegearbeit, derzeit ausschließlich papiergestützt.

Die unterschiedlichen Logiken analoger und digitaler Systeme – so ein resultierende These – können ein Missverhältnis zwischen der inhaltlich relevanten Pflegedokumentation einerseits und der abrechnungsrelevanten Leistungsdokumentation andererseits fördern. Insbesondere die Frage nach den Auswirkungen dieser Divergenz muss – mit Blick auf Professionalisierungsprozesse – betrachtet werden. Einen Ansatzpunkt dafür könnten die neu entstandenen automatisierten Legitimationszwänge darstellen. Inwiefern die Abbildbarkeit von Pflegearbeit ausschließlich über neue Technologien überhaupt möglich ist, kann derzeit nicht seriös beantwortet werden (vgl. Hülsken-Giesler 2008). Hierzu ist eine intensive Auseinandersetzung mit der Technikgängigkeit von wenig bis kaum operationalisierbaren Aspekten der Pflegearbeit (als Beziehungs- bzw. Interaktionsarbeit) unabdingbar.

# Literatur

Bartholomeyczik, Sabine; Linhart, Monika; Mayer, Hanna und Mayer, Herbert (2008). *Lexikon der Pflegeforschung: Begriffe aus Forschung und Theorie*. München u. a., 1. Auflage.

Belliger, Andrea und Krieger, David J. (2006). Einführung in die Akteur-Netzwerk-Theorie. In: Belliger, Andrea und Krieger, David J., Hrsg., *Science studies. ANThology. Ein einführendes Handbuch zur Akteur-Netzwerk-Theorie*, S. 13–50. Bielefeld.

Bohnsack, Ralf (2003). *Rekonstruktive Sozialforschung: Einführung in qualitative Methoden*. *UTB: 8242: Erziehungswissenschaft, Sozialwissenschaft*. Toronto, 5. Auflage.

Bohnsack, Ralf (2006). Mannheims Wissenssoziologie als Methode. In: Tänzer, Dirk; Knoblauch, Hubert und Soeffner, Hans-Georg, Hrsg., *Neue Perspektiven der Wissenssoziologie*, S. 271–291. Konstanz.

Bohnsack, Ralf (2014). *Rekonstruktive Sozialforschung: Einführung in qualitative Methoden*. *UTB: 8242: Erziehungswissenschaft, Sozialwissenschaft*. Toronto, 9. überarb. und erw. Auflage.

Bohnsack, Ralf; Nentwig-Gesemann, Ingrid und Nohl, Arnd-Michael (2013). Einleitung: Die dokumentarische Methode und ihre Forschungspraxis. In: Nentwig-Gesemann, Ingrid und Nohl, Arndt-Michael, Hrsg., *Die dokumentarische Methode und ihre Forschungspraxis. Grundlagen qualitativer Sozialforschung*, S. 9–32. Wiesbaden, 3. akt. Auflage.

Breitschwerdt, Rüdiger (2013). *Informationstechnische Unterstützung mobiler Dienstleister: Eine Analogiekonstruktion in der ambulanten Gesundheitsversorgung*. Unveröffentlichte Dissertation. Osnabrück: Universität Osnabrück.

Breitschwerdt, Rüdiger; Thomas, Oliver und Robert, Sebastian (2011). Mobile Anwendungssysteme zur Unterstützung ambulanter Pflegedienstleistungen: Anforderungsanalyse und Einsatzpotenziale. In: *GMS Medizinische Informatik Biometrie und Epidemiologie*, 7(11):1–11.

Brockmann, Kerstin (2015). *Eine systematische Untersuchung zum Implementierungsprozess der mobilen EDV-gestützten Pflegedokumentation im Bereich der ambulanten Pflege in der Landeshauptstadt München*. Hall/Tirol. URL: http://www.kongress-eni.eu/prs/modules/request.php?module=oc_program&action=view.php&id=413 (letzter Aufruf: 29.12.2015).

Friesacher, Heiner (2011). Macht durch Steuerung – zur Kybernetisierung der Pflege und Gesundheit. In: Remmers, Hartmut, Hrsg., *Pflegewissenschaft und Pflegebildung: Vol. 001. Pflegewissenschaft im interdisziplinären Dialog*, S. 343–368. Göttingen, 1. Auflage.

Gabler Wirtschaftslexikon (2015a). *Smartphone*. URL: http://wirtschaftslexikon.gabler.de/Definition/smartphone.html#definition (letzter Aufruf: 15.03.2016).

Gabler Wirtschaftslexikon (2015b). *Technik*. URL: http://wirtschaftslexikon.gabler.de/Definition/technik.html#definition (letzter Aufruf: 15.03.2016).

Goffman, Erving (1977). *Rahmen-Analyse. Ein Versuch über die Organisation von Alltagserfahrungen*. Berlin.

Hübner, Ursula (2004). Pflegeinformatik: Bestandsaufnahme und Perspektiven einer Spezialisierung innerhalb der Pflege. In: *Pflege*, 17(5):339–349.

Hülsken-Giesler, Manfred (2007a). Pflege und Technik – Annäherung an ein spannungsreiches Verhältnis. Zum gegenwärtigen Stand der internationalen Diskussion. 1. Teil. In: *Pflege*, 20(2):103–112.

Hülsken-Giesler, Manfred (2007b). Pflege und Technik – Annäherung an ein spannungsreiches Verhältnis. Zum gegenwärtigen Stand der internationalen Diskussion. 2. Teil. In: *Pflege*, 20(3):164–169.

Hülsken-Giesler, Manfred (2008). *Der Zugang zum Anderen: Zur theoretischen Rekonstruktion von Professionalisierungsstrategien pflegerischen Handelns im Spannungsfeld von Mimesis und Maschinenlogik*. Göttingen.

Hülsken-Giesler, Manfred (2010). Technikkompetenz in der Pflege – Anforderungen im Kontext der Etablierung Neuer Technologien in der Gesundheitsversorgung. In: *Pflege und Gesellschaft*, 15:330–352.

Knoblauch, Hubert (2001). Fokussierte Ethnographie: Soziologie, Ethnologie und die neue Welle der Ethnographie. In: *Sozialer Sinn*, 2(1):123–141. URL: http://nbn-resolving.de/urn:nbn:de:0168-ssoar-6930 (letzter Aufruf: 16.07.2017).

Lamnek, Siegfried (2010). *Qualitative Sozialforschung: Lehrbuch*. Weinheim, Basel, 5. überarb. Auflage.

Latour, Bruno (2006). Technik ist stabilisierte Gesellschaft. In: Belliger, Andrea und Krieger, David J., Hrsg., *Science studies. ANThology. Ein einführendes Handbuch zur Akteur-Netzwerk-Theorie*, S. 369–398. Bielefeld.

Lenger, Alexander; Schneickert, Christian und Schumacher, Florian (2013). Pierre Bourdieus Konzeption des Habitus. In: Lenger, Alxander; Schneickert, Christian und Schumacher, Florian, Hrsg., *Pierre Bourdieus Konzeption des Habitus. Grundlagen, Zugänge, Forschungsperspektiven*, S. 13–44. Wiesbaden.

Manzei, Alexandra (2009). Neue betriebswirtschaftliche Steuerungsformen im Krankenhaus: Wie durch die Digitalisierung der Medizin ökonomische Sachzwänge in der Pflegepraxis entstehen. In: *Pflege und Gesellschaft*, 14:38–53.

Schäffer, Burkhard (2013). Kontagion mit dem Technischen. Zur dokumentarischen Interpretation der generationenspezifischen Einbindung in die Welt medientechnischer Dinge. In: Nentwig-Gesemann, Ingrid und Nohl, Arnd-Michael, Hrsg., *Die dokumentarische Methode und ihre Forschungspraxis. Grundlagen qualitativer Sozialforschung*, S. 51–74. Wiesbaden, 3. akt. Auflage.

Schnell, Martin W. und Heinritz, Charlotte (2006). *Forschungsethik: Ein Grundlagen- und Arbeitsbuch mit Beispielen für die Gesundheits- und Pflegewissenschaft*. Bern, 1. Auflage.

Schröter, Klaus R. (2004). *Figurative Felder: Ein gesellschaftstheoretischer Entwurf zur Pflege im Alter. Sozialwissenschaftliche Gerontologie*. Wiesbaden, 1. Auflage.

Schröter, Klaus R. (2005). Pflege als figuratives Feld. In: Schröter, Klaus R., Hrsg., *Grundlagentexte Pflegewissenschaft. Soziologie der Pflege. Grundlagen, Wissensbestände und Perspektiven*, S. 85–105. Weinheim, München.

Schröter, Klaus R. (2006). *Das soziale Feld der Pflege: Eine Einführung in Strukturen, Deutungen und Handlungen*. Weinheim, München.

Vogd, Werner (2002). Die Bedeutung von „Rahmen" (frames) für die Arzt-Patient-Interaktion. Eine Studie zur ärztlichen Herstellung von dem, „was der Fall ist" im gewöhnlichen Krankenhausalltag. In: *Zeitschrift für qualitative Bildungs-, Beratungs- und Sozialforschung*, 2:321–346. URL: http://www.ssoar.info/ssoar/bitstream/handle/document/27971/ssoar-zbbs-2002-2-vogd-die_bedeutung_von_rahmen_frames.pdf?sequence=1 (letzter Aufruf: 14.02.2016).

Vogd, Werner (2004). Ärztliche Entscheidungsfindung im Krankenhaus und administrativ-organisatorischen Bedingungen: Komplexe Fallproblematiken im Spannungsfeld von Patienteninteressen. In: *Zeitschrift für Soziologie*, 33(1):26–47. URL: http://www.zfs-online.org/index.php/zfs/article/viewFile/1153/690 (letzter Aufruf: 14.02.2016).

Vogd, Werner (2010). Krankenhausmodernisierung: höhere Effizienz ärztlicher Arbeit? Dokumentarische Evaluationsforschung und teilnehmende Beobachtung. In: Bohnsack, Ralf und Nentwig-Gesemann, Ingrid, Hrsg., *Dokumentarische Evaluationsforschung. Theoretische Grundlagen und Beispiele aus der Praxis*, S. 325–352. Farmington Hills, Mich.

Judith Bauer
# Akzeptanz EDV-gestützter Pflegedokumentation in der stationären und ambulanten Langzeitpflege

**Zusammenfassung:** Langzeitpflegeeinrichtungen stehen vermehrt unter Druck, effizient zu arbeiten. Durch EDV-gestützte Dokumentationssysteme versprechen sie sich Hilfe. Der Einsatz von Technik in der Pflege kann zu einer Professionalisierung, aber auch zu einer Deprofessionalisierung der Pflegearbeit führen. Diese Veränderungen beeinflussen die Akzeptanz der beschriebenen Dokumentationssysteme seitens der Pflegenden. Im Rahmen einer qualitativen Studie werden Faktoren identifiziert, die sich auf die Nutzerakzeptanz von EDV-gestützter Dokumentation in ambulanten und stationären Settings auswirken. Darüber hinaus wird der Frage nachgegangen, welche Rolle die nachhaltigen Veränderungen, die durch technische Systeme in der Pflege wirksam werden, bei der Nutzerakzeptanz spielen.

## 1 Über den Umgang mit EDV-gestützter Dokumentation in der Pflege

Entwicklungen seit Einführung der Pflegeversicherung führen dazu, dass Pflegeeinrichtungen immer mehr unter Druck stehen, wirtschaftlich effizient zu arbeiten und gute Qualität abzuliefern (Hielscher et al. 2013: 48). Um diesen Anforderungen gerecht zu werden, werden EDV-gestützte Dokumentationssysteme genutzt, die mit Unterstützung bei betriebswirtschaftlicher Unternehmensführung sowie Verbesserung der Dokumentations- und Pflegequalität werben (Zieme 2010: 93). Eine EDV-gestützte Dokumentation bedeutet, dass die Pflegedokumentation mittels Computertechnologie betrieben wird. Zum Beispiel kann das Handzeichen von Mitarbeiter(inne)n in einem Dokumentationssystem mittels eines Zugangscodes automatisch hinterlegt werden (Bremer-Roth et al. 2011: 94). Die EDV-gestützte Pflegedokumentation findet sich in verschiedenen Varianten: Entweder ist die Dokumentation direkt an einem Rechner im Stationszimmer verfügbar, Laptops werden auf den Fluren von Stationen zur Dokumentation eingesetzt oder die Dokumentation erfolgt zeitnah auf einem Tablet-PC oder Smartphone, welches direkt zum Patienten mitgenommen wird. Dabei können auch unterschiedliche Teile der Dokumentation EDV-gestützt erfolgen. Beispielsweise können nur die Leistungsnachweise mittels mobiler Datenerfassung abgezeichnet, aber die Pflegeplanung kann händisch vorgenommen werden. Anhand von EDV-gestützter Dokumentation können definierte Standardpflegepläne im System hinterlegt werden. Hier haben Pflegekräfte die Möglichkeit, diese zur Erstel-

https://doi.org/10.1515/9783110558388-010

lung von Pflegeplanungen zu verwenden. Solche Systeme bieten den Pflegekräften Hilfen bei der Umsetzung des Pflegeprozesses an, indem sie Vorschläge zum weiteren Vorgehen bei einer Pflegeplanung unterbreiten. So können Textbausteine im Sinne von vorformulierten Maßnahmen oder Ergebnissen genutzt werden (Lauster et al. 2014: 306). Zudem basieren diese Systeme meist auf Pflegeklassifikationen wie NANDA-Pflegediagnosen, NIC (Pflegeinterventionen) oder NOC (Pflegeergebnisse) und unterstützen damit eine einheitliche Pflegefachsprache. Aufgrund der umfassenden Datensammlung ist jederzeit eine Qualitätskontrolle durch die Einrichtungsleitung möglich, was zu einer erhöhten Transparenz in der Praxis der Pflegearbeit führt (Lauster et al. 2014: 7). Die Art der Datenerfassung unterscheidet sich nach Anbieter und Preis der Systeme. Sowinski/Kirchen-Peters/Hielscher (2015) konnten 85 verschiedene Anbieter EDV-gestützter Pflegedokumentation für den ambulanten und stationären Bereich identifizieren. Ähnlich wie bei den Krankenhäusern, führen betriebswirtschaftliche Faktoren sowie steigende Qualitätsanforderungen auch in Einrichtungen der stationären und ambulanten Langzeitpflege zu Überlegungen, EDV-gestützte Dokumentationssysteme zu etablieren. Die Systeme, die im Krankenhausbereich eingesetzt werden, gelten hier als Vorbild. In den letzten Jahren kommt es daher zu einem vermehrten Einsatz EDV-gestützter Pflegedokumentation in der stationären und ambulanten Pflege (Schrader/Ammenwerth/Eichstädter 2003: 15). Eine Befragung von Althammer/Selbach (2012) von 292 Leitungen stationärer Pflegeheime zeigt, dass 43,3 % der Einrichtungen bereits EDV-gestützt dokumentieren und 11,3 % die Einführung von EDV-gestützter Pflegedokumentation planen (Althammer/Selbach 2012: 5). Über die genauen Zahlen der Verbreitung EDV-gestützter Pflegedokumentation im ambulanten Bereich gibt es wenig Daten. Ambulante Pflegedienste setzen sie meistens unterschiedlich in Verwaltung, Organisation, im Bereich mobiler Datenerfassung oder EDV-gestützter Pflege- und Personalplanung ein (Elsbernd/Lehmeyer/Schilling 2013).

Die Einführung eines solchen Systems ist ein umfangreicher Prozess, dessen Erfolg von der Nutzerakzeptanz der Mitarbeiter/-innen abhängt. Diese wird von vielfältigen Faktoren beeinflusst, die bisher meist nur in der stationären Krankenpflege untersucht worden sind.[1] Aus pflegewissenschaftlicher Sicht bewirkt die vermehrte Technisierung der Pflegearbeit nachhaltige Veränderungen. Zum einen soll der Einsatz von Technik die Pflege professionalisieren, indem die Pflegequalität durch EDV-gestützte Dokumentation unter Nutzung von pflegerischer Fachsprache verbessert werden soll. Das pflegerische Handeln soll so auf evidenzbasierte Grundlagen gestellt und die interdisziplinäre Kommunikation verbessert werden (Zieme 2010: 93). Zum anderen besteht die Gefahr der Deprofessionalisierung im Sinne eines Verlustes von intuitiven Wissensbeständen, einem erhöhten Autonomieverlust der Pflegenden durch erhöh-

---

1 Holtz/Krein (2011); Wills/Omar/Bennett (2008); Hegney et al. (2006); Söderhamm/Köhler (2005); Ammenwerth et al. (2004).

te Transparenz des Arbeitsprozesses und einer damit verbundenen Ausrichtung an betriebswirtschaftlichen Vorgaben.[2] Diese Veränderungen wirken sich auf die direkte Pflegearbeit aus und können die Nutzerakzeptanz beeinflussen.

Vorliegende Ergebnisse sind im Rahmen des Forschungsprojekts „Technikeinsatz (Technisierung) der Pflegearbeit" entstanden, welches am iso-Institut (Institut für Sozialforschung und Sozialwirtschaft) Saarbrücken und an der Philosophisch-Theologischen Hochschule Vallendar durchgeführt worden ist. Intention war eine Bestandsaufnahme zu den Anforderungen und Grenzen eines sinnvollen Technikeinsatzes in Pflegeeinrichtungen der Langzeitpflege. Darüber hinaus sollte analysiert werden, wie die nachhaltigen Veränderungen, die durch deren Einführung in der Pflege wirksam werden, sich auf die Nutzerakzeptanz auswirken. Dafür sind in einem Teil des Projekts fünf Altenhilfeeinrichtungen (stationäre und ambulante Altenhilfe) befragt worden, um Faktoren für die Nutzerakzeptanz technischer Systeme identifizieren zu können.[3] Die untersuchten Einrichtungen unterscheiden sich hinsichtlich der genutzten EDV-Systeme und der eingesetzten Hardware (siehe Tab. 1).

**Tab. 1:** Übersicht über die verschiedenen Fallstudieneinrichtungen (Quelle: eigene Darstellung).

| | Einrichtung 1 (stationär) | Einrichtung 2 (stationär) | Einrichtung 3 (ambulant) | Einrichtung 4 (ambulant) | Einrichtung 5 (ambulant) |
|---|---|---|---|---|---|
| **Anzahl versorgter Bewohner/ Klienten** | 144[1] | 165[1] | 122[1] | 583[1] | 64[1] |
| **Pflegeplanung mit EDV-System** | Ja | Ja | Nur digitale Wunddokumentation | Nein | Ja |
| **Zeiterfassung mit EDV** | Ja | Ja | Nein | Ja | Ja |
| **Geräte** | Tablets PC in Stationszimmer | Laptop PC in Stationszimmer | PC in Zentrale | Handys | Tablets/ Laptop PC in Zentrale |

[1] Angaben aus MDK Prüfberichten.

---

**2** Vgl. Harris (1990); Manzei (2005, 2011); Hülsken-Giesler (2008, 2010) Harris (1990); Manzei (2005, 2011); Hülsken-Giesler (2008, 2010).
**3** Es handelt sich um eine qualitative Fallstudie nach Thomas (2011). Es sind elf Experteninterviews (Leitungskräfte in Einrichtungen der Altenhilfe) und 18 Pflegekräfte (darunter drei Pflegehilfskräfte und eine Auszubildende) im Rahmen von Gruppendiskussionen befragt worden. Die qualitative Inhaltsanalyse nach Mayring (2010) ist die Grundlage der Auswertung.

Bei vier Einrichtungen ist eine digitale Zeiterfassung der Pflegezeiten vorgesehen, andere nutzen diese nicht. Drei Einrichtungen nutzen ein EDV-System für ihre Pflegeplanung, eine Einrichtung verwendet eine digitale Wunddokumentation und eine weitere Einrichtung arbeitet nicht EDV-gestützt.

Im Folgenden wird der Frage nachgegangen, wie sich Veränderungen, die durch die Maschinenlogik wirksam werden, im Arbeitsalltag auf die Akzeptanz eines EDV-gestützten Pflegedokumentationssystems im Setting der stationären und ambulanten Altenhilfe in Deutschland auswirken.

In der Forschungsliteratur zur Nutzerakzeptanz werden verschiedene theoretische Modelle beschrieben, die drei signifikante Variablen dazu identifiziert haben:
- der „Nutzen des eingesetzten Systems im Arbeitsprozess"; dieses Konzept lässt sich in sechs der beschriebenen Modelle wiederfinden (Davis 1993; Venkatesh et al. 2003),
- die „erwartete Benutzerfreundlichkeit" des technischen Systems (Davis 1993; Venkatesh et al. 2003),
- die Beeinflussung der Technikakzeptanz durch das Umfeld, z. B. die Einstellung anderer Kollegen gegenüber dem System (Venkatesh et al. 2003).

Folgende Faktoren, die die Akzeptanz behindern, sind ebenfalls identifiziert worden:
- Schwierigkeiten bei der Umstellung (Ammenwerth et al. 2004)
- technische Probleme (Ammenwerth et al. 2004; Söderhamm/Köhler 2005)
- Doppeldokumentationen/nicht ausreichend zur Verfügung gestellte Technik[4]
- die Beteiligung an der Auswahl der Systeme (Hegney et al. 2006; Steffan/Laux/Wolf-Ostermann 2007)
- die Weiterentwicklung der Systeme (Adaskin et al. 1994; Steffan/Laux/Wolf-Ostermann 2007)
- Art und Umfang der Schulung bei Einführung eines Systems[5]
- zwangsläufige Veränderungen im Arbeitsalltag, wie z. B. die Festschreibung von Arbeitspraktiken oder die Veränderung der Zugänglichkeit von Daten nach Tolar (2010)

Persönliche Faktoren bei Pflegekräften dürfen nicht unbeachtet bleiben, da auch sie die Akzeptanz EDV-gestützter Dokumentation verändern können. Diese stellen neben allen anderen aufgezählten Faktoren eine Art moderierende Variable dar. Wichtig in diesem Zusammenhang ist die Technikkompetenz, die sich aus affektiven, kognitiven und psychomotorischen Fähigkeiten im Umgang mit EDV-gestützter Dokumentation zusammensetzt (Hobbs 2002). Im Rahmen der psychomotorischen Technikkompe-

---

**4** Lee/Yeh/Ho (2002); Venkatesh et al. (2003); Ammenwert et al. (2004); Lee (2005); Söderhamm/Köhler (2005); Hegney et al. (2006).
**5** Abt–Zegelin/Budroni/Greving (2003); Lee (2005); Hegney et al. (2006); Steffan/Wolf-Ostermann (2007).

tenz spielt die Benutzerfreundlichkeit des Systems eine Rolle (Davis 1993). Neben der Technikkompetenz gilt die Technikkontrollüberzeugung nach Neyer/Felber/Gebhardt (2013) als wichtiger Faktor. Sie wird auch als Bestandteil der Technikbereitschaft gesehen. Letztlich beeinflussen Variablen wie die Technikbiografie (Ward et al. 2008) und in diesem Zusammenhang das Alter (Venkatesh et al. 2003; Ammenwerth et al. 2004) sowie die persönliche oder berufliche Qualifikation (Fleischmann 2009) die Akzeptanz eines technischen Systems.

## 2 Zur Ambivalenz von Transparenz im Arbeitsprozess durch Technik

Das ambivalente Spektrum der Transparenz bezieht sich auf das Erleben von Kontrollfunktionen im Arbeitsprozess, aber auch auf wahrgenommene Unterstützungsfunktionen der Systeme, welche als Routinegeschehen oder positive Hilfeleistung im Arbeitsalltag erlebt werden. Sollte das System als Kontrollfunktion genutzt werden, kommt dazu, dass Pflegende verschiedene Techniken zum Umgang mit diesen Funktionen nutzen.

Die Befragten schildern ihre Eindrücke hinsichtlich steigender Transparenz im Arbeitsprozess durch die Etablierung von EDV-Systemen. Die entsprechenden Einschätzungen fallen dabei unterschiedlich aus. Einige Aussagen verweisen auf das Erleben verstärkter Kontrolle und Überwachung. In diesem Fall fühlen sich die Interviewten durch die Transparenz der eingesetzten Zeiterfassung unter Druck gesetzt und nehmen diese als Kontrolle wahr. Aus anderen Angaben von befragten Mitarbeiter(inne)n geht hervor, dass sie sich trotz der hohen Transparenz der eingesetzten Systeme nicht überwacht fühlen. Pflegekräfte, die eine zunehmende Überwachung erleben, werden meist bezüglich überschrittener Leistungszeiten von ihrer Führungskraft angesprochen. Andere haben diese Rückmeldung bisher noch nicht erfahren. Ein Teil der Interviewten versucht der Teamleitung häufiger zu signalisieren, warum Einsatzzeiten ihrerseits überschritten wurden, um Nachfragen vorzubeugen. Diese Strategie wird oft genutzt, um erhöhte Transparenz im Arbeitsprozess zu umgehen. Somit wird versucht zu verhindern, dass die Führungskraft das EDV-gestützte Dokumentationssystem als Kontrollinstrument einsetzt. Wird die Transparenz durch Nachfragen der Führungskraft jedoch bewusst wahrgenommen, wird das von den Befragten als negativ empfunden und es kommt ihrerseits zu einem Legitimationsdruck: „Mich setzt das unter Druck, weil ich immer denke, ja das läuft jetzt, was weiß ich, in einer Minute läuft deine Zeit aus und du brauchst noch fünf Minuten, oder so. Ja, das setzt mich schon, das macht mich dann irgendwo nervös." (Pflegefachkraft Nummer 3, Interview 4)

Die Erinnerungsfunktion der Systeme wird von vielen Befragten positiv hervorgehoben. Sie sehen diese als Ressource, die ihnen hilft, Fehler zu erkennen und zu beheben, um den Pflegeprozess steuern zu können. Anderen Interviewten sind diese Kontrollmöglichkeiten der eingesetzten Systeme nicht bekannt. Die verwendeten Geräte ermöglichen eine Verfolgung per GPS oder Aufzeichnung von Arbeitszeiten. Die Interviewten haben sich aber mit den technischen Möglichkeiten nicht auseinandergesetzt und auch hier keine negativen Erfahrungen gemacht. Entsprechend erleben sie die vorhandene erhöhte Transparenz nicht als negativ. In einer Einrichtung wird die Transparenz im Arbeitsprozess von den befragten Mitarbeiter(inne)n nicht als Veränderung erlebt. In diesem Pflegeheim sind häufigere Kontrollen in Form von Pflegevisiten bereits vor der Einführung der EDV-gestützten Dokumentation üblich gewesen. Die Kontrollmöglichkeiten des Systems werden somit als Routine wahrgenommen. Deshalb wird die Transparenz nicht explizit bewertet und die Akzeptanz bleibt unbeeinflusst.

Erleben die Befragten die Transparenz als präsent, kann dies zu einer Restrukturierung des Arbeitsablaufs führen. So hat ein ambulanter Pflegedienst den Besuch bei betreuungsaufwändigen Klienten, bei denen mehr Zeit benötigt wird, als vorgesehen ist, an das Ende der jeweiligen Tour verschoben. Dies erleichtert den Umgang mit dem Zeiterfassungssystem. Diese Restrukturierung der Arbeit wird von den befragten Mitarbeiter(inne)n aber als zusätzliche Belastung empfunden und beeinflusst die Akzeptanz des dort eingesetzten EDV-Systems negativ. Neben der Möglichkeit der Restrukturierung der Ablauforganisation kann auch das System selbst manipuliert werden. Einige der Systeme haben visuelle Ampelfunktionen zur Erinnerung an verschiedene Tätigkeiten, andere arbeiten mit akustischen Signalen. Diese werden bei der mobilen Leistungserfassung in der ambulanten Pflege eingesetzt, wobei entsprechende Zeitwerte für bestimmte Leistungen hinterlegt sind. Kurz vor Überschreitung von hinterlegten Minutenwerten erklingt ein Ton. Im Umgang mit diesen Kontrollsystemen haben die Pflegenden verschiedene Möglichkeiten erkannt: Sie deaktivieren die akustischen Signale oder Sie stellen das GPS am mobilen Endgerät aus. Dieses Vorgehen mindert das Gefühl, überwacht zu werden und erleichtert somit wieder eine gewisse Akzeptanz. Die subjektive Technikkompetenz spielt bei den Strategien zum Umgang mit den Kontrollsystemen eine wichtige Rolle. Mitarbeiter/-innen, die sich mit den technischen Geräten nicht gut auskennen, wissen schlichtweg nicht, wie das GPS oder die akustischen Signale ausgestellt werden können und haben somit ihrerseits keine Kontrolle über diese.

# 3 Maschinenlogik und Pflegequalität

Im Kontext der Nutzung von Technik bei der Arbeit werden zwei unterschiedliche Sichtweisen auf Pflegequalität deutlich. Diese spielen bei der Interaktion der Mitarbeiter/-innen mit der Maschinenlogik eine große Rolle und haben Auswirkungen auf die Akzeptanz des Systems. Ein Teil der befragten Pflegekräfte assoziieren ihr persönliches Verständnis von Pflegequalität vorrangig mit der *Steuerung des Pflegeprozes-*

*ses* nach den allgemeinen Vorgaben der Einrichtung. Sie empfinden das technische System als hilfreich bei der Umsetzung der entsprechenden Prozesslogik. Gute Pflege bringen sie mit umfangreicher Dokumentation der entsprechenden Informationen in Verbindung, die dann genutzt werden können, um die Bedürfnisse der Klienten zu erfüllen. Durch eine entsprechende Dokumentation und adäquate Prozesssteuerung soll der Klient optimal versorgt werden. Andere Interviewte hingegen bringen ihr persönliches Verständnis von Pflegequalität mit *Beziehungsgestaltung* zwischen Pflegekraft und Patient in Zusammenhang. Sie sehen die Prozesssteuerung mit adäquater Dokumentation hier als nachrangig an: „[...] Aber Pflegequalität ist eigentlich das, was ich am Patient mache, wie ich den behandele und mit was ich den behandele, das erhöht oder erniedrigt die Pflegequalität, nicht wie toll die Mappe geführt ist. Und das [zeigt aufs Handy] erhöht auch nicht die Pflegequalität, nur da, weil da, keine Ahnung Minuten drauf sind." (Pflegefachkraft Nummer 1, Interview 4)

Der Zusammenhang von Technikkompetenz, Nutzerakzeptanz und Verständnis von Pflegequalität ist also ein wichtiger Aspekt im Umgang mit Maschinenlogik. Liegt der Fokus der Pflege auf Beziehungsgestaltung, werden Möglichkeiten gesucht, die technischen Vorgaben mit dieser kompatibel zu machen. Beispiel: Die in einem befragten Pflegedienst genutzte mobile Datenerfassung mittels Smartphone orientiert sich an Zeitvorgaben bezüglich der Pflegezeiten bei verschiedenen Leistungskomplexen. Sind diese nicht vereinbar mit dem erhöhten Kommunikationsbedarf der Klienten, werden sie missachtet, indem die Zeitüberschreitung als Fahrzeit angegeben wird. Das System lässt hier keine andere Möglichkeit zu, dem persönlichen Verständnis von Pflegequalität als Beziehungsgestaltung gerecht zu werden.

In einer anderen Einrichtung wird das technische System genutzt, um zwischen dem persönlichen Verständnis der Mitarbeiter/-innen von Pflegequalität als Prozesssteuerungskompetenz zu vermitteln. Die Nutzerakzeptanz wird positiv beeinflusst, wenn das System zwischen Technik und Pflegepraxis vermittelt. So kann eine optimale Prozesssteuerung im Sinne der Einrichtung umgesetzt werden und das System ermöglicht es, Abweichungen im täglichen Arbeitsprozess zu dokumentieren. Im Gegensatz zu den vorherigen Ergebnissen zeigt sich bei einigen befragten Mitarbeiter(inne)n in einer anderen ambulanten Einrichtung eine positive Akzeptanz des Dokumentationssystems, obwohl deren persönliches Verständnis von Pflegequalität mit Beziehungsgestaltung assoziiert ist und das eingesetzte System wenig Spielräume bei der Dokumentation lässt. Auch eine mobile Zeiterfassung mit Hilfe von Tablet-PCs wird bei dieser Einrichtung eingesetzt. Generell haben die dort befragten Mitarbeiter/-innen ein eher negatives Verhältnis zur allgemeinen Pflegedokumentation. Auf die Frage des Interviewers nach der Beeinflussung der Pflegequalität durch das EDV-Dokumentationssystem geben die Interviewten an, generell Pflegequalität nicht von der Dokumentation abhängig zu machen. Trotzdem beschreiben sie eine sehr hohe Akzeptanz des EDV-gestützten Systems. Denn durch den Einsatz der Technik im Rahmen der Dokumentation wird aufgrund der Zeitersparnis, welche gerade durch die Reduzierung der Dokumentationszeit erreicht wird, die Kommunikation mit den Pflegebedürftigen wieder möglich. Durch die Aktivitäten mit dem Klienten und die damit einhergehende Zufriedenheit wird die Akzeptanz positiv beeinflusst.

Einige Pflegekräfte reagieren auf die Maschinenlogik des jeweiligen Systems mit einer unreflektierten Übernahme in den Arbeitsabläufen. Eine befragte Pflegedienstleitung beschreibt einen Prozess, indem eine Mitarbeiterin den Vorgaben des EDV-Systems unreflektiert folgt, dabei etablierte Routinen und Vorgehensweisen außer Acht lässt und bei verschiedenen Bewohnern eine Blutdruckkontrolle vergisst, die aufgrund eines Fehlers im System nicht hinterlegt ist. Die Übernahme der Computerlogik ist damit verbunden, dass die Mitarbeiter/-innen sich auf das System verlassen, was auf hohe Akzeptanz dieser verweist. An anderer Stelle haben Befragte die Computerlogik soweit internalisiert, dass sie Angst haben, wichtige Arbeitsschritte zu vergessen, wenn diese nicht vom System angezeigt werden bzw. wenn die technischen Geräte ausfallen: „Da hat man dann erstmal gemerkt, wie man vorher die ganze Zeit versucht hat zu arbeiten. An solchen Tagen rennst du dann ohne die Dinger los und fühlst dich irgendwie wie ohne Hose auf der Straße, so fühlt sich das an." (Pflegehilfskraft Nummer 1, Interview 5)

Eine weitere Strategie im Umgang mit der Maschinenlogik ist der Rückgriff auf das jeweilige intuitive Wissen, um eine unreflektierte Übernahme der Computerlogik zu verhindern. Das Nutzen dieser Erfahrungen erleichtert den Befragten den Umgang mit der Maschinenlogik. Eine Mitarbeiterin gibt an, froh zu sein, selbst nachdenken zu können und sich nicht alles von dem System vorgeben zu lassen.

Die Akzeptanz von verschiedenen EDV-gestützten Dokumentationssystemen hängt neben dem Umgang mit den Kontrollfunktionen maßgeblich mit dem persönlichen Verständnis von Pflegequalität der Befragten zusammen. Es lassen sich zwei Tendenzen erkennen. Im ersten Fall wird das persönliche Verständnis von Pflegequalität eher an der systematischen Steuerung des Pflegeprozesses ausgerichtet. Hier geht es um die Lösung der Pflegeprobleme, die Bedürfnisbefriedigung bei Klienten sowie um die Umsetzung von Einrichtungsvorgaben durch lückenlose Dokumentation. Im anderen Fall ist Pflegequalität hauptsächlich eine Beziehungsgestaltung mit dem Klienten und eine Arbeit an und mit dem Klienten. Steht das genutzte System im Zusammenhang mit dem persönlichen Verständnis von Pflegequalität oder ermöglicht es ein effektiveres Arbeiten, so führt dies zur positiven Akzeptanz bei den Pflegekräften.

# 4 Die Rolle der persönlichen Haltung zur EDV-gestützten Dokumentation: Diskussion der Ergebnisse

Die Akzeptanz von verschiedenen EDV-gestützten Dokumentationssystemen hängt also neben den Kontrollfunktionen maßgeblich mit dem persönlichen Verständnis von

Pflegequalität der Befragten zusammen. Interessant ist, dass diese beiden identifizierten Positionen den historischen Kontroversen der Umsetzung des Pflegeprozesses entsprechen. Die Debatten über das Verständnis des Pflegeprozesses im Sinne einer systematischen Problemlösung auf der einen Seite und einer Beziehungsgestaltung auf der anderen Seite sind das Ergebnis verschiedener Menschenbilder und Theorietraditionen (Brandenburg 2001: 939). Das persönliche Verständnis von Pflegequalität der Mitarbeiter/-innen spielt eine wesentliche Rolle bei der Beurteilung technischer Systeme. Selbst wenn das System wenig Spielraum in der Anpassung der täglichen Arbeitspraxis an die Systemanforderungen zulässt, können seine Funktionen als positiv erlebt werden. Voraussetzung dafür ist, dass das persönliche Verständnis von Pflegequalität eng mit einer adäquaten Prozesssteuerung nach Einrichtungsvorgaben assoziiert ist. Eine Vermittlung zwischen dem eigenen Verständnis von Pflegequalität und Einrichtungsvorgaben im Sinne eines „frustrated compromiser" (Harris 1990: 69) ist hier nicht erforderlich, denn das persönliche Verständnis von Pflegequalität stimmt mit einer adäquaten Prozesssteuerung nach Einrichtungsvorgaben überein. Pflegekräfte, die Pflegequalität eher mit Beziehungsgestaltung assoziieren und trotzdem enge Vorgaben des Systems umsetzen müssen, empfinden das System negativ. Sie versuchen, einen Kompromiss zwischen ihrem persönlichen Verständnis von Pflegequalität und dem technischen System zu finden. Hierbei geraten sie in Konflikt mit dem eigenen Verständnis von Pflegequalität und weisen Tendenzen des „frustrated compromiser" (Harris 1990: 69) auf. Diese Haltung bedingt eine hohe Frustration sowie eine negative Einstellung gegenüber dem System. Eine solche versuchte Vermittlungsfunktion zwischen Pflege und Technik, die für die Pflegenden nicht einfach zu realisieren ist, beschreibt auch Manzei (2011). Hier lassen die technischen Systeme keinen Spielraum, um die pflegerischen Tätigkeiten richtig dokumentieren zu können, weshalb die Dokumentation immer weniger mit der Realität übereinstimmt. Dies führt zu hohen Arbeitsbelastungen und Rollenkonflikten (Manzei 2011: 200). Bei den technischen Systemen, die einen entsprechenden Spielraum zulassen, müssen sich die Pflegekräfte nicht unbedingt an die Logik des Systems anpassen. Sie haben z. B. die Möglichkeit, Eintragungen auch nach dem Dienst vorzunehmen und müssen sich nicht an vorgegebenen Zeitwerten orientieren. Sie können die Kommunikation mit dem Klienten in ihre tägliche Arbeitspraxis einbringen und sich trotzdem an der Logik des Systems orientieren. Aufgrund dessen erleben sie den Umgang mit der EDV-gestützten Pflegedokumentation als positiv. Hier ermöglicht ihnen diese einen Rückbezug auf den Kern der pflegerischen Arbeit (Friesacher 2010: 303). Wird die pflegewissenschaftliche Diskussion betrachtet, lassen sich hier Hinweise auf den „technologischen Essentialismus" (Hülsken-Giesler 2007: 108) finden, welcher von einer Rückbesinnung auf originäre pflegerische Tätigkeiten wie Beziehungsarbeit durch Technikeinsatz spricht. Ein EDV-gestütztes Dokumentationssystem ermöglicht den befragten Pflegekräften die Umsetzung ihrer eigenen Vorstellungen von Pflegequalität, gilt aber nur als Mittel zum Zweck.

Die Einführung eines EDV-gestützten Dokumentationssystems ist mit einer hohen Transparenz im Arbeitsprozess verbunden. Das bedeutet, dass die Leitungen der ambulanten oder stationären Einrichtungen jederzeit die Aktualität der Dokumentation sowie der durchgeführten Aktivitäten einsehen können. In ambulanten Diensten ist die zeitliche und örtliche Überwachung der Mitarbeiter/-innen durch mobile Datenerfassung möglich. Die zunehmenden Kontrollmöglichkeiten beim Einsatz EDV-gestützter Systeme werden bei Tolar (2010) und bei Harris (1990) als Deprofessionalisierung durch den Verlust von Autonomie beschrieben. Es kann identifiziert werden, dass die Beeinflussung der Akzeptanz durch diese Kontrollfunktionen von der Umgangsweise der Mitarbeiter/-innen mit dieser Transparenz abhängt. Pflegekräfte derselben Einrichtung erleben die Überwachung als mehr oder weniger präsent, wenn die Leitung die Überwachungsmöglichkeiten des Systems nutzt und die Mitarbeiter/-innen bei Abweichungen darauf aufmerksam macht. Ist die Überwachung präsent und wird sie als Kontrolle erlebt, wirkt sich dies negativ auf die Akzeptanz aus. In der Studie von Brown/Korczynski (2010) werden ähnliche Ergebnisse deutlich. Auch hier sprechen die Mitarbeiter/-innen eines ambulanten Pflegedienstes von starken Überwachungsgefühlen. Dies bringen sie in Verbindung mit einem erlebten Misstrauen der Leitungskraft und diversen Kontrollen (Brown/Korczynski 2010: 419). Im Rahmen dieser Untersuchung können verschiedene Umgangsweisen mit den Kontrollfunktionen identifiziert werden, die die Akzeptanz beeinflussen. Interessant sind Strategien der Arbeitsumorganisation, bei denen aufwändiger zu versorgende Patienten am Ende einer Tour besucht werden. Die Zeiterfassung wird dafür nach Beendigung der Sollzeit gestoppt und die restliche Arbeit in der Freizeit vorgenommen. Ähnliches wird auch in der Studie von Brown/Korczynski (2010) beschrieben, in der ein zentrales Ergebnis ist, dass die Mitarbeiter/-innen seit Einführung der Technik mehr freiwillige Anstrengungen außerhalb der Arbeitszeit unternehmen. Zur Umstrukturierung der Arbeitsorganisation tendieren in der hier vorgelegten Untersuchung Pflegende, die sich in ihrem persönlichen Verständnis von Pflegequalität eher an der Beziehungsgestaltung orientieren. Diese können sich nicht an die Computerlogik des Systems anpassen. Sie wollen versuchen, ihr eigenes Verständnis aufrechtzuerhalten, indem sie entsprechende zeitaufwändige pflegerische Verrichtungen in ihrer Freizeit ableisten. Man könnte hier von einer Vermittlungsfunktion zwischen Pflege und Technik ausgehen, die sich gegen die Logik des „neutral complier" (Harris 1990: 69) auflehnt. Bei der Haltung des „neutral complier" passen sich die befragten Pflegekräfte an die Computerlogik an und machen Abstriche in den eigenen Vorstellungen von Pflegequalität. Dies möchten einige der im Rahmen dieser Studie befragten Mitarbeiter/-innen nicht. Sie tendieren eher zur Haltung eines „frustrated compromiser", da sie verzweifelt versuchen, ihre eigenen Vorstellungen von Pflegequalität umzusetzen und sich trotzdem an die Vorgaben des Systems zu halten. Dies könnte auch die Manipulation der Technik erklären, die durch die Ausschaltung der Überwachungsfunktionen wie GPS oder akustischer Signale realisiert wird. Bei einigen Befragten lässt sich eine unreflektierte Übernahme der Computerlogik in den Arbeitsabläufen, wie bei Hülsken-Giesler (2008) beschrieben, beobachten. Dies führt dazu, dass eigene Wissensbestände teilweise vernachlässigt werden. So führen in einem Fall nicht eingestellte Erinnerungsfunktionen dazu, dass pflegerische Tätigkeiten nicht verrichtet werden. Diese Pflegekräfte verlassen sich komplett auf die Funktionalitäten des Systems, was Harris (1990) als Konzept des „contented learner" (Harris 1990: 71) beschreibt. Harris spricht in diesem Zusammenhang von „dexpertising" (Harris 1990: 71), da die Einführung des Systems zum Verlust klinischer Entscheidungsfähigkeiten führt. In der Literatur zeigt sich eine Diskrepanz bezüglich der erlebten Professionalität durch Wissensgewinn bei den Pflegekräften einerseits und der Angst vor dem Verlust von bisher vorhandener professioneller Urteilsfähigkeit andererseits (Stevenson et al. 2010). Die vorliegende Studie zeigt, dass Pflegende sehr wohl in der Lage sind, ihre eigenen intuitiven Wissensbestände im Sinne von professioneller Urteilsfähigkeit zu nutzen. Sie wollen sich nicht komplett auf die Computerlogik einlassen, da das eingesetzte System für fehleranfällig gehalten wird. Eine Studie von Lee (2006) kommt zu ähnlichen Ergebnissen. Hier beschreiben die Pflegenden, dass sie sich im Rahmen des Einsatzes EDV-gestützter Dokumentation eher auf ihr eigenes Gefühl verlassen und weniger nach den Vorgaben des Systems handeln. Ängste vor dem Verlust professioneller Urteilsfähigkeit werden im Zusammenhang mit negativer Akzeptanz häufig genannt.

## 5 Fazit

Eine positive Beeinflussung der Nutzerakzeptanz ist nur möglich, wenn die technischen Systeme als Unterstützung der Pflegenden zur Bewältigung externer Anforderungen eingesetzt werden. Deren Steuerung muss hier den Pflegenden obliegen. EDV-gestützte Dokumentationssysteme müssen es Pflegepersonen ermöglichen, ihr persönliches Verständnis von Pflegequalität umzusetzen und entsprechende Spielräume in der Dokumentation gewährleisten. Eine Planung nach klaren Zeitvorgaben bei einer Tätigkeit wie der Pflege ist nur schwer möglich. Um die Akzeptanz der Systeme positiv zu beeinflussen, müssen klare Zeitvorgaben für Leistungskomplexe mit Anpassungsmöglichkeiten und Spielräumen ausgestattet werden, denn Pflege ist ein dynamischer Prozess, der nicht in einer Maschinenlogik aufgeht. Um entsprechend dynamische EDV-gestützte Dokumentationssysteme zu entwickeln, ist es sinnvoll und geboten, dass Techniker und Pflegende zusammenarbeiten.

## Literatur

Abt-Zegelin, Angelika; Budroni, Helmut und Greving, Christina (2003). Brennpunkt: Pflegedokumentation. Ein Praxisprojekt zur Verbesserung der Dokumentation, 1. Teil. In: *Die Schwester, der Pfleger*, 42(4):296–300.

Adaskin, Eleanor J.; Hughes, Linda; McMullan, Patricia; McLean, Marice und McMorris, Doreen (1994). The impact of computerization on nursing: an interview study of users and facilitators. In: *Computers in Nursing*, 12(3):141–148.

Althammer, Thomas und Selbach, Olav (2012). *Mehr schlecht als Recht. Zum aktuellen Stand von Datenschutz und Datensicherheit in der Pflege und im Sozialwesen 2012. Ergebnisse einer Befragung von 295 Leitungskräften in stationären Einrichtungen in Deutschland*. URL: http://www.althammer--it.de/images/.../Datenschutz--Studie--Pflege--2012.pdf (letzter Aufruf: 15.02.2015).

Ammenwerth, Elske; Mahler, Cornelia; Kandert; Marianne; Gisela, Luther; Hoppe, Bettina und Eichstädter, Ronald (2004). *Einflussfaktoren auf die Akzeptanz und Adoption eines Pflegedokumentationssystems. PIK-Studie 2002*. Forschungsbericht, Universitätsklinikum Heidelberg. URL: https://iig.umit.at/images/publications/documents/r14.pdf (letzter Aufruf: 07.09.2014).

Brandenburg, Herrmann (2001). Pflegeplanung abschaffen? Überlegungen aus pflegewissenschaftlicher Sicht. In: *Die Schwester, der Pfleger*, 11(1):338–942.

Bremer-Roth, Frederike; Henke, Friedhelm; Lull, Anja; Borgers, Cindy; Borgers, Alfred; Cleve, Friedrich und Wowra, Andrea (2011). *Altenpflege*. Berlin.

Brown, Kenneth und Korczynski, Marek (2010). When Caring and Surveillance Technology Meet. Organizational Commitment and Discretionary Effort in Home Care Work. In: *Work and Occupations*, 37(3):404–432.

Davis, Fred D. (1993). User acceptance of information technology: system characteristics, user perceptions and behavioral impacts. In: *International Journal of Man-Machine Studies*, 38:475–487.

Elsbernd, Astrid; Lehmeyer, Sonja und Schlilling, Ulrike (2013). Pflegeleistungen punktgenau erfassen. In: *Häusliche Pflege*, 12:42–45.

Fleischmann, Nina (2009). Einstellungen und Haltungen von Pflegenden gegenüber EDV-gestützter Dokumentation. In: Strupeit, Steve und Fleischmann, Nina, Hrsg., *Pflegewissenschaftliche Schriften. Bremer Beiträge zur Berufspädagogik, Klinischer Pflegeexpertise und Familien- und Gesundheitspflege*, S. 141–155. Norderstedt.

Friesacher, Heiner (2010). Pflege und Technik – eine kritische Analyse. In: *Pflege und Gesellschaft*, 15(4):293–313.

Harris, Barbara (1990). Becoming de-professionalized: One aspect of the staff nurse's perspective on computer-mediated nursing care plans. In: *Advances in Nursing Science*, 13(2):63–74.

Hegney, Desley; Eley, Robert; Buikstra, Elisabeth; Fallon, Tony; Soar, Jeffrey und Gilmore, Victoria (2006). Australian Nurses Access and Attitudes to Information Technology – A National Survey. In: *Studies in health technology and informatics*, 122:688–692.

Hielscher, Volker; Nock, Lukas; Kirchen-Peters, Sabine und Blass, Kerstin (2013). *Zwischen Kosten, Zeit und Anspruch. Das alltägliche Dilemma sozialer Dienstleistungsarbeit*. Wiesbaden.

Hobbs, Steven D. (2002). Measuring Nurses Computer Competeny: An Analysis of Published Instrumentes. In: *Computer, Informatics, Nursing*, 20(2):63–73.

Holtz, Bree und Krein, Sarah (2011). Understanding Nurse Perceptions of a Newly Implemented Electronic Medical Record System. In: *Journal of Technology in Human Services*, 29:247–262.

Hülsken-Giesler, Manfred (2007). Pflege und Technik – Annäherung an ein spannungsreiches Verhältnis. Zum gegenwärtigen Stand der Diskussion. In: *Pflege und Gesellschaft*, 20:103–112.

Hülsken-Giesler, Manfred (2008). *Der Zugang zum Anderen. Zur theoretischen Rekonstruktion von Professionalisierungsstrategien pflegerischen Handelns im Spannungsfeld von Mimesis und Maschinenlogik*. Dissertation, Universität Osnabrück. Göttingen.

Hülsken-Giesler, Manfred (2010). Computer in der Intensivpflege. Zur systematischen Integration einer professionalisierten Pflege in das System der Gesundheitsversorgung. In: *Intensiv*, 18(5):238–241.

Lauster, Martina; Drescher, Anke; Wiederhold, Dagmar und Menche, Nicole (2014). *Pflege Heute.* München, 6. Auflage.

Lee, Ting-Ting (2005). Nurses' concerns about using information systems: analysis of comments on a computerized nursing care plan system in Taiwan. In: *Journal of Clinical Nursing*, 14:344–353.

Lee, Ting-Ting (2006). Nurses' perceptions of their documentation experiences in a computerized nursing care planning system. In: *Journal of Clinical Nursing*, 15(11):1376–1382.

Lee, Ting-Ting; Yeh, Chao-Hsing; Ho und Lun-Hui (2002). Application of a computerized nursing care plan system in one hospital: experiences of ICU nurses in Taiwan. In: *Journal of Advanced Nursing*, 39(1):61–67.

Manzei, Alexandra (2005). Die Technisierung der Medizin und ihre Bedeutung für die (Intensiv-)Pflege. In: Neander, Klaus-Dieter, Hrsg., *Handbuch der Intensivpflege. Pflegerische Praxis und medizinische Grundlagen; ein Lehr- und Arbeitsbuch für Mitarbeiter/-innen auf Intensivstationen*, S. 1–21. Landsberg am Lech, 1. Auflage.

Manzei, Alexandra (2011). Zur gesellschaftlichen Konstruktion medizinischen Körperwissens. Die elektronische Patientenakte als wirkmächtiges und handlungsrelevantes Steuerungsinstrument in der (Intensiv-)Medizin. In: Keller, Reiner und Meuser, Michael, Hrsg., *Körperwissen*, S. 207–228. Wiesbaden.

Mayring, Philipp (2010). *Qualitative Inhaltsanalyse. Grundlagen und Techniken*. Weinheim, 1. Auflage.

Neyer, Franz J.; Felber, Juliane und Gebhardt, Claudia (2013). Entwicklung und Validierung einer Kurzskala zur Erfassung von Technikbereitschaft. In: *Diagnostica*, 58:87–99.

Schrader, Ulrich; Ammenwerth, Elske und Eichstädter, Ronald (2003). Einleitung. In: Ammenwerth, Elske; Eichstädter, Ronald; Schrader, Ulrich und Happek, Torsten, Hrsg., *EDV in der Pflegedokumentation. Ein Leitfaden für Praktiker*, S. 11–16. Hannover.

Söderhamm, Olle und Köhler, Veronica (2005). The narrated Meaning of Using Electronic Patient Records in Nursing Care. In: *Journal of Nursing Theory*, 14(1):4–10.

Sowinski, Christine; Kirchen-Peters, Sabine und Hielscher, Volker (2015). *Praxiserfahrungen zum Technikeinsatz in der Altenpflege*. Kuratorium Deutsche Altenhilfe, Köln und Saarbrücken.

Steffan, Sabine; Laux, Heiner und Wolf-Ostermann, Karin (2007). Einstellungssache IT-gestützte Pflegedokumentation? Ergebnisse einer empirischen Untersuchung. In: *PRInterNet*, 02:94–101.

Stevenson, Jean E.; Nilsson, Gunilla, C.; Peterson, Göran I. und Johansson, Pauline E. (2010). Nurses' experience of using electronic patient records in everyday practice in acute/inpatient ward settings. A literature review. In: *Health Informatics Journal*, 16(1):63–72.

Thomas, Gary (2011). *How to do your Case Study. A Guide for Students and Researchers*. London u. a.

Tolar, Marianne (2010). Computer und Pflege. Eine widersprüchliche Beziehung. In: Kreutzer, Susanne, Hrsg., *Transformationen pflegerischen Handelns. Institutionelle Kontexte und soziale Praxis vom 19. bis 21. Jahrhundert*, S. 215–231. Göttingen.

Venkatesh, Viswanath; Morris, Michael G.; Davis, Gordon B und Davis, Fred D. (2003). User Acceptance of Information Technology: Toward a Unified View. In: *Mis Quarterly*, 27(3):425–478.

Ward, Rod; Stevens, Christine; Brentnall, Philip und Briddon, Jason (2008). The attitudes of health care staff to information technology: a comprehensive review of the research literature. In: *Health Information and Libraries*, 25:81–97.

Wills, Matthwew J.; Omar, El-Gayar F. und Bennett, Dorine (2008). Examining healthcare professionals' acceptance of electronis medical records using UTAUT. In: *Issues in Information Systems*, 5(2):396–401.

Zieme, Stephan (2010). Auswirkungen IT-gestützter Pflegedokumentation auf die Pflegepraxis – eine Übersichtsarbeit. In: Görres, Stefan; Güttler, Karen und Schoska, Manuela, Hrsg., *Pflegedokumentation mit IT-Systemen. Eine Symbiose von Wissenschaft, Technik und Praxis*, S. 87–101. Bern u. a., 1. Auflage.

# Autor(inn)en

**Judith Bauer**, M. Sc., wissenschaftliche Mitarbeiterin an der Philosophisch-Theologischen Hochschule Vallendar. Projekte: Evaluation der nachstationären Betreuung von Brückenpflegepatienten in Biberach an der Riss; Gut altern in pallottinischer Gemeinschaft – Wissenschaftliche Beratung und Unterstützung der Provinz der Pallottiner zu Fragen des Alterns und der Pflege.

**Dr. med. Bernhard Birmes**, Chefarzt der Abteilung für Anästhesie, Intensivmedizin und Schmerztherapie, Christliches Krankenhaus Quakenbrück und St. Anna Klinik Löningen.

**Dr. Miriam Cabrita PhD**, Biomedizin-Ingenieur, Researcher by Roessingh Research and Development. Schwerpunkte: eHealth, Telemedizin, Verhaltensänderung im Gesundheitswesen, Förderung der körperlichen Aktivität.

**Sabine Daxberger**, M. Sc., wissenschaftliche Mitarbeiterin an der Philosophisch-Theologischen Hochschule Vallendar. Schwerpunkte: Gemeindenahe Pflege, Neue Technologien in der Pflege.

**Dr. phil. Heiner Friesacher**, Pflegewissenschaftler u. Dipl.-Berufspädagoge, Fachkrankenpfleger für Intensivpflege. Freier Dozent an verschiedenen Universitäten, Hochschulen und Bildungseinrichtungen. Leiter der Abteilung Pflege und Betreuung bei der Convivo Unternehmensgruppe. Arbeitsschwerpunkte: Theoretische Grundlagen pflegerischen Handelns, Ethik, Professionalisierung, Technisierungsprozesse, Qualitätsentwicklung.

**Dr. Christiane Gödecke**, Pflegewissenschaftlerin (M. Sc.) und Dipl.-Pflegepädagogin (FH). Lehrerin an einer Gesundheits- und Krankenpflegeschule in Stuttgart, außerdem Krankenschwester und Fachkrankenschwester für Intensiv- und Anästhesiepflege.

**Karen Güttler**, Dipl.-Berufspädagogin PfleWi, Teamleitung Forschung und Entwicklung atacama Software GmbH. Schwerpunkte: Pflegeklassifikationen, Terminologien, Pflegedokumentation, Umsetzung pflegefachlicher Inhalte in EDV-gestützte Pflegedokumentation, IT-gestützte Pflegedokumentation.

**Claudia Hauck**, M. Sc., Geschäftsführerin der Caritas-Gemeinschaft für Pflege- und Sozialberufe Bayern e. V. Schwerpunkte: Berufspolitik und Pflegebildung.

**Jessica Heuven**, Partnerin der Inmote BV/GmbH. Schwerpunkte: Organisation, Verwaltung und Projektkoordination.

**René Heuven**, Software-Entwickler für eHealth-Anwendungen. Schwerpunkte: Sicherheit, Entwicklung und Einrichtung der Portale APIs, Microsoft C#, ASP.NET Azure und Virtual Reality-Anwendungen.

**Benjamin L. Kinast**, B. A., Betriebswirtschaftler im Gesundheitswesen. Projektkoordinator im katholischen Klinikverbund Corantis-Kliniken GmbH. Schwerpunkte: Klinisches Datenmanagement, Virtual Reality in der Schmerztherapie.

**Prof. Dr. Helen Kohlen**, Professorin für Care Policy und Ethik an der Philosophisch-Theologischen Hochschule Vallendar und Adjunct-Professorin an der Universität Alberta, Edmonton (Kanada). Schwerpunkte: Lehre und Forschung zu ethischen Fragen am Lebensende (Palliative Care), Fragen zur Entwicklung von Sorgearbeit im internationalen Vergleich sowie zur Praxis einer Care-Ethik in Organisationen des Gesundheitswesens.

**Nils Orschulik**, M. A., Projektleiter bei GewiNet Kompetenzzentrum Gesundheitswirtschaft. Schwerpunkte: eHealth, Telemedizin, Telepflege, AAL.

https://doi.org/10.1515/9783110558388-011

**Miriam Peters**, M. Sc., Dipl.-Kauffrau, wissenschaftliche Mitarbeiterin an der Philosophisch-Theologischen Hochschule Vallendar. Projekt „Game-based learning in nursing (GaBaLEARN) –spielerisch lernen in digitalen Pflegesimulationen". Schwerpunkte: Digitales Lernen in der Pflegebildung, Theoriebildung anhand von quantitativen Verfahren, Technikkompetenzen in der Pflege.

**Dr. Florian Reinartz**, Sprach- und Literaturwissenschaftler (M. A.), Forschung und Entwicklung atacama Software GmbH. Schwerpunkte: Semantik, Fachsprachen, Lexikographie.

**Gerhard Risch**, Dipl.-Psychologe, geschäftsführender Gesellschafter der Omnid Consulting GmbH, Hamburg. Schwerpunkte: Organisationsentwicklung, Coaching, Teamentwicklung, Changemanagement.

**Thomas Schüler**, Gruppenleiter Virtual Spice bei SALT AND PEPPER. Schwerpunkte: VR Software Engineering, Business Development, Forschungsprojekte.

**Dr. Monique Tabak PhD**, Biomedizin Ingenieur und Senior Researcher bei Roessingh Research and Development. Schwerpunkte: eHealth, Telemedizin, Gamification im Gesundheitswesen.

**Prof. Dr. Charlotte Uzarewicz**, Professorin für Pflegewissenschaft an der Katholischen Stifungshochschule München und Honorarprofessorin für Kultur und Ästhetik in der Pflege an der Philosophisch-Theologischen Hochschule Vallendar. Schwerpunkte: Leibphänomenologie und Pflege, transkulturelle Pflege, Neue Ästhetik, Raumgestaltung im Gesundheitwesen.

**Dr. Michael Uzarewicz**, Soziologe, freiberuflicher Dozent und Autor. Schwerpunkte: Neophänomenologie und Soziologie.

**Sebastian Zebbities**, Dipl.-Informatiker, Forschung und Entwicklung atacama Software GmbH. Schwerpunkte: Maschinelles Lernen, Künstliche Intelligenz, Semantische Netze, Natural language processing, Pflegeinformatik, Krankenhaus-IT.

www.ingramcontent.com/pod-product-compliance
Lightning Source LLC
Chambersburg PA
CBHW080554270326
41929CB00019B/3302